総合小児医療カンパニア

専門医が答える
アレルギー疾患
Q&A

総編集●**田原 卓浩** たはらクリニック
編集協力●**宮田 章子** さいわいこどもクリニック
専門編集●**亀田　誠** 大阪府立呼吸器・アレルギー医療センター
　　　　　赤澤　晃 東京都立小児総合医療センター
　　　　　伊藤 浩明 あいち小児保健医療総合センター
　　　　　遠藤 朝彦 遠藤耳鼻咽喉科・アレルギークリニック

中山書店

序

　1906年にClemens Freiherr von Pirquetが『Allergie』を著したことが端緒となった「アレルギー学」は，人類の進化の歩みと比較すると，わずか百年余りの間に大きな発展を遂げていることは驚きです．地球環境・文化・文明の変容も絡みながら，人類の備えている機能がuncoverされる様を垣間見ているようでもあります．

　さて，医師過剰時代を間近にしての対策の一つに，個々の，あるいは医療チームの提供する医療サービスの「質」の向上と維持が挙げられます．本シリーズは「総合小児医療」と銘打って小児医療サービスを多角的に拡充するための知恵を共有しようと企画してまいりましたが，本書では「アレルギー学」をテーマにして，その道の専門家からできるだけ多くの知恵と技を，Q＆Aのスタイルで医療者に伝えていただくことを目的としました．

　専門性と総合性を織りなすことは"顧客満足度"を高めることにつながり，"ブランド化"への道を拓くことにつながります．これから多様化の加速するニーズへの対応は，すべてのビジネスに共通する喫緊の課題ですが，本書がアレルギーに悩む患者と家族に寄り添うための付加価値を育むことへの一助となれば幸いです．

田原卓浩
（たはらクリニック）

2016年7月

序

　小児科外来医療は，数年前まではほとんどが急性疾患の対応が中心でしたが，慢性疾患，精神発達疾患，予防医学へとニーズがシフトしてきています．特にアレルギー疾患の相談は増加し続けており，日常的に遭遇し診療の機会が多く，最新の知識と情報をもって診療にあたらなければ，保護者の不安の解消はできなくなっています．

　『総合小児医療カンパニア』シリーズの編集コンセプトは，臨床現場で医師およびメディカルスタッフが医学でなく医療を実践し，より確かな臨床能力を備え，総合診療力を高めることです．このような背景から，これまでの執筆陣は，第一線の小児科外来で活躍されている方々が主体となっていました．

　この『アレルギー疾患』の編集企画の際に話し合ったことは，診療を行っているときにもつ Question，最新の研究に対する Question，患者の保護者から聞かれ答えに窮する Question に対し，どう答えたらいいのか？ エビデンスのあるなしにかかわらず，今どこまでわかっていて，どこがわかっていないかが知りたい．それを満足させる書籍にならないだろうかということでした．よって執筆陣はアレルギー専門領域の第一線の方々にお願いし，最新の知見や考え方，エビデンスなどの Answer をご記述いただく形をとりました．

　Question の項目の厳選，ならびに的確な Answer とまさに知りたい情報がコンパクトにピンポイントで得られる内容になりました．またアレルギー疾患の項目を網羅し見渡せる内容で，どこから読み始めても通読しても中身の濃い充実した本になったと思います．

宮田章子
（さいわいこどもクリニック）

2016 年 7 月

CONTENTS　専門医が答える アレルギー疾患 Q&A

気管支喘息

▶概説　亀田　誠……… 1
- Q 喘息の有症率と重症度はどのように変化していますか？　佐々木真利，赤澤　晃……… 2
- Q 喘息の原因は？　平井康太……… 5
- Q 花粉症があると喘息は悪くなりますか？　磯崎　淳……… 8
- Q RS ウイルスに感染するとその後喘息になりやすいですか？　長谷川俊史，大賀正一……… 11
- Q 乳児期のゼーゼーは喘息と診断してよいですか？
　　喘息と間違えてはいけない疾患・病態は？　吉田之範……… 14
- Q 喘息と間違えてはいけない疾患は？（学童期以降）　港　敏則……… 18
- Q 咳喘息はどうやって診断しますか？
　　小児期に咳喘息はありますか？　徳山研一……… 22
- Q 喘息の診療・患者教育でアレルギー検査をどう活用したらよいですか？　清益功浩……… 24
- Q 喘息の診療で呼吸機能検査はどう活用したらよいですか？　錦戸知喜……… 26
- Q 喘息の診療で呼気 NO 検査をどう活用したらよいですか？　長尾みづほ……… 30
- Q 喘息コントロールを評価する質問票はどう使用したらよいですか？　佐藤一樹……… 32
- Q ピークフローモニタリングや喘息日誌はどう使用したらよいですか？　西川嘉英……… 34
- Q 喘息の長期管理薬はどのようなタイミングで開始すべきですか？　寺田明彦……… 36
- Q 喘息の長期管理薬のステップダウンはどのようにしたらよいですか？　住本真一……… 39
- Q 吸入ステロイド薬はどう選んだらよいですか？　福田典正……… 44
- Q 吸入ステロイド薬の副作用は？　楠　隆……… 47
- Q 吸入ステロイド薬を症状があるときにのみ使用するのは有効ですか？　田中裕也，岡藤郁夫……… 50
- Q ロイコトリエン受容体拮抗薬の長期管理薬としての使い方を
　　教えてください．　堀野智史，三浦克志……… 52
- Q $β_2$ 刺激薬は内服，吸入，貼付の各剤形がありますが，
　　どのように使い分けたらよいですか？　赤司賢一……… 54
- Q 喘息発作時のステロイド薬の使用（内服，点滴，吸入）について
　　教えてください．　池田政憲……… 58
- Q 喘息発作のコントロールが良くないときにはどうしたらよいですか？　港　敏則……… 62
- Q 喘息がある場合に運動してもよいですか？　手塚純一郎……… 66
- Q 喘息治療に有効な環境整備は？　清益功浩……… 68
- Q 喘息治療薬へのアドヒアランスが悪いときはどうしたらよいですか？　大石　拓……… 70
- Q 喘息が治りにくいのはどういう場合ですか？
　　その場合，どのように対応したらよいですか？　吉原重美……… 73
- Q 喘息はどの時点で治ったと判断すればよいですか？　井上祐三朗……… 76
- Q 小児の喘息でリモデリングは起こりますか？
　　吸入ステロイド薬はリモデリングの抑制に有効ですか？　足立雄一……… 78
- Q 喘息は何歳まで小児科で診るのが適切ですか？　亀田　誠……… 80

アトピー性皮膚炎

▶概説 　　　　　　　　　　　　　　　　　　　　　　　　　　　　　赤澤　晃………85

- Q アトピー性皮膚炎があると他のアレルギー疾患を合併しやすくなりますか？ 　　山口公一………86
- Q 親がアトピー性皮膚炎の場合，子どもに遺伝しますか？ 　　　　　　　　　　山口公一………88
- Q アトピー性皮膚炎の皮膚ではどのようなことが起きていますか？ 　　　　　　矢上晶子………90
- Q 湿疹ってなんですか？ 　　　　　　　　　　　　　　　　　　　　　　　　　矢上晶子………92
- Q アトピー性皮膚炎では年齢による臨床像の違いはありますか？ 　　　　　　　馬場直子………97
- Q 乳児湿疹とアトピー性皮膚炎をどのように区別したらよいですか？ 　　　　　矢上晶子………100
- Q アトピー性皮膚炎の重症度はどのように評価したらよいですか？ 　　　　　　吉田幸一………103
- Q アトピー性皮膚炎の診断にアレルギー検査は必須ですか？ 　　　　　　　　　馬場直子………106
- Q じんま疹の原因をどう探り，どう患者に説明しますか？ 　　　　　　　　　　三原祥嗣………108
- Q じんま疹の初期対応と注意点は？ 　　　　　　　　　　　　　　　　　　　　三原祥嗣………111
- Q 体の洗い方，石けんの選び方は？保湿剤の塗り方，軟膏の適切な量は？ 　　　古川真弓………114
- Q 保湿剤にはどのような種類がありますか？市販の保湿剤を使用してもよいですか？ 　　成田雅美………118
- Q ステロイド外用薬の種類と使い方について教えてください． 　　　　　　　　加藤則人………121
- Q ステロイド外用薬の副作用について教えてください． 　　　　　　　　　　　加藤則人………126
- Q ステロイド外用薬が効かなくなるというのは本当ですか？ 　　　　　　　　　加藤則人………128
- Q タクロリムス（プロトピック®）軟膏の使い方のコツや注意点は？ 　　　　　加藤則人………130
- Q プロアクティブ療法とは？ 　　　　　　　　　　　　　　　　　　　　　　　福家辰樹………132
- Q 皮膚感染症を起こしているときにはステロイド外用薬を中止すべきですか？ 　加藤則人………134
- Q ステロイド軟膏を塗りたくないという人にどのように説明したらよいですか？ 　大矢幸弘………136
- Q アトピー性皮膚炎の眼の合併症について教えてください． 　　　　　　　　　深川和己………140
- Q アトピー性皮膚炎と診断されたら，食事の制限をすべきですか？ 　　　　　　二村昌樹………142
- Q 保育所や学校での生活上の注意点を教えてください． 　　　　　　　　　　　佐々木真利………144
- Q 環境整備はどの程度必要ですか？ペットの飼育はどうしたらよいですか？ 　　石川良子，松本健治………147
- Q じんま疹，アトピー性皮膚炎における飲み薬の位置づけについて教えてください． 　　三原祥嗣………150
- Q 「かゆい，かゆい」と言うのをどうしたらよいですか？ 　　　　　　　　　　金子恵美………154
- Q 子どもがスキンケアをいやがる場合どのようにしたらよいですか？ 　　　　　金子恵美………156
- Q 緊急入院が必要な乳児アトピー性皮膚炎について教えてください． 　　　　　高増哲也………160
- Q 専門医に紹介したほうがいいのはどういうときですか？ 　　　　　　　　　　馬場直子………163
- Q アトピー性皮膚炎を予防する方法はありますか？ 　　　　　　　　　　　　　石川良子，松本健治………166

Q アトピー性皮膚炎は治りますか？　　　　　　　　　　　　　　　下条直樹……168

食物アレルギー

▶概説　　　　　　　　　　　　　　　　　　　　　　　　　　　伊藤浩明……171
Q 食物アレルギーの発症に関連した遺伝・環境要因は何ですか？　　松井照明……172
Q 食物アレルギーの発症と乳児湿疹の関係を教えてください．　　　堀向健太……175
Q 妊娠中・授乳中に特定の食物（卵，牛乳など）は避けるべき？　最近は，
　早期に食べたほうがよいともいわれます．どちらが正しいでしょうか？　福家辰樹……180
Q 乳児期に食物アレルギーを疑う場合，血液検査や皮膚プリックテストの
　進め方と結果の解釈について教えてください．　　　　　　　　　緒方美佳……182
Q 食物の摂取歴と誘発歴を問診するポイントを教えてください．　　漢人直之……186
Q クリニックで実践する食物経口負荷試験の注意点は？　　　　　　川田康介……190
Q 診断のための食物経口負荷試験の適応と実施上の注意点を教えて
　ください．　　　　　　　　　　　　　　　　　　　　　　　　羽根田泰宏……192
Q 不必要な食物除去をしている患者を見つけて指導するには，
　どうしたらいいでしょうか？　　　　　　　　　　　　　　　　　尾辻健太……195
Q アレルギー食品の表示制度が「食品表示法」になって，どんなところが
　変わったのですか？　　　　　　　　　　　　　　　　　　　　神岡直美……198
Q 家庭における完全除去と誤食事故防止を指導するポイントを
　教えてください．　　　　　　　　　　　　　　　　　　　　　西本　創……200
Q 耐性獲得の確認を目的とした食物経口負荷試験を行うタイミングは，
　どのように判断したらいいでしょうか？　　　　　　　　　　　　杉浦至郎……202
Q 食物経口負荷試験の結果から，どのように摂取開始を指導したら
　いいでしょうか？　　　　　　　　　　　　　　　　　　　　　髙岡有理……204
Q クリニックにおいて「少しずつ食べる」指導はどのように進めたら
　いいのでしょうか？　　　　　　　　　　　　　　　　　　　　山田進一……208
Q 鶏卵・牛乳・小麦について，加工食品に含まれるアレルゲンの量を
　把握して「食べられる範囲」を指導する方法を教えてください．　中川朋子……211
Q アレルゲン食品（大豆，ゴマ，そば，魚，魚卵，甲殻類）について，
　診断と指導のポイントを教えてください．　　　　中島陽一，近藤康人……214
Q ピーナッツ，ナッツ類のアレルギーについて，診断と指導のコツを
　教えてください．　　　　　　　　　　　　　　　　　　　　　北林　耐……216
Q 果物・野菜アレルギーの口腔アレルギー症候群とアナフィラキシーに
　ついて，診断と指導のポイントを教えてください．　　　　　　　夏目　統……219
Q 多くの食品を除去している患者への除去解除を進める手順を教えて
　ください．　　　　　　　　　　　　　　　　　　　　　　　　二村昌樹……222
Q 経口免疫療法とはどんなものですか？
　「少しずつ食べてみる」指導との違いは？　　　　　　　　　　　楠　　隆……224

Q 食物依存性運動誘発アナフィラキシーの診断と生活指導のポイントを
　教えてください． 　　　　　　　　　　　　　　　　　　　真部哲治……226
Q アナフィラキシーの診断と初期治療のポイントは？　　　伊藤靖典……228
Q 症状が出たときの対応を患児と保護者に指導するポイントは？　明石真幸……232
Q 園・学校生活のなか（給食を除く）で起きる誘発事故と，
　それを防ぐコツは？ 　　　　　　　　　　　　　　　　　岡藤郁夫……234
Q エピペン®を処方する適応と処方児への指導のポイントを
　教えてください． 　　　　　　　　　　　　　　　　　　田知本　寛……236
Q 園・学校の教職員にアナフィラキシー対応の方法（エピペン®の使用を
　含む）を指導するポイントについて教えてください．　　増田　進……239
Q 文部科学省が発行した「学校給食における食物アレルギー対応指針」の
　ポイントを教えてください． 　　　　　　　　　　　　　今井孝成……242
Q 学校生活管理指導表の位置づけと，記入のポイントについて
　教えてください． 　　　　　　　　　　　　　西野　誠，柳田紀之……244
Q 小児アレルギーエデュケーター（PAE）の資格について教えてください．　赤澤　晃……247
Q 食物アレルギーを診療するうえで，看護師・薬剤師・管理栄養士と
　チーム医療を進める役割分担を教えてください．　　　　高増哲也……250
Q 食物アレルギーをもったまま思春期から成人期に移行していく
　患児に対するアドバイスを教えてください．　　　　　　続木康伸……252

アレルギー性鼻炎・花粉症

▶概説　　　　　　　　　　　　　　　　　　　　　　　　　遠藤朝彦……259
Q アレルギー性鼻炎は増えてますか？　低年齢化や重症度はどうですか？　竹内万彦……260
Q アレルギー性鼻炎の診断の決め手は？　　　　　　　　　後藤　穣……262
Q 鼻汁の好酸球検査は有効ですか？　　　　　　　　　　　大塚博邦……264
Q 花粉症と急性鼻炎・副鼻腔炎との見分け方は？　　　　　浅香大也……268
Q アレルギー性鼻炎の抗原（アレルゲン）を見極めるためには？　永倉仁史……270
Q 子どもの鼻づまりに血管収縮薬を使ってもいいですか？　注意点は？　松根彰志……272
Q アレルギー性鼻炎の低年齢への治療は？
　小児の治療は成人例とどのように違いますか？　　　　　増田佐和子……274
Q アレルギー性鼻炎・花粉症の合併症で気をつけることは？　藤枝重治，小山佳祐……276
Q アレルギー性鼻炎をどこまで小児科が診ていいですか？　永倉俊和……280
Q アレルギー性鼻炎をどこまで小児科で診ていいですか？
　（耳鼻咽喉科医からの要望） 　　　　　　　　　　　　　登坂　薫……282
Q スギ花粉の舌下免疫療法の手技と注意点について教えてください．　湯田厚司……284

コラム

日本と世界の喘息ガイドラインの違いは？　　　　　　　　　　　　　　　荒川浩一 ……… 4
喘息の発症予防として，どのようなことが推奨されていますか？　　　　　松井永子 ……… 21
テオフィリン製剤の注意点は？　　　　　　　　　　　　　　　　　　　　吉原重美 ……… 42
ツロブテロール貼付剤を使いすぎている場合はどうしたらよいですか？　　重田　誠 ……… 43
PM2.5と黄砂は喘息発作に影響しますか？　　　　　　　　　　　　　　　小田嶋　博 ……… 83
アトピー性皮膚炎に合併した伝染性軟属腫はとるべきですか？　　　　　　馬場直子 ……… 96
経皮感作とアレルギー発症の関連は？　　　　　　　　　　　　石川良子，松本健治 ……… 146
適切な治療をしているつもりなのに治りにくい湿疹があります．
　　その治療のコツは？　　　　　　　　　　　　　　　　　　　　　　大矢幸弘 ……… 153
ステロイドと保湿剤のどちらを先に塗りますか？　混ざっても大丈夫？　　成田雅美 ……… 159
除去解除ができても食べようとしない子ども　　　　　　　　　　　　　　楳村春江 ……… 254
エピペン®はお守り？—ご利益は使えなければ得られない　　　　　　　　森下雅史 ……… 256
部屋の掃除はダニアレルギー治療にどれくらい役立ちますか？　　　　　　西岡謙二 ……… 267
アレルギー性鼻炎に対する手術治療—鼻腔焼灼は有効か，効果の期間は？　朝子幹也 ……… 279

ドルチェ

小児アレルギー疾患を診る
　気管支喘息，アトピー性皮膚炎，食物アレルギー
　　—過去の事象から今後の動向を見据える　　　　　　　　　　　　　赤澤　晃 ……… 286
遠隔診療（Telemedicine and Telecare）　　　　　　　　　　　　　　　　田原卓浩 ……… 293

索引 ……………………………………………………………………………………………… 294

執筆者一覧（執筆順）

本文

亀田　誠	大阪府立呼吸器・アレルギー医療センター
佐々木真利	東京都立小児総合医療センターアレルギー科
赤澤　晃	東京都立小児総合医療センターアレルギー科
平井　康太	東海大学医学部専門診療学系小児科学
磯崎　淳	横浜市立みなと赤十字病院アレルギーセンター小児科
長谷川俊史	山口大学大学院医学系研究科医学専攻小児科学講座
大賀　正一	山口大学大学院医学系研究科医学専攻小児科学講座
吉田　之範	大阪府立呼吸器・アレルギー医療センター小児科
港　敏則	公立豊岡病院組合立豊岡病院小児科
徳山　研一	埼玉医科大学医学部小児科/埼玉医科大学病院アレルギーセンター
清益　功浩	大和高田市立病院小児科
錦戸　知喜	大阪府立母子保健総合医療センター呼吸器・アレルギー科
長尾みづほ	国立病院機構三重病院臨床研究部アレルギー疾患治療開発研究室
佐藤　一樹	国立病院機構下志津病院小児科
西川　嘉英	にしかわこどもクリニック
寺田　明彦	てらだアレルギーこどもクリニック
住本　真一	大阪赤十字病院小児科
福田　典正	グリムこどもクリニック
楠　隆	滋賀県立小児保健医療センター小児科
田中　裕也	神戸市立医療センター中央市民病院小児科
岡藤　郁夫	神戸市立医療センター中央市民病院小児科
堀野　智史	宮城県立こども病院総合診療科・アレルギー科
三浦　克志	宮城県立こども病院総合診療科・アレルギー科
赤司　賢一	東京慈恵会医科大学附属第三病院小児科
池田　政憲	岡山大学大学院医歯薬学総合研究科小児急性疾患学講座
手塚純一郎	福岡市立こども病院アレルギー・呼吸器科
大石　拓	高知大学医学部小児思春期医学教室
吉原　重美	獨協医科大学医学部小児科学
井上祐三朗	東千葉メディカルセンター小児科
足立　雄一	富山大学大学院医学薬学研究部小児発達医学講座
山口　公一	同愛記念病院小児科
矢上　晶子	藤田保健衛生大学医学部皮膚科学
馬場　直子	神奈川県立こども医療センター皮膚科
吉田　幸一	東京都立小児総合医療センターアレルギー科
三原　祥嗣	三原皮ふ科アレルギー科
古川　真弓	東京都立小児総合医療センターアレルギー科
成田　雅美	国立成育医療研究センターアレルギー科
加藤　則人	京都府立医科大学大学院医学研究科皮膚科学
福家　辰樹	国立成育医療研究センターアレルギー科
大矢　幸弘	国立成育医療研究センターアレルギー科
深川　和己	両国眼科クリニック
二村　昌樹	国立病院機構名古屋医療センター小児科

石川	良子	国立成育医療研究センター研究所 免疫アレルギー・感染研究部	北林	耐	国際医療福祉大学三田病院小児科
			夏目	統	浜松医科大学小児科
松本	健治	国立成育医療研究センター研究所 免疫アレルギー・感染研究部	真部	哲治	国立病院機構相模原病院小児科
			伊藤	靖典	富山大学大学院医学薬学研究部小児発達医学講座
金子	恵美	国立病院機構福岡病院 小児アレルギーエデュケーター			
			明石	真幸	さいたま市立病院小児科
高増	哲也	神奈川県立こども医療センター アレルギー科	田知本	寛	東京慈恵会医科大学小児科学講座
			増田	進	南生協病院小児科
下条	直樹	千葉大学大学院医学研究院小児病態学	今井	孝成	昭和大学医学部小児科学講座
伊藤	浩明	あいち小児保健医療総合センター	西野	誠	国立病院機構相模原病院小児科
松井	照明	岐阜薬科大学薬理学研究室	柳田	紀之	国立病院機構相模原病院小児科
堀向	健太	東京慈恵会医科大学葛飾医療センター 小児科	続木	康伸	札幌徳洲会病院小児科・アレルギー科
			遠藤	朝彦	遠藤耳鼻咽喉科・アレルギークリニック
緒方	美佳	国立病院機構熊本医療センター小児科			
漢人	直之	かんど こどものアレルギークリニック	竹内	万彦	三重大学大学院医学系研究科耳鼻咽喉・頭頸部外科学
川田	康介	かわだ小児科アレルギークリニック			
羽根田	泰宏	島根大学医学部附属病院小児科	後藤	穣	日本医科大学多摩永山病院耳鼻咽喉科
尾辻	健太	沖縄協同病院小児科	大塚	博邦	大塚耳鼻咽喉科医院
神岡	直美	名古屋市立西部医療センター小児アレルギー科	浅香	大也	東京慈恵会医科大学耳鼻咽喉科
			永倉	仁史	ながくら耳鼻咽喉科・アレルギークリニック
西本	創	さいたま市民医療センター小児科			
杉浦	至郎	あいち小児保健医療総合センター アレルギー科	松根	彰志	日本医科大学武蔵小杉病院耳鼻咽喉科
			増田	佐和子	国立病院機構三重病院耳鼻咽喉科・アレルギーセンター
髙岡	有理	大阪府立呼吸器・アレルギー医療センター小児科			
			藤枝	重治	福井大学医学部耳鼻咽喉科・頭頸部外科
山田	進一	山田こどもクリニック			
中川	朋子	あいち小児保健医療総合センター アレルギー科	小山	佳祐	福井大学医学部耳鼻咽喉科・頭頸部外科
中島	陽一	藤田保健衛生大学坂文種報德會病院 アレルギーセンター小児科	永倉	俊和	用賀アレルギークリニック
			登坂	薫	登坂耳鼻咽喉科医院
近藤	康人	藤田保健衛生大学坂文種報德會病院 アレルギーセンター小児科	湯田	厚司	ゆたクリニック

コラム

荒川　浩一	群馬大学大学院医学系研究科小児科学	
松井　永子	医療法人マイルストーンまつおかクリニック小児科	
吉原　重美	獨協医科大学医学部小児科学	
重田　誠	重田こども・アレルギークリニック	
小田嶋　博	国立病院機構福岡病院	
馬場　直子	神奈川県立こども医療センター皮膚科	
石川　良子	国立成育医療研究センター研究所免疫アレルギー・感染研究部	
松本　健治	国立成育医療研究センター研究所免疫アレルギー・感染研究部	
大矢　幸弘	国立成育医療研究センターアレルギー科	
成田　雅美	国立成育医療研究センターアレルギー科	
楳村　春江	名古屋学芸大学管理栄養学部	
森下　雅史	公立陶生病院小児科	
西岡　謙二	西岡アレルギークリニック	
朝子　幹也	関西医科大学耳鼻咽喉科・頭頸部外科	

ドルチェ

赤澤　晃	東京都立小児総合医療センターアレルギー科
田原　卓浩	たはらクリニック

気管支喘息

　小児気管支喘息治療は，気道の慢性炎症性疾患であるという病態の解明と，吸入ステロイド薬の適切な使用によって長足の進歩をみた．とくに学童期以降の喘息では喘息死を年間数例というレベルにまで激減させ，発作による入院患者も大きく減少させた．ただ残念ながら一部に適切な診断や重症度に合った薬物投与がなされていない，確実な吸入方法の指導がなされていないといった症例が散見される．また喘息の診断や状態の評価に欠かせない呼吸機能検査(フローボリューム曲線やピークフローモニタリング)の普及ははかばかしくない．呼吸機能検査によって，潜在的なコントロール不良例を見いだすことも可能であり，治療強化によってQOLが改善することもある．次にいったんコントロールがついた後の薬物調整については，確定的な方法がないのが実情であり，一般の小児科医を悩ませる問題となっている．

　乳幼児期の喘息に注目すると，確かに治療は大きく進んだが学童期ほどの成果ではない．大きな問題として，この時期の喘鳴性疾患には多様なものが含まれており鑑別が必ずしも容易ではないこと，気管支拡張薬で改善する喘鳴を反復する「いわゆる喘息」であっても自然経過にはいくつかのパターンがあり，長期管理をする際に長期予後が読みにくく，このことが長期管理薬の副作用(とくに成長抑制)への懸念と相まって，導入や継続の足かせとなっていることがある．

　今後はどの患者がどのような経過をとるのかをより正しく予測する方策を探る必要がある．

亀田　誠(大阪府立呼吸器・アレルギー医療センター)

喘息の有症率と重症度はどのように変化していますか？

1980年代と比較すると小児の喘息の有症率は増加していますが，近年は横ばいあるいはやや減少傾向にあります．
抗炎症薬やガイドラインの普及により軽症化している一方で，コントロールが不十分あるいは無治療の児も多数いることが報告されています．

佐々木真利，赤澤　晃 ｜ 東京都立小児総合医療センターアレルギー科

喘息の有症率の変化

有症率調査の手法

ATS-DLD：American Thoracic Society Division of Lung Disease

ISAAC：International Study of Asthma and Allergies in Childhood

- 国内の喘息の疫学調査で広く用いられてきた質問票にはATS-DLD[1]とISAAC[2]の日本語版があり，概要はガイドラインにも記載されている[3]．
- 喘息の診断をATS-DLDでは呼吸困難を中心に，ISAACでは喘鳴，咳嗽を中心に行うため，得られる有症率がISAACはATS-DLDの2〜3倍となる．その結果，用いた質問票が異なる場合の比較はできないが，それぞれ比較的同一の条件で大規模調査に使用されており，有症率の経年的変化を推測できる．

国内の喘息有症率の推移

- ATS-DLDの質問票を用いた「西日本小学児童におけるアレルギー疾患有症率調査」では1982年から10年ごとに2012年まで調査が行われており，全体の喘息有症率は2002年まで3.2％，4.6％，6.5％と増加していたが，2012年には4.7％と低下していた（❶）．

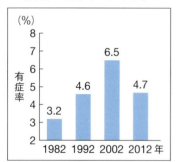

❶ 西日本小学児童における喘息有症率の推移（ATS-DLD）

（アレルギー 1993；42：192-204；日小ア誌 2013；27：149-69）

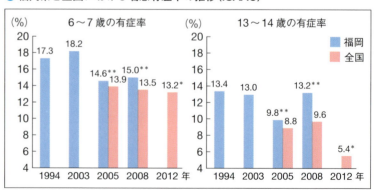

❷ 福岡県と全国における喘息有症率の推移（ISAAC）

* 2012年度の全国調査は従来の紙調査とは異なりインターネットを利用した調査であったこと，13〜14歳については本人ではなく保護者が回答しているという点で2008年までの調査と異なるため正確な比較はできないことに留意しなければならない．
** 2005年度，2008年度の福岡県の有症率は全国調査から得られた結果である．
（赤澤晃．平成16〜18年度・19〜21年度・22〜24年度厚生労働科学研究費補助金総合研究報告書；Asher MI, et al. Lancet 2006；368：733-43）

- ISAACの質問票を用いた福岡県での1994年，2003年の調査では喘鳴有症率は6〜7歳で17.3％から18.2％へと増加，13〜14歳で13.4％から13.0％とほぼ横ばいであった．これを同じくISAACの質問票を用いて2005年から3回にわたり実施した全国調査から得られた福岡県と全国の有症率と併せると❷のような推移となり，近年は横ばいか低下しているという結果であった．
- このように増加の一途をたどっていた喘息有症率が2000年前後から本当に増え止まっているのか，今後の動向について継続した調査が必要である．

喘息の重症度の変化

- 1990年代後半から吸入ステロイド薬を含む抗炎症薬や治療ガイドラインの普及に伴って，喘息死は著しく減少している[3]．
- また喘息発作による入院や経口ステロイド薬投与，通常量以上の吸入ステロイド薬の使用の必要性の有無でみた難治性喘息の割合も病院を対象とした調査では，1990年代と比較して2000年代では減少傾向となっている[4]．
- しかしその一方で，喘息の症状はあるのにその治療を受けていない，あるいは治療を受けていても十分なコントロールがされていない患者も一定数いることが報告されている．
  ▶ 2012年のインターネットを利用した全国調査でも6〜11歳の喘息児3,066人のうち14.6％が小児喘息コントロールテスト(C-ACT)で20点未満のコントロール不良であり，そのうち10.1％は$β_2$刺激薬のみの処方，15.0％は無治療の状態という結果であった[5]．処方されていたとしても長期管理薬を自己中断している場合も少なくない．
- 今後は喘息治療が適切にされていない，あるいはアドヒアランスが不十分のためにコントロール不良の患者への対応も課題となっている．

C-ACT：Childhood Asthma Control Test

文献
1) Ferris BG. Epidemiology Standardization Project (American Thoracic Society). Am Rev Respir Dis 1978；118：7-53.
2) Asher MI, et al. International Study of Asthma and Allergies in Childhood (ISAAC)：rationale and methods. Eur Respir J 1995；8：483-91.
3) 濱崎雄平ほか監修．日本小児アレルギー学会作成．小児気管支喘息治療・管理ガイドライン2012．東京：協和企画；2011．
4) 小児難治性喘息に関する全国調査報告書2011．日本小児アレルギー学会・疫学委員会．日小ア誌 2012；26：669-73.
5) 平成22〜24年度厚生労働科学研究費補助金総合研究報告書．アレルギー疾患の全国全年齢有症率および治療ガイドライン普及効果等疫学調査に基づく発症要因・医療体制評価に関する研究．主任研究者 赤澤晃．2012．

喘息ガイドラインの海外との違い

Question
日本と世界の喘息ガイドラインの違いは？

Answer

- 「日本小児気管支喘息治療・管理ガイドライン（JPGL）2012」と2014年改訂の「Global Initiative for Asthma（GINA）」とを比較して述べる．

乳幼児の診断

- GINAでは，喘鳴を呈する5歳以下の乳幼児に対し，症状パターンをスペクトラムとしてとらえ，気道感染時の咳嗽・喘鳴・呼吸困難の持続期間，頻度や強度，間欠期の状態を考慮して，保護者との相談のもとに長期管理薬を投与するか否かを個々に判断することを推奨している．
- JPGLでは，発症早期からの適切な治療・管理を実現するために2歳未満で気道感染の有無にかかわらず，明らかな呼気性喘鳴を3エピソード以上繰り返した場合を乳児喘息として広義にとらえて診断する．ただし，2～5歳の診断については明記されず，診断が画一的でよいかは再考を要する．

長期管理の基本方針

- GINAでは，コントロールに基づく喘息管理としてAccess, Adjust treatment, Review responseという連続したサイクルで薬物・非薬物療法を調整するように簡明に図示している．重症度は，長期管理薬の投与開始から数か月が経過し，適宜，治療ステップダウンを試み，コントロールに必要な長期管理薬の投与レベルからレトロスペクティブに評価する．初回投与は，エビデンスとコンセンサスに基づき推奨される選択肢を示している．
- JPGLでは，初診時の症状や頻度から重症度を判定し，その重症度をもとに初回の治療ステップを決定し，その後はコントロール状態を継続的に評価して治療ステップを判断する．良好なコントロールを維持するために，患児や家族が薬物療法や環境整備の意義や技術などを十分に理解し，治療に対する意欲を維持できるように教育・啓発することを重視している．

コントロール状態

- GINAでは，日中の喘息症状やβ_2刺激薬使用が週2回まではコントロール良好としているが，たとえコントロールが安定していても転帰不良のリスク因子がある場合には，慎重な長期管理を勧めている．
- JPGLでは，軽微な症状もない完全コントロールをめざしている．諸外国のガイドラインに比べてより軽症の段階から長期管理薬による介入をし，より軽症でも治療のステップアップをすることになる．

長期管理薬

6歳以上

- GINAでは，6歳以上の段階的プランをステップ1～5とし，ステップ2では低用量吸入ステロイド薬（ICS）を推奨し，ロイコトリエン受容体拮抗薬（LTRA）はその他の選択肢と位置づけている．6～11歳のステップ3では中用量ICSを推奨し，それでもコントロールされない場合は専門医による評価に委ね，助言を得るとしている．12歳以上では成人とほぼ同様の治療を推奨している．
- JPGLでは，ステップを1～4とし，ステップ2で低用量ICSを推奨していることはGINAと一致している．LTRAも推奨薬の一つとして位置づけている．ステップ3の中用量ICSに追加治療を行ってもコントロールが困難な場合に専門医のもとでの治療が望ましいとし，ステップ4で追加治療が必要な場合に，その指導管理が必要としている．GINAよりも一般臨床医の治療範囲を広くしている．

5歳以下

- GINAでは，5歳以下を一括してステップ1～4と単純化している．ステップ2では低用量ICSを推奨し，選択肢としてLTRAならびにICSの間欠投与も記載されている．中用量ICSでもコントロールが得られない場合には，ステップ4に専門医への紹介と明記している．
- JPGLでは，2歳未満と2～5歳の2つに区分し，それぞれ長期管理が示されている．ステップ2ではLTRAを主に推奨している．日本ではLTRAの位置づけが高く，非常に汎用されているのが現状である．

荒川浩一（群馬大学大学院医学系研究科小児科学）

Question

喘息の原因は？

気管支喘息（以下，喘息）の発症の成立機序として絶対的な因子は，まだ明らかになっていません．喘息の基本病態は，慢性の気道炎症と気道過敏性ですが，小児においても気道の線維化，平滑筋肥厚などの不可逆的な構造変化（＝リモデリング）が関与することもあります（❶）[1]．発症には特定の遺伝因子と環境因子の相互作用が関与すると考えられています．

平井康太｜東海大学医学部専門診療学系小児科学

気道炎症

- 気道炎症はアトピー型の喘息患者では，アレルゲンに対する特異的IgE抗体がマスト細胞の表面のFcεRIに接合した状態で存在し，当該のアレルゲンが結合して架橋形成が起こる．その結果，マスト細胞が活性化し各種の炎症性メディエーター，サイトカイン，ケモカインが放出され，即時型反応が起こる．他方，吸入したアレルゲンが気道の抗原提示細胞（APC）によって処理され細胞表面に提示されると，T細胞がそれを認識し，Th2サイトカインを産生する．その結果，好酸球の活性化やIgE抗体産生が亢進し，気道炎症が生じると考えられている．

APC：antigen presenting cell

ウイルス感染

- 気道炎症の成立・進展にはウイルス感染も重要な役割を果たす．アトピー素因を有する個体はライノウイルスやRSウイルスによる下気道感染をきたしやすく，感染による気道傷害に対する修復機能の異常とともに，炎症性サイトカインの過剰産生などの免疫異常があるため，ウイルス感染によ

❶ 小児気管支喘息の成因と病態

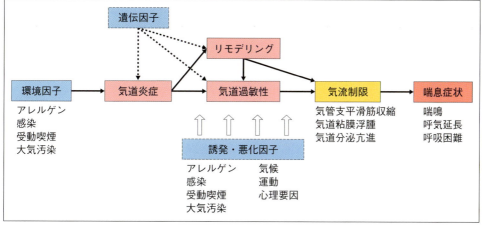

（小児気管支喘息治療・管理ガイドライン 2012[1]）

って気道過敏性亢進，喘息発症，重症化に至ると推測されている．ウイルスによる呼吸器感染は喘息症状の増悪のみならず，最近では喘息の発症，気道リモデリングを起こす可能性も報告されている*1．

- ウイルス感染による喘息発症の機序には，炎症による気道損傷などの直接的影響と，感染によってもたらされるTh1/Th2バランスの変化やIgE抗体産生亢進への関与などの間接的影響が推測されている．
  ▶ ウイルス感染では気道上皮細胞からさまざまなサイトカインやケモカインが放出され，好酸球の浸潤，またその活性化をもたらす．IL-8などによって好中球浸潤もみられ，各種のサイトカイン，ケモカインが産生されるだけでなく，ロイコトリエンなどの炎症性メディエーターの産生亢進，好中球のアポトーシスの抑制などにより炎症が亢進されることも報告されている．
  ▶ さらに，これらの一連の炎症の原因として，ウイルスがもたらす酸化ストレスとしての影響が考えられているが3)，ウイルス感染後には気道障害，または気道の発達障害が誘因と推測される気道過敏性が発現することも推測されている．
- 近年になり，吸入ステロイド薬による長期管理が低年齢児でも行われるようになったが，喘息の軽症化はみられても発症率を抑制することができないという結果から，改めてウイルス感染により喘息が発症する可能性が議論されている．

喫煙，大気汚染物質

- 受動喫煙も重要な炎症惹起因子である．
- 母親の妊娠中の喫煙は，乳幼児の喘息の発症因子との報告がある．さらに，妊娠中の母親の喫煙は出生後の児の気道過敏性を亢進させ，肺機能の低下を招くが，とくにアレルギーの家族歴のある児においては影響が大きい*2．
- タバコの煙以外にも，大気汚染物質であるディーゼル粒子や黄砂，微小粒子物質(PM2.5)が問題になっている．中国では打ち上げ花火によるPM2.5の上昇が最近問題になった．今のところ日本での花火によるPM2.5の上昇を取り上げた報告はないものの，花火や線香などが喘息の急性増悪の誘因になることが知られている．

気道リモデリング*3

- 気道リモデリングの評価に関して非侵襲的な手段は確立されておらず，生検や剖検材料によるため，小児を対象とした論文数は限られている．しかし，生検材料からもこれらすべてを評価することは難しく，網状基底膜層(RBM)の厚さで気道リモデリングの評価を行っている研究論文が散見される．
- 重症喘息児や難治喘息児において，網状基底膜層へのコラーゲンの沈着(基底膜肥厚)，杯細胞化生，平滑筋肥大・増殖などの気道リモデリング所見が認められているが，軽症児，1年以上の寛解が認められる児，そして

---

*1
Warnerらは1歳未満でも繰り返されるアレルゲンの曝露や下気道のウイルス感染により起こる炎症や組織障害，リモデリングが，初回喘鳴でも認められると報告している．
Sigursらは出生後1年以内にRSウイルス感染で入院した症例を長期に追跡調査し，RSウイルスによる細気管支炎が喘息の発症の独立した最も強力な危険因子であることを報告している．
2013年にはライノウイルス感染による乳幼児期の喘鳴発現と17q21の遺伝子変異に関連があるという解析結果が報告されている2)．一方で，RSウイルス感染による喘鳴発現とは関係がないことが示されている．in vitroの実験では，培養した末梢血単核球にライノウイルスを感染させると，17q21上の遺伝子のORMDL3とGSDMBに発現が増加することが判明した．しかし，この2つの蛋白が気道上皮でのウイルス増殖の制御と関連することが推測されているが，まだ完全には解明されていない．

*2
最近では妊娠中に母親が喫煙していた場合と喫煙していなかった場合との比較で，子どもが4〜6歳になったときに喘鳴を生じる割合が39％，喘息を発症する割合が65％と高いこと，とくに妊娠初期の3か月での喫煙によるリスクが高いことや，リスク増大は毎日の喫煙本数に相関することが報告されている4)．

RBM：reticular basement membrane

喘息発症前もしくは移行状態と考えられる児(1〜11歳)においても，基底膜肥厚が認められたという報告もある[5].

気道過敏性

- 気道過敏性は喘息の本態と考えられ，刺激に対する気道反応の過剰な亢進性と理解されている．
- これまでに気道の被刺激性を評価する方法として，各種の測定法が考案されているが，メサコリンやヒスタミン，アセチルコリンなどの気道収縮物質を用いた直接的な刺激による測定法と，運動負荷や蒸留水，マニトールなど，気道粘膜の浸透圧変化などを介する間接的な刺激による測定法が用いられている[*4].
- しかし，いずれの方法であっても，気道過敏性の検査は気道炎症に関連する気道障害の指標であって，気道炎症を直接的に評価する方法ではないことに留意すべきである．

文献

1) 濱崎雄平ほか監修．日本小児アレルギー学会作成．小児気管支喘息治療・管理ガイドライン2012．第2章 定義，病態生理，診断，重症度分類．東京：協和企画；2011. p.12-31.
2) Calışkan M, et al. Rhinovirus wheezing illness and genetic risk of childhood-onset asthma. N Engl J Med 2013 ; 368 : 1398-407.
3) Mochizuki H, et al. RS virus-induced inflammation and the intracellular glutathione redox state in cultured human airway epithelial cells. Inflammation 2009 ; 32 : 252-64.
4) Neuman Å, et al. Maternal smoking in pregnancy and asthma in preschool children : a pooled analysis of eight birth cohorts. Am J Respir Crit Care Med 2012 186 : 1037-43.
5) Pohunek P, et al. Markers of eosinophilic inflammation and tissue re-modelling in children before clinically diagnosed bronchial asthma. Pediatr Allergy Immunol 2005 ; 16 : 43-51.
6) De Meer G, et al. Bronchial responsiveness to adenosine 5′-monophosphate(AMP) and methacholine differ in their relationship with airway allergy and baseline FEV1. Am J Respir Crit Care Med 2002 ; 165 : 327-31.
7) Sont JK, et al. Clinical control and histopathologic outcome of asthma when using airway hyperresponsiveness as an additional guide to long-term treatment. The AMPUL Study Group. Am J Respir Crit Care Med 1999 ; 159 : 1043-51.
8) Laprise C, et al. Asymptomatic airway hyperresponsiveness : relationships with airway inflammation and remodeling. Eur Respir J 1999 ; 14 : 63-73.

---

*3
気道リモデリング
喘息の気道にみられる非可逆的な要素の強い組織変化をさす．慢性の気道炎症が原因と考えられ，通常，気道上皮細胞の杯細胞化，上皮粘膜下・基底膜網状層への細胞基質の沈着，気道平滑筋の肥大と増生，気管支粘膜下腺の増大，毛細血管新生などによる組織構成要素の変化がみられる．しかし，気道リモデリングは気道炎症の遷延化に基づく結果なのか，炎症とはある程度独立した発症機転に基づくのか，乳幼児期にはどの程度早期から存在するのか，小児において進行性の病態なのか，それとも発症後比較的早期にはすでに完成してしまっているのか，抗炎症治療による進行阻止・改善が可能なのか，という点に関しては不明のままである．

*4
気道炎症を反映する気道過敏性測定に用いられる薬物としてAMPの報告があり[6]，AMPに対する気道過敏性と好酸球性炎症の程度がよく相関することが報告されている．一方，メサコリンの吸入閾値と，好酸球・T細胞の粘膜浸潤あるいは基底膜肥厚化など，気道リモデリング所見との相関性を示す報告もみられる[7,8].

AMP : adenosine 5′-monophosphate

花粉症があると喘息は悪くなりますか？

現段階では，スギ花粉症の存在は喘息の増悪に関連する可能性があるとしかいえません．"one airway, one disease"の概念が提唱され，アレルギー性鼻炎が喘息の増悪に関連することが明らかになってきました．日本における花粉症の代表はスギ花粉ですが，スギ花粉症と喘息の増悪に関する報告は限られており，その検証は今後の課題といえます．

磯崎 淳｜横浜市立みなと赤十字病院アレルギーセンター小児科

JPGL：Japanese Pediatric Guideline for the Treatment and Management of Asthma

- 「小児気管支喘息治療・管理ガイドライン（JPGL）2012」において，喘息発症・増悪に関わる環境因子とその対策のうち，吸入アレルゲンとして花粉（スギ・ヒノキ・カモガヤ，ブタクサ，ヨモギなど）があげられているが，詳細については述べられていない．
- 海外からは花粉，とくに雑草の花粉（grass pollen）の飛散と喘息増悪との関連の報告が散見される．しかし，日本に特有かつ罹病率の高いスギ花粉症と喘息の関連についての報告は限られている．

気管支喘息とアレルギー性鼻炎―"one airway, one disease"

スギ花粉の大きさは20～40μmほどであるが，この大きさの粒子であれば鼻腔で吸着されるため，気管支に到達することはない．このため喘息の主座である気管支が，直接的にスギ花粉に反応して増悪を引き起こすことは理論的にはない．

しかし，アレルギー性鼻炎と小児喘息の多くを占めるアトピー型の気管支喘息には，IgE依存であること，肥満細胞や好酸球といった炎症細胞の浸潤がみられること，炎症細胞により産生されるロイコトリエンなどが多機能メディエーターとしての役割を果たすなどの共通点がある．上気道と下気道では，このようなアレルギー炎症の相互関連があることが知られており，"one airway, one disease"の概念として理解されている[1]．

アレルギー性鼻炎と喘息の関連

- JPGL 2012によれば，日本における喘息患児のアレルギー性鼻炎の合併率は52.8％とされる[*1]．
- 成人では，アレルギー性鼻炎の存在が喘息発症の危険因子となっているだけでなく，鼻炎症状が喘息の増悪に関連することが示されている．
- 小児においても，アレルギー性鼻炎の存在は，喘息の増悪に寄与している

*1
de Grootらの報告
オランダにおけるde Grootらの報告[2]によれば，「喘息患児のアレルギー性鼻炎の合併は多く，喘息コントロールに大きな影響を与える」としている．彼らは，喘息患児203例（5～18歳）を対象に，鼻炎症状とその治療，および小児喘息コントロール質問票（ACQ）を調査し，呼気一酸化窒素（eNO）濃度，総IgE値と特異的IgE値を測定した．157例（77.3％）にアレルギー性鼻炎の症状があり，うち88例（56.1％）が医師によって診断されていた．ACQスコアは，鼻炎症状のないものに比べてアレルギー性鼻炎を有する患児において高値だった．コントロール不良であるACQスコア1.0以上の患児は，アレルギー性鼻炎を有する患児において有意に高かった．また，eNO濃度と血清総IgE値での補正後でも，同様であった．しかし，鼻噴霧用ステロイド薬の使用で補正すると，アレルギー性鼻炎は喘息増悪との関連はなかった．鼻噴霧用ステロイド薬で治療をすることで喘息コントロールを向上させる可能性があるとまとめている．

ACQ：asthma control questionnaire

eNO：exhaled nitric oxide

可能性が示唆されている．

花粉症と喘息の関連

- JPGL 2012によれば，日本における喘息患児の花粉症の合併率は12.5％とされる．
- 「鼻アレルギー診療ガイドライン2013年度版」によれば，小児におけるスギ花粉への感作率，スギ花粉症の有病率ともに増加している．
- 日本に特有なスギ花粉症と喘息の関連についての報告は限られており，3つの検討を ❶ に示す．

JPAC：Japanese pediatric asthma control program

SACRA：Self Assessment of Allergic Rhinisits and Asthma

SAS-JPC：seasonal allergic rhinitis caused by Japanese Cedar

VAS：visual analogue scale

ACT：asthma control test

❶ スギ花粉症と喘息との関連についての報告

① スギ花粉飛散時期でも喘息患児の気道過敏性亢進はない？	勝沼[3]は11人の症状が安定している喘息患児（7～16歳，男子9人：女子2人）を対象とし，1998年の3月（スギ花粉飛散期）と8月（非飛散期）に血液検査とメサコリン吸入による気道過敏性試験を施行した．重症度的には軽症：中等症：重症それぞれ8：2：1で，全員がスギ花粉症とアレルギー性鼻炎を合併していた．ちなみに，1998年のスギ花粉の飛散量は東京で1,000/cm² seasonを超え，ほぼ平年なみといえた．結果は，気道過敏性，末梢血中好酸球数ともに季節間で有意な変動を認めなかった．喘息症状が3月に増悪することも認めなかった．抗スギIgEがとくに高値の対象においても，有意な変動を認めなかったとし，スギ花粉飛散時期でも喘息患児の気道過敏性亢進はなかったことを報告している．
② スギ花粉飛散期には鼻炎症状の重症度に伴いeNO濃度が上昇する？	筆者ら[4]は，気道炎症の指標となるeNO濃度，呼吸機能検査を用いて鼻炎症状が小児の喘息に与える影響を検討した．スギ花粉の飛散のある2013年3～4月の間に定期通院した患児で，自覚的に気管支喘息症状のないJPAC 15点かつSACRA質問票の記載のある8～15歳の34例を対象とした．SACRA質問票に基づき鼻炎症状の重症度を，鼻炎症状なし群（11例），軽症群（9例），中等症/重症群（14例）の3群に分け，eNO濃度，スパイログラム，MostGraph®による呼吸抵抗・リアクタンス値の比較を行った．eNO濃度は鼻炎症状の重症度に従い，有意に高値を示した．しかし，スパイログラム，呼吸抵抗・リアクタンス値には3群間に差異を認めなかった．このことから，喘息患児における鼻炎症状の重症度がeNO濃度に影響を与える可能性があると考えた．しかし，eNO濃度の上昇が鼻炎を含めた全身性の炎症を反映してのものなのか，下気道に由来する喘息増悪を反映するものなのかは明らかでなかった．
③ 成人ではスギ花粉症により喘息が増悪する？	日本の成人でも，スギ花粉症による季節性アレルギー性鼻炎が喘息に与える影響については議論の余地があるとされる．Hojoら[5]は，SACRA質問票を使用して，喘息のコントロール状態におけるスギ花粉症による季節性アレルギー性鼻炎（SAS-JPC）の合併の影響を明らかにした．対象となる喘息患者をSACRA質問票の結果から，鼻炎なし，通年性鼻炎，SAS-JPCに群分けした．喘息のコントロール状態は，SACRA質問票のアナログスケール（VAS）と喘息コントロールテスト（ACT）スコアにより評価した．9～1月（スギ花粉非飛散期）と2～4月（スギ花粉飛散期）の2回の評価を行い，その結果を比較している．451例のうち325例（72％）がアレルギー性鼻炎と診断され，152例が通年性アレルギー性鼻炎，173例がSAS-JPCと診断された．スギ花粉非飛散期の3グループ間では，VASとACTスコアによる喘息のコントロール評価に有意差を認めなかった．SAS-JPCを合併するものは84％が鼻炎の治療を受けているにもかかわらず，VAS（1.91から2.95）での喘息コントロール評価とACTスコア（22.7から21.6）においてもスギ花粉飛散期に喘息増悪を認めた．スギ花粉飛散期には，SAS-JPCの18～38％の喘息患者において，喘息コントロールが損なわれていた．スギ花粉症による季節性アレルギー性鼻炎の的確な診断と治療を行うことによって，アレルギー性鼻炎による喘息コントロールへの影響を最小限に抑える可能性があるとしている．

↪ 文献

1) 米倉修二. Question & Answer(第 7 回)子どもが喘息なのですが, 花粉症によって喘息が悪化したりしませんか？(Q&A). 鼻アレルギーフロンティア 2014；14：102.
2) de Groot EP, et al. Allergic rhinitis is associated with poor asthma control in children with asthma. Thorax 2012；67：582-7.
3) 勝沼俊雄. 小児の鼻アレルギー治療 鼻アレルギーと気管支喘息. Pediatr Allergy Clinician 2009；5：15-7.
4) 磯崎 淳ほか. コントロール良好な気管支喘息患児における SACRA 質問票による鼻炎重症度と呼気一酸化窒素濃度, 呼吸機能の検討. 臨床免疫・アレルギー科 2015；64：212-7.
5) Hojo M, et al. The impact of co-existing seasonal allergic rhinitis caused by Japanese Cedar Pollinosis (SAR-JCP) upon asthma control status. Allergol Int 2015；64：150-5.

RSウイルスに感染するとその後喘息になりやすいですか？

 乳児期に重症RSウイルス下気道感染症に罹患するとその後喘息になりやすく，それを予防することができれば喘息になりにくいといわれています．

長谷川俊史, 大賀正一 | 山口大学大学院医学系研究科医学専攻小児科学講座

RSウイルス感染症（細気管支炎）と喘息発症の関係

- RSウイルスは小児呼吸器感染症の重要な病原体で，大多数の乳幼児においてRSウイルス感染は上気道感染症のみで推移するが，時に乳児においては急性細気管支炎を発症し，呼吸管理を要するなど重症化することがある．これまでに乳児期のRSウイルス感染症と喘息発症に関する研究は多く，以前から議論されている．

RS：respiratory syncytial

海外における研究

- スウェーデンにおいて行われたコホート研究では，1歳未満でRSウイルス感染による下気道炎で入院した児を18歳まで追跡し，喘息およびほかのアレルギー疾患の発症について検討された．その結果では，RSウイルス感染群(46人)は対照群(92人)に比して3歳，7歳，13歳の時点で喘息・反復性喘鳴の有症率とアレルゲン感作率が有意に高かった[1]．さらに18歳時点でも，RSウイルス感染群では対照群に比して喘息・反復性喘鳴(39% vs. 9%)，アレルギー性鼻結膜炎(43% vs. 17%)の有症率，アレルゲン感作率(41% vs. 14%)が有意に高かった．また両親に喘息があると，それらが有意に上がることも明らかにされている(❶)．

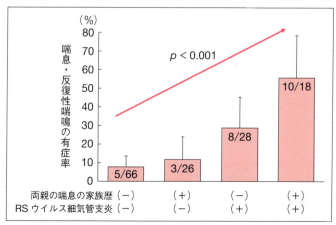

❶ RSウイルス感染症（細気管支炎），喘息家族歴と喘息発症の関係

両親の喘息の家族歴とRSウイルス感染症への罹患は，喘息・反復性喘鳴の有症率を上昇させる．

(Sigurs N, et al. 2010[1])

パリビズマブ投与による RS ウイルス感染後の喘息発症に対する抑制効果の検討

パリビズマブ（シナジス®）は RS ウイルスの融合蛋白に対するモノクローナル抗体製剤で[4]，RS ウイルス感染症の重症化に対し，予防効果が認められている．現在まで早産児のほかに慢性肺疾患，先天性心疾患，ダウン症，免疫不全の児に対し，保険適用があり，一般臨床でも使用されている．

Yoshihara ら[5]は在胎 33〜35 週の早産児 444 人を対象に，パリビズマブ投与群（349 人）と非投与群（95 人）に分け，満 3 歳までの反復性喘鳴（12 か月間に 3 回以上の呼気性喘鳴のエピソードがあり，1 回の呼気性喘鳴は 24 時間以上持続する）と，アトピー型喘息（3 回以上の呼気性喘鳴のエピソードがあり，満 3 歳時の総 IgE 値および/またはダニ特異的 IgE 抗体が陽性）の発症率を比較検討している．

反復性喘鳴の発症については，パリビズマブ非投与群 18.9％（18/95）に対し，投与群は 6.4％（22/345）であり，有意に抑制された（❷）．さらにアトピー型喘息の発症率についても，投与群（26/260，10.0％）では非投与群（13/73，17.8％）に比し有意に抑制した［HR 0.23（95％ CI 0.11〜0.50）］．

以上の結果から，早産児に対するパリビズマブ投与による乳児期の RS ウイルス重症細気管支炎の回避が，その後の反復性喘鳴とアトピー型喘息の発症を抑制する可能性が示唆されている．この結果も，乳児期の RS ウイルス感染症がその後の喘息発症に関与していることを示している．

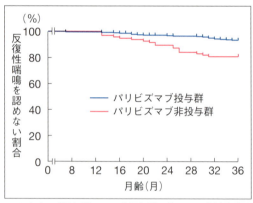

❷ パリビズマブによる反復性喘鳴発症抑制効果

パリビズマブ投与群では，非投与群に比し，反復性喘鳴の発症を有意に抑制する． （Yoshihara S, et al. 2013[5]）

- オランダにおけるケースコントロールスタディでは，RS ウイルス感染による急性細気管支炎で入院した患児（正期産児 159 人）では入院しなかった患児（549 人）に比して 6 歳時の喘鳴有症率が有意に高率であった（オッズ比 3.2）[2]．また医師の診断による喘息の有症率も有意に高率で（オッズ比 3.1），さらに呼吸機能（FEV1％）においては有意に低値であった[2]．本研究から RS ウイルス感染症の重症度はその後の喘息の発症と呼吸機能に関与している可能性が示唆された．
- これらの研究の結果をまとめると，乳児期に重症 RS ウイルス感染症に罹患するとその後気管支喘息になりやすいといえる．

RS ウイルス感染後の喘息発症の機序

- 以上のように，RS ウイルス感染後の反復性喘鳴と喘息の発症に関する報告はあるが，その機序の詳細はまだ明らかになっていない．RS ウイルス感染による気道上皮傷害やそれに伴って産生されるサイトカインやケモカ

インが関与していると考えられている.
- IL-8, IL-13 の遺伝子多型が RS ウイルス感染後の喘息発症に関与しているという報告があり[3],家族歴の関与を併せ考えると,RS ウイルス感染後の反復性喘鳴と喘息の発症には遺伝的要因も関与している可能性が高いといえる.

IL:interleukin

文献

1) Sigurs N, et al. Asthma and allergy patterns over 18 years after severe RSV bronchiolitis in the first year of life. Thorax 2010;65:1045-52.
2) Zomer-Kooijker K, et al. Increased risk of wheeze and decreased lung function after respiratory syncytial virus infection. PLoS One 2014;9:e87162.
3) Lambert L, et al. Immunity to RSV in early-life. Front Immunol 2014;5:466.
4) Malley R, et al. Reduction of respiratory syncytial virus (RSV) in tracheal aspirates in intubated infants by use of humanized monoclonal antibody to RSV F protein. J Infect Dis 1998;178:1555-61.
5) Yoshihara S, et al. Effect of Palivizumab prophylaxis on subsequent recurrent wheezing in preterm infants. Pediatrics 2013;132:811-8.

14 気管支喘息

Question
乳児期のゼーゼーは喘息と診断してよいですか？
喘息と間違えてはいけない疾患・病態は？

Answer
気管支喘息は呼気性喘鳴を反復する代表的な疾患ですが，乳児期の喘鳴は多岐にわたるため他疾患との鑑別が重要です．問診と身体所見から，吸気性喘鳴，呼気性喘鳴，往復性喘鳴に分けて病態を推測することが鑑別のポイントとなります．

吉田之範｜大阪府立呼吸器・アレルギー医療センター小児科

問診と身体所見のポイント

問診
- 喘鳴が始まった時期（年齢）．
- 喘鳴を繰り返すのか，繰り返さないのか—急性喘鳴か反復性喘鳴か（❶）．
- 吸気性喘鳴か呼気性喘鳴か．
- 発熱などの随伴する症状の有無はどうか．
- 食事や運動，睡眠などの日常生活との関連．
- その他：過去の予防接種歴，他院で治療を受けていた場合にはその治療効果を確認．

身体所見
- バイタルサイン：呼吸数，心拍数，血圧．
- 視診：呼吸の仕方（胸郭，肋骨，腹部の動き），陥没呼吸の有無，唾液の量，鼻汁（膿性鼻汁や水様性鼻汁）の有無，鼻閉の有無，咳の性状（痰の有無，犬吠様咳嗽の有無），体勢（起坐呼吸，sniffing position）など．
- 聴診：どのような音がどこで聴取されるか（❷）—肺野の一部か全体か．

❶ 急性喘鳴と反復性喘鳴

急性喘鳴	吸気性喘鳴	クループ症候群，急性喉頭蓋炎，咽後膿瘍，細菌性気管炎など（アナフィラキシーで喉頭浮腫をきたした場合は吸気性喘鳴をきたす）
	呼気性喘鳴	気管支炎・肺炎，細気管支炎などの感染症，気道異物，アナフィラキシーなど
反復性喘鳴	吸気性喘鳴	喉頭軟化症，舌根沈下，舌根囊胞，頸部リンパ管腫，後鼻漏症候群，アデノイド増殖症
	呼気性喘鳴	気管支狭窄，気管・気管支軟化症，反復性の誤嚥，胃食道逆流症，咽喉頭逆流，うっ血性心不全など
	往復性喘鳴	気管狭窄，血管輪や左肺動脈右肺動脈起始症（肺動脈スリング）など血管の異常走行により気管狭窄がある症例，声門下血管腫，声門下狭窄など

（徳山研一編．2015[1]）

❷ 連続性ラ音と断続性ラ音

連続性ラ音
- 高調性（wheezes）：細い気道で生じる音
- 低調性（rhonci）：太い気道で生じる音

断続性ラ音
- 水泡音（coarse crackles）：吸呼気で間欠的に聴取される．咳により消失することがある
- 捻髪音（fine crackles）：吸気の途中から終末に聴取される．末梢気道による音で，咳により消失しない

病態を推測—吸気性喘鳴か，呼気性喘鳴か，往復性喘鳴か❶

- 吸気性喘鳴は上気道の狭窄，呼気性喘鳴は下気道の狭窄，往復性喘鳴は① 上気道と下気道疾患の合併，② 分泌物がうまく喀出できないとき，③ 気管の狭窄などが要因となる[*1]．

新生児期や乳児期早期から喘鳴をきたす代表的な疾患

- **喉頭軟化症**：新生児期から乳児期早期に吸気性喘鳴をきたす先天性喘鳴[*2]の原因として最も多い疾患である．通常は1～1年半ほどで自然に改善する．哺乳不良や体重増加不良，重度の呼吸障害などがみられる場合は治療が必要となる．しかし，根本治療はなく，チューブ栄養や気道切開などの対症療法となる．喉頭形成術が試みられることもある．
- **気管狭窄**：往復性喘鳴をきたす．通常は吸気性喘鳴が目立つが，呼吸器感染時は呼気性喘鳴が目立つ．原発性では気管の膜性部がなく，軟骨輪が形成されている．血管などによる外部からの圧迫により，二次性に気管狭窄をきたすこともある．重症例では外科的治療が行われることがある．
- **血管輪**：往復性喘鳴を生じる．感染時には呼気性喘鳴が目立つ．重複大動脈弓，右大動脈弓，左鎖骨下動脈起始異常により，気管・気管支が外部から圧排される．生後しばらくは症状はないが，感染などを契機に症状が出現することが多い．食道の狭窄もみられ，食事により症状が増悪することがある．
- **左肺動脈右肺動脈起始症（肺動脈スリング）**：往復性喘鳴を生じる．感染時には呼気性喘鳴が目立つ．左肺動脈が右肺動脈から起始し，気管の右側から後側に巻いていて，気管分岐部の直上部分の気管狭窄をきたす．そのため，症状が重症化しやすい．
- **声門下狭窄**：先天性の場合は，輪状軟骨の形成異常により声門下腔の狭窄をきたす．往復性喘鳴や吸気性喘鳴をきたす．後天性の場合は，気管挿管に伴って起こることもある．
- **気管・気管支軟化症**：呼気時に気管・気管支が扁平化，または閉塞する．症状としては，呼気性喘鳴のほか，犬吠様咳嗽，啼泣時のチアノーゼがみられる．重症例では，回復困難な無呼吸・チアノーゼ発作（dying spell）がみられる．呼吸器感染を繰り返すことも特徴である．重症例では外科的治

[*1] 気管が狭窄しているときは往復性喘鳴になる．通常は吸気性喘鳴が目立つが，感染症に罹患したときは分泌物の喀出が困難となり呼気性喘鳴が目立つ．

[*2] **先天性喘鳴**
新生児期から乳児期早期にみられる吸気性喘鳴のこと．

療が行われることがある．

喘鳴をきたすその他の代表的な疾患（気管支喘息以外）

- **アデノイド増殖症**：アデノイドは6～7歳までは生理的に増大する．腫大したアデノイドにより気道狭窄が起こり吸気性喘鳴を生じる．小顎症や巨舌症の場合は舌根沈下も合併し，睡眠時に呼吸困難が増強することがある．
- **後鼻漏症候群**：後鼻漏による可逆的な上気道の閉塞により症状が生じる．乳幼児では上気道感染によることが多い．低調性の吸気性喘鳴が主体となる．しかし，分泌物が下気道へ垂れ込んだ場合は往復性喘鳴が聴取される．咽頭後壁に後鼻漏を確認できれば診断は容易となるが，確認できない場合も多い．そのときは，鼻閉の有無，鼻汁の性状や色，いびきの有無，起床時の呼吸器症状の有無などの問診により診断が可能となる．しかし，後鼻漏があったとしても，他疾患との鑑別は重要である．
- **クループ症候群**：吸気性喘鳴と犬吠様の咳嗽が特徴である．ウイルス性が多い．Hibワクチンの普及により頻度は減少したが，インフルエンザ菌b型（Hib）による急性喉頭蓋炎は急速に呼吸困難を呈するため注意が必要である．急性喉頭蓋炎の児では，① 前傾姿勢，② 口をあけて下顎を突き出す，③ 頸部を過伸展させる sniffing position が特徴である．
- **気管支炎・肺炎**：分泌物の貯留により呼気性喘鳴がみられることがある．喘鳴は感染部位に限局したり，左右非対称性に聴取されることが多い．また，coarse crackles が聴取されることが多い．
- **細気管支炎**：細気管支炎はRSウイルス感染が多く，時に重篤化するので注意が必要である．広範囲に気道が障害されているので，全肺野から呼気性喘鳴が聴取される．分泌物が増えるため coarse crackles が聴取されることもある．喘息との鑑別が重要となるが，鼻汁中RSウイルスの有無，発熱の有無，喘鳴の既往歴，β_2刺激薬への効果などが参考となる．
- **気道異物**：異物のサイズや形状，閉塞する部位によって喘鳴は異なる．また，異物が気管支を完全に閉塞した場合は喘鳴が消失する．聴診で呼吸音に左右差があることや，ある時から突然に呼吸器症状が始まることなどが，異物を疑うポイントとなる．
- **アナフィラキシー**[*3]：突然に喘鳴をきたす場合や，喘鳴以外に皮膚症状や消化器症状などが随伴する場合には，アナフィラキシーによる喘鳴を考慮する[*4]．アナフィラキシーによる喘鳴は注意が必要である．喉頭浮腫をきたしていれば吸気性喘鳴，下気道の狭窄をきたしていれば呼気性喘鳴となる．
- **反復する誤嚥**：嚥下障害などにより誤嚥を反復することによって喘鳴を生じる．肺炎などを呈する場合は，呼気性喘鳴もみられる．
- **胃食道逆流症/咽喉頭逆流**：胃食道逆流症は喘息児に合併することが多いといわれ，喘鳴は呼気性喘鳴が主体である．しかし，咽喉頭逆流の場合は吸気性喘鳴となる．喘鳴と哺乳や食事との関連のほか，胃食道逆流症は運

[*3] **アナフィラキシー**
「アレルゲン等の侵入により，複数臓器に全身性にアレルギー症状が惹起され，生命に危機を与えうる過敏反応」と定義される．

[*4] 日本アレルギー学会のアナフィラキシーガイドラインでは，軽い息苦しさや聴診上の喘鳴があればグレード2（中等症）に分類されている．急速に進行するような場合にはアドレナリンを投与することがある．明らかな喘鳴や呼吸困難はグレード3（重症）に分類されている．

> **誤嚥により反復性喘鳴をきたしていた症例（1歳4か月男児）**
>
> 　生後3か月から喘鳴を反復するために，生後5か月で当センターを受診した．受診時，鼻汁，咳，喘鳴を認め，気管支拡張薬の吸入や内服，去痰薬などで症状は改善した．その後も鼻汁，咳，喘鳴をきたして受診することが多く，1歳1か月から吸入ステロイド薬，ロイコトリエン受容体拮抗薬を開始したが，明らかな効果はみられず，咳や喘鳴を反復した．
>
> 　1歳4か月時に肺炎に罹患し入院となった．入院中に偶然，哺乳中に診察する機会があった．その際，むせて咳をしているので，保護者に確認すると「水分を飲むとむせて咳やゼーゼーすることが多い」と話された．そのため，嚥下機能検査をした結果，誤嚥があることがわかった．ミルクにとろみ剤を加えるとむせることが少なくなり，退院後も水分が多い食事やミルクにはとろみ剤を加える指導を行った．
>
> 　その後，吸入ステロイド薬やロイコトリエン受容体拮抗薬は中止したが，咳や喘鳴を反復する頻度は減少した．経過から，誤嚥により反復性喘鳴をきたしていることが考えられた．本症例は成長に伴い，とろみ剤を使用しなくても症状の改善が認められた．

動時に増悪することがあり，運動との関連に注目することも大切である．

- **うっ血性心不全に伴う喘鳴**：肺うっ血による気道粘膜の浮腫や末梢気道の狭窄，肺血流増加に伴い肺動脈が拡大し気管・気管支が圧迫されることにより生じ，呼気性喘鳴が主体となる．心筋のポンプ機能障害，先天性心疾患，不整脈や心臓以外の要因によるものに分けられる．血圧，心拍数などのバイタルサイン，発汗の有無，末梢冷感や浮腫，肝腫大の有無，聴診でギャロップリズムなど，呼吸器症状以外の所見にも注目する．

文献
1) 徳山研一編．よくわかる子どもの喘鳴診療ガイド―喘鳴を科学する．東京：診断と治療社；2015.

参考文献
- 濱﨑雄平ほか監修．日本小児アレルギー学会作成．小児気管支喘息治療・管理ガイドライン2012．東京：協和企画；2011．
- 川崎一輝，望月博之．明解画像診断の手引き小児呼吸器領域編2―より実践的に．東京：国際医学出版；2011．
- 日本アレルギー学会．アナフィラキシーガイドライン2014．http://www.jsaweb.jp
- 川崎一輝．往復性喘鳴で胸部単純X線写真：血管輪．小児科診療 2008；61：557-61．

●気管支喘息

喘息と間違えてはいけない疾患は？（学童期以降）

学童期以降の気管支喘息（喘息）は，気流制限をきたす疾患を念頭に診療しますが，そのなかには気管を圧迫する腫瘍など重篤な疾患も含まれ注意が必要です．また学童期は学校生活開始による精神的ストレスで喘息発作が誘発される時期である一方，心因性疾患との鑑別も必要となります．さらに，反復する咳嗽では喘息以外にも管理の異なる多くの疾患が考えられるため，遷延性・慢性咳嗽として鑑別を進めます．

港　敏則｜公立豊岡病院組合立豊岡病院小児科

●喘息は気道の慢性炎症と過敏性により生じる気道狭窄が主たる病態のため，気流制限をきたす疾患はすべて鑑別疾患として考慮する必要がある．

❶ 気管支喘息と鑑別を要する疾患

病態 \ 主な異常部位	上気道	中気道	下気道・下気道以下
気道の構造異常・機能異常	舌肥大 舌根沈下 アデノイドまたは扁桃肥大	喉頭・気管・気管支軟化症 気管・気管支の形態異常・先天性気管狭窄など 喉頭横隔膜症，喉頭嚢胞，または喉頭狭窄症 気管食道瘻 気管を圧迫する外側腫瘍 大血管奇形（血管輪，肺動脈スリングなど） 声帯麻痺	早産児の気管支肺異形成症または慢性肺疾患 気管支拡張症の原因 　・嚢胞性線維症 　・免疫不全症 　・原発性線毛機能不全 胃食道逆流症 間質性肺疾患
		声帯機能不全（VCD）	心因性咳嗽 過換気症候群
		運動誘発性喉頭閉塞	運動誘発性過換気症候群
感染，アレルギー，自己免疫など炎症に基づく疾患	アレルギー性鼻炎 慢性鼻炎 副鼻腔炎 扁桃炎	喉頭・気管支炎（例：百日咳） クループ症候群 受動喫煙による慢性気管支炎	細気管支炎，肺炎 閉塞性細気管支炎 気管支拡張症の原因 　・アレルギー性気管支肺アスペルギルス症 肺結核 肺好酸球増多症 過敏性肺炎 Churg-Strauss血管炎 肺ヘモジデローシス
その他	鼻内異物	異物誤嚥 毒物吸入	気管支拡張症の原因 　・慢性誤嚥 気管支内異物 肺水腫（例：うっ血性心不全） 肺塞栓症 慢性咳嗽に関連する薬物 　・アセチルコリンエステラーゼ阻害薬 　・βアドレナリン遮断薬 　・アンジオテンシン変換酵素阻害薬

（Nelson Textbook of Pediatrics[1]とJPGL2012[2]であげられている鑑別疾患から筆者作成）

- ❶ は『Nelson Textbook of Pediatrics』[1]と『小児気管支喘息治療・管理ガイドライン（JPGL）2012』[2]を参考に，病態と主な異常部位で筆者が分類した鑑別疾患である．

喘息の思い込みに注意する

- 学童期以降の喘息診断は乳幼児に比べ容易なため，忙しい日常診療では診断的治療としてロイコトリエン受容体拮抗薬，気管支拡張薬，吸入ステロイド薬などの抗喘息治療が行われている．しかし❶に示す鑑別疾患のなかには気管を圧迫する外側腫瘤（縦隔腫瘍，結核性リンパ節炎[*1]など）の重篤な疾患が含まれ，安易な診断は慎まなければならない．

> ▶ 常に「喘息の診断でよいのか？」という疑いをもち，❷に示す喘息診断の目安となる参考事項[2]を確認する．気道狭窄の可逆性，気道過敏性，気道炎症などの喘息に合致する所見がない場合や気管支拡張薬への反応が悪い場合には鑑別を進める必要がある[*1]．

安易に心因性喘息の診断をつけない

- 学校生活の開始でさまざまな精神的ストレスにさらされる学童期では，心因を機に喘息発作が誘発されることがある（心因性喘息）．一方，不安感情から発症する過換気症候群は呼吸困難を伴うため喘息と誤診され，ステロイド薬が投与されていることがある．同様に，声帯機能不全（VCD）も喘息と誤診されることが多い．
- 大矢は不用意な治療介入を避けるため，❸に示す心因性喘息診断のフロ

❸ 心因性喘息診断のフローチャート

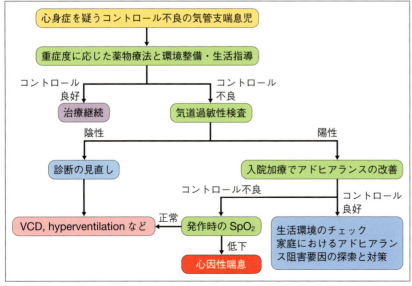

（大矢幸弘．2014[4]）

❷ 喘息診断の目安となる参考事項

呼吸機能
- スパイログラム
- フローボリューム曲線
- ピークフロー（PEF）
- β_2刺激薬に対する反応性・可逆性

気道過敏性試験
- アセチルコリン
- メサコリン
- ヒスタミン閾値
- 運動負荷試験

気道炎症を示す成績
- 鼻汁中や喀痰中の好酸球
- マスト細胞（好塩基球）
- 呼気中NO濃度

IgE
- 血清総IgE値
- 特異的IgE抗体
- 即時型皮膚反応
- 抗原吸入負荷試験

アレルギー疾患の家族歴，既往歴

（小児気管支喘息治療・管理ガイドライン 2012[2]）

[*1] 勝沼[3]は「結核が強く疑われた年長児喘鳴症例」を報告し，そのなかで，「喘息の確証が得られないときには粛々と鑑別診断を進めることが重要」と述べている．

VCD：vocal cord dysfunction

❹ 学童期以降の遷延性・慢性咳嗽の鑑別疾患

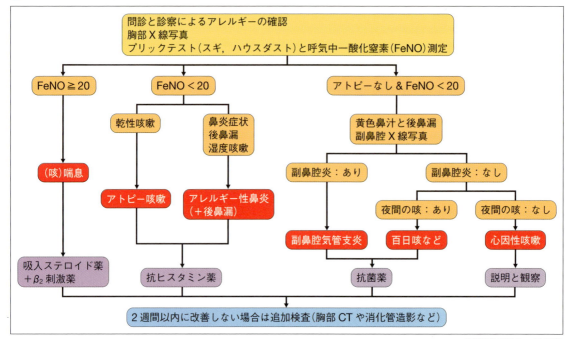

(西田光宏ほか．2013[5])

ーチャートをつくり，論理的に診断することが大事であると述べている[4]．

📖 反復する咳嗽は遷延性・慢性咳嗽として鑑別を進める

● 反復する咳嗽は喘息において重要な症状の一つであるが，気道過敏性亢進が主たる病態で喘鳴を伴わない咳喘息は診断に苦慮する．一方，百日咳などの気道感染に伴う咳嗽は，時に感染で誘発された喘息と鑑別が難しく，抗菌薬なしで管理されていることがある．その他，遷延性・慢性咳嗽には，管理が異なる多くの疾患が考えられるため，持続する咳嗽で期待どおりの効果が得られないときは，❹[5]に示すフローチャートなどを参考に鑑別を進める．

⤵ 文献

1) Liu AH, et al. Childhood asthma. In：Kliegman RM, et al, editors. Nelson Textbook of Pediatrics 20th ed. Philadelphia：Elsevier；2016. p.1095-115.
2) 濱崎雄平ほか監修．日本小児アレルギー学会作成．小児気管支喘息治療・管理ガイドライン 2012．東京：協和企画；2011.
3) 勝沼俊雄．喘息診断のコツについて教えて下さい．勝沼俊雄編．ドクターと保護者に訊いた小児喘息のここが知りたいQ & A．東京：中外医学社；2011. p.2-5.
4) 大矢幸弘．気管支喘息と心．小林茂俊編．子どもの気管支喘息．東京：総合医学社；2014. p.305-10.
5) 西田光宏ほか．年齢別咳嗽疾患の分類．足立満監．新実彰男ほか編．長引く咳の治療指針．東京：総合医学社；2013. p.113-6.

Question & Answer

喘息の発症予防

Question
喘息の発症予防として，どのようなことが推奨されていますか？

Answer

- 喘息をはじめとするアレルギー疾患は，遺伝的素因（生体要因）に環境要因が加わって発症する疾患であると考えられている．そこで，疾患の発症予防にも生体要因，環境要因のそれぞれに個別に注意する必要があると考えられる．また，環境要因が生体に及ぼす影響は，胎児期から乳児期までが最も大きく，この時期の環境整備が重要であると考えられている．
- 喘息の発症予防は，一次予防，二次予防，三次予防に分けて考えられている[1]．一次予防とは，喘息発症のハイリスク者（アレルギーの家族歴があるなどの生体要因をもつ者）に対して，発症の危険因子（アレルゲン）へ曝露される前に実施されるべき予防である．二次予防とは，アレルゲン曝露により感作された後，喘息発症前における発症予防である．三次予防とは喘息発症後の増悪予防である．ここでは，GINA2015[2]の一次予防を中心に解説する．

一次予防

- GINA2015 では喘息の一次予防について，推奨されることとして以下のように述べられている．
  ① 妊娠中の母体の喫煙および乳児期の受動喫煙は避けるべきである．
  ② 経腟分娩が推奨される．
  ③ 児の健康のために母乳栄養を推奨する（喘息発症との関連に関しては明確ではない）．
  ④ 可能な限り，乳児期のアセトアミノフェンや広域スペクトラム抗菌薬の使用は控えるほうがよい．
  その他，以前は，アレルギーのハイリスク児では離乳食の開始を遅らせることが推奨されていたが，現時点では，離乳食開始を遅らせることとアレルギー疾患発症との関連は明確ではないこと，ハウスダストの曝露量と感作との間には正の相関があり，ハウスダストの曝露を抑制することはある程度，喘息の発症予防になると考えられること，ペット飼育に関しては種々の相反する結果を示す報告があり，喘息発症との関連は明らかではないことなどが述べられている．

二次予防

- 二次予防としては，アレルギー疾患診断・治療ガイドラインでは，① ハウスダスト・ダニの曝露の抑制，② 女性の喫煙（とくに妊娠中および乳幼児の近く）を減らすこと，③ 職業性感作物質の対策，④ 早産・低出生体重児の減少を図ること，⑤ 乳幼児期のウイルス感染症の予防，などが示されている．

三次予防

- 三次予防対策としては，十分な問診から，個人の症状増悪の原因となっているアレルゲン，大気汚染物質，喫煙，呼吸器感染，薬物，食品添加物，職業性感作物質の同定と除去対策が必要である．さらには，治療介入による予防も必要となる．

- 具体的なアレルゲン対策としては，ハウスダスト，ダニの曝露を抑制する目的で，寝具は防ダニ布団の使用，高密度繊維布団カバーの使用やこまめな洗濯，日光干し，乾燥，殺菌ランプによる処理などが有効とされている．じゅうたんはできるだけ使用を避け，フローリングにするとよいとされている．また，布製ソファは使用を避けるほうがよい．ぬいぐるみは洗濯のできるものを少数にとどめる．掃除機はフィルター付きで集塵袋も二重になっているものが望ましい．暖房器具としては，石油やガスなどの化学物質を発生するものは用いない．その他，住宅建材では揮発性有機化合物を含有するものは避ける．などの対策が有効であると思われる．

文献
1) 日本アレルギー学会．アレルギー疾患診断・治療ガイドライン 2010．東京：協和企画；2010．p.36-9．
2) Global Initiative for Asthma 2015. p.106-8.

〈松井永子（医療法人マイルストーンまつおかクリニック小児科）〉

Question

咳喘息はどうやって診断しますか？
小児期に咳喘息はありますか？

Answer

咳喘息は喘鳴を伴わない咳嗽のみが持続し，気管支拡張薬（β刺激薬またはテオフィリン製剤）が有効な喘息の亜型です．成人では慢性咳嗽の原因として頻度の高い疾患とされていますが，小児では経験することの少ない疾患です．このため小児の長引く咳嗽に対しては，咳喘息と診断する前に，頻度の高いほかの疾患を十分鑑別することが必要です．安易な診断は誤った治療方針の原因となります*1．

徳山研一 | 埼玉医科大学医学部小児科/埼玉医科大学病院アレルギーセンター

---

*1
長引く咳嗽に対して治療効果の判定をせずに気管支拡張薬や抗ロイコトリエン薬，吸入ステロイド薬などを漫然と投与することのないよう気をつける必要がある．

❶ 咳喘息の特徴

- 喘鳴を伴わない乾性咳嗽が持続し，聴診上 wheeze を認めない
- 喘鳴や喘息の既往がない
- 気道過敏性亢進を認める
- 胸部X線所見に異常を認めない
- β_2 刺激薬やテオフィリンなどの気管支拡張薬が咳嗽に有効である

どのような疾患か（概要）

- 咳喘息は，喘鳴や呼吸困難発作を認めず，咳嗽のみが唯一の臨床症状である疾患である．その特徴は❶に示すとおりで，通常アレルギー疾患の家族歴がみられる．
- 咳喘息では肺機能はほぼ正常範囲内であるが，喘息と同様に気道過敏性の亢進が認められる．喘息で認められる肺機能日内変動亢進（午後に比べ早朝に著明に低下）は，成人咳喘息患者では正常と喘息患者の中間であるとの報告がある[1]．筆者ら[2]の検討では，咳喘息小児のピークフロー値日内変動は，軽症から中等症の喘息患者と同等に亢進していた．気道炎症については，成人の咳喘息患者の気管支生検では，典型的な喘息と同程度の好酸球浸潤やリモデリングが確認されている[3]．

疫学と臨床像

- 日本の小児の咳喘息の正確な頻度は不明であるが，年齢別にみると，幼児期はまれ，学童・思春期は少ない疾患とされている（❷）[4]．成人では女性に多く，小児では男児にやや多いと報告されている．
- 成人の報告[3]では，咳嗽は乾性のことが多く，喀痰は少ないか伴わない．就寝時，深夜あるいは早朝に悪化しやすいが昼間にのみ認める場合もあるという．上気道炎，冷気，運動，受動喫煙を含む喫煙，雨天，湿度の上昇，花粉や黄砂の飛散などが増悪因子とされる．

診断

- 本邦の成人における診断基準を❸[3]に示す．喘鳴を伴わない長引く咳嗽に対し気管支拡張薬が有効である場合，本診断基準では咳喘息と診断される．ただし，本疾患診断の際には以下の2点に留意する．
  ▶ 第1は気管支拡張薬が咳嗽の改善に真に有効であったか否か，慎重な判断が必要である．咳嗽のみが唯一の症状で，診断の手がかりとなる所見のない咳嗽を非特異的咳嗽（nonspecific cough）[5]とよび，咳喘息は非特異的咳嗽の原因疾患の一つである．一方で，非特異的咳嗽の大部分は

❷ 年齢別にみた咳嗽の原因疾患と頻度

頻度＼始期	新生児・乳児期	幼児期	学童・思春期
非常に多い	急性上気道炎，急性気管支炎，肺炎，百日咳*，タバコ煙*（乳幼児期には反復感染による遷延性咳嗽が多い）		
多い	・先天異常* ・急性細気管支炎 ・慢性肺疾患* ・誤嚥（授乳過誤，胃食道逆流，神経筋疾患など）*	・気管支喘息* ・クループ ・慢性副鼻腔炎（後鼻漏症候群）* ・慢性気管支炎（遷延性細菌性気管支炎）*	・気管支喘息* ・アレルギー性鼻炎（後鼻漏症候群）* ・心因性咳嗽・習慣性咳嗽*
少ない	・クラミジア・トラコマティス感染* ・肺結核*	・気道異物* ・肺結核* ・アレルギー性鼻炎（後鼻漏症候群）	・咳喘息* ・肺結核*
まれ	・線毛運動不全* ・嚢胞線維症* ・免疫不全症* ・間質性肺炎*	・咳喘息* ・間質性肺炎*	・間質性肺炎* ・医原性（ACE阻害薬など）*

＊：遷延性・慢性咳嗽の原因となるもの．
ACE：angiotensin converting enzyme.

（高瀬真人．2011[4]）

❸ 咳喘息の簡易診断基準

以下の1.〜2.のすべてを満たす
1. 喘鳴を伴わない咳嗽が8週間（3週間）以上持続
   聴診上もwheezeを認めない
2. 気管支拡張薬（β刺激薬またはテオフィリン製剤）が有効

参考所見
1) 末梢血・喀痰好酸球増多，呼気中NO濃度高値を認めることがある（とくに後2者は有用）
2) 気道過敏性が亢進している
3) 咳症状にはしばしば季節性や日差があり，夜間〜早朝有意のことが多い

（咳嗽に関するガイドライン第2版．2012[3]）

咳喘息ではないという報告[6]がある．一般に，非特異的咳嗽の多くは自然消退するため，気管支拡張薬投与後に咳嗽が軽快した場合，自然経過であったり，プラセボ効果であったりする可能性も念頭におく必要がある*2．

▶第2に十分な鑑別診断の必要性である．咳喘息の頻度は低く，咳嗽の診断は各年齢ごとの特徴を考慮した鑑別をまず行う．アレルギーの家族歴があり，長期に咳嗽が続くというだけの理由で安易に診断して，気管支拡張薬などの喘息治療薬を漫然と投与することのないようにしたい．

*2
咳嗽治療薬の有効性を評価する客観的な方法の開発は今後の課題である．

⤴ 文献

1) Sano T, et al. A preliminary study of PEFR monitoring in patients with chronic cough. Lung 2004；182：282-95.
2) Tokuyama K, et al. Diurnal variation of peak expiratory flow in children with cough variant asthma. J Asthma 1998；35：225-9.
3) 日本呼吸器学会咳嗽に関するガイドライン第2版作成委員会編．咳嗽に関するガイドライン第2版．2012．http://www.jrs.or.jp/
4) 高瀬真人．年齢別原因疾患．総論．ニューロペプタイド研究会編（責任編集：徳山研一）．こどもの咳嗽診療ガイドブック．東京：診断と治療社；2011．p.38-40.
5) Shields MD, et al. BTS guidelines：recommendations for the assessment and management of cough in children. Thorax 2008；63（Suppl 3）：iii1-15.
6) Chang AB, et al. Airway hyperresponsiveness and cough-receptor sensitivity in children with recurrent cough. Am J Respir Crit Care Med 1997；155：1935-9.

喘息の診療・患者教育でアレルギー検査をどう活用したらよいですか？

喘息の悪化，増悪因子としてアレルゲンがあり，アレルゲンを知るための方法としてアレルギー検査があります．アレルゲンを知ることで，アレルゲンへの曝露を少なくすることを指導でき，このような患者教育によるアレルゲン除去が治療の一つになります．

清益功浩｜大和高田市立病院小児科

アレルギー検査の種類

皮膚テスト[*1]

- **皮膚プリックテスト**：前腕屈側で行い，アレルゲンとして，粗抗原抽出物，リコンビナント抗原を用いる．前腕部で，肘から3 cm，手首から5 cm離して，少なくとも3 cm間隔で各アレルゲンを1滴おき，プリックランセットで皮膚面に対して垂直の角度でアレルゲンを静かに皮膚まで一度刺す．ランセットはアレルゲンごとにアルコールなどの消毒綿で拭き，1人の患児に1本のランセットを使用する．アレルゲンはティッシュペーパーなどでふき取っておく．判定は15分後．陽性コントロールとして10 mg/mLの二塩酸ヒスタミンを，陰性コントロールとして生理食塩水を用いる．膨疹の直径（最長径とその中点に垂直な径の平均値）を測定する（❶）．
- **皮内テスト**[*2]：前腕屈側でアレルゲン溶液0.02 mLを26Gの皮内針で皮内に注射する．判定は15分後であるが，遅延型アレルギー反応もあるので，数時間後と48時間後にも観察する．15〜20分でじんま疹様膨疹，偽足様突起などがあれば陽性と判定する（❷）．

血液検査

- 血液検査では非特異的IgEと特異的IgEを測定する．非特異的IgEでは，全体のアレルギーの状態を，特異的IgEで感作状況を検査する．
  - **特異的IgE**：クラス0〜6に分類し，クラス2以上を陽性と判定する．喘息で問題になるのが環境中の吸入アレルゲンで，ダニ，ハウスダスト，ネコ・イヌ・ハムスター・モルモットなどの動物，アルテルナリア・アスペルギルスなどの真菌類（カビ），ゴキブリ・ガなどの昆虫，スギ・

[*1] **皮膚テスト**
皮膚テストには皮膚プリックテストと皮内テストがあり，皮膚テストを行う前に，ヒスタミンH₁受容体拮抗薬，抗アレルギー薬，ステロイド薬を使用している場合はできれば7日前，2日前には事前に中止する．血液検査ではいつでも施行できる．

[*2] 皮内テストのみでアナフィラキシーが発生する可能性があるために，まずはプリックテストが推奨されている．

❶ 皮膚プリックテストの判定

判定	膨疹の直径
4+	ヒスタミンの2倍の大きさ
3+	ヒスタミンと同じ大きさ
2+	ヒスタミンの1/2の大きさ
1+	生食より大きくてヒスタミンの1/2より小さい
マイナス	生食と同じ

2+以上を陽性と判定．

❷ 皮内テストの判定

判定	膨疹（mm）	発赤（mm）
陰性（−）	0〜5	0〜9
疑陽性（±）	6〜8	10〜19
陽性（+）	9〜15	20〜30
強陽性（++）	16以上	40以上

❸ 各種ダニアレルゲンの RAST 陽性率（n＝83）

アレルゲン	陽性率	
	(Class≥2)	(Class≥3)
ヤケヒョウヒダニ	84.3	84.3
コナヒョウヒダニ	84.3	81.9
アシブトコナダニ	30.1	4.8
サヤアシニクダニ	27.7	9.6
ケナガコナダニ	13.3	3.6
イエニクダニ	12.0	2.4

対象は成人アトピー型気管支喘息患者

（福間友馬ほか．2009[1]）

RAST：radioallergosorbent test

ヒノキ・カモガヤ・ブタクサなどの花粉などである．

▶特異的 IgE は，ImmunoCAP，AraSTAT などの個別に検査する方法と，MAST-36，View-36 などの多項目に検査する方法がある．成人のデータであるが，喘息の 80％ 以上がダニアレルゲンに陽性であった（❸）[1]．

アレルギー検査をどう使うか？

- 臨床症状とアレルギー検査結果が一致したときには，アレルゲン除去がアレルギー治療の基本になる．アレルゲン除去を行わずにコントロール不良だからといって，吸入ステロイド薬を増量していくことは，薬物の副作用を招くことになりかねない．
- アレルギー検査の利点は，アレルゲン除去を説明するときに陽性か陰性かの定性や具体的な数字で定量化できることがあげられる．そのため，患者教育においては，視覚的に説明しやすいといえる．
- ただし，アレルギー検査は感作を証明しているが，喘息の原因かどうかは個々の症例で検討する必要がある．たとえば，イヌをペットとして飼育していると，イヌ上皮特異的 IgE は陽性になることがあるが，イヌが喘息の原因・発症因子であるとは限らない．出生時にイヌを飼育していた家庭では子どもの喘鳴出現率が低いという報告[2]もあるため，イヌをペットにしている家庭では，イヌから離れてみて（たとえば，旅行など），喘息発作が減るかどうかの判断が必要になる．
- 喘息発作時の状況を十分に問診し，その状況に合わせたアレルゲンに対するアレルギー検査を行い，アレルゲン除去により喘息発作が減るかどうか確認することが，アレルギー検査のポイントとなる．

文献

1) 福間友馬ほか．室内環境中のダニ・昆虫とアレルギー疾患．Indoor Environment 2009；12：87-96.
2) Remes ST, et al. Dog exposure in infancy decreases the subsequent risk of frequent wheeze but not of atopy. J Allergy Clin Immunol 2001；108：509-15.

参考文献

- 濱崎雄平ほか監修．日本小児アレルギー学会作成．小児気管支喘息治療・管理ガイドライン 2012．東京：協和企画；2011.
- 清益功浩．小児アレルギー疾患診療ハンドブック．東京：中外医学社；2015.

喘息の診療で呼吸機能検査はどう活用したらよいですか？

喘息診療の質は呼吸機能検査をどのように活用するかで変わってきます．保護者や本人から得られる主観的評価は過小評価となりやすく，客観的な評価はフローボリュームカーブが最も信頼できるといえます．正確な診断だけでなく，アドヒアランスの維持，通院モチベーションの向上にも役立つ検査です．小児での手技や結果の解釈に慣れるために積極的に検査を行いましょう．

錦戸知喜｜大阪府立母子保健総合医療センター呼吸器・アレルギー科

喘息診療ではフローボリュームカーブで評価を

- 喘息診療の質は，呼吸機能検査を活用するかどうかでまったく変わってくる．
- 喘息ガイドライン[1]が整備され，重症度，コントロール状態を評価できれば治療方針は明確であるが，その正確な評価が実は難しい．保護者，本人からの主観的な情報だけでは，往々にして過小評価となりやすい．
- 客観的な評価である呼吸機能検査は，正確なコントロール状態の評価には必須である．喘息の診療に用いる呼吸機能検査はフローボリューム（FV）カーブで十分である．1回換気量や最大吸気量などの肺気量分画は必要としない．
- 小学生以上であればだいたい手技は行える．適正に手技が行われれば，値の誤差は10％もない．値は個人差が大きく，予測値のみでの評価はあてにできない．小児での問題として，手技の不確実さには成人以上に注意が必要である．❶に注意点をまとめる．
- 本項では，FVカーブの臨床での活用の実際について述べる[*1]．

FV：flow volume

[*1] 基本事項に関しては成書[2,3]を参照されたい．

❶ FVカーブの注意点

- 強く呼気を吐き出すことができずピークがでない（慣れてない，恥ずかしいなどのため）
- 呼気の途中で最後まで吐ききれず呼気が途絶えてしまう
- 結果のばらつきが大きい（十分な吸気ができていないことが多い）
- 前かがみになりすぎてしまい，声門や胸郭が狭くなってしまう
- 声が出てしまう
- マウスピースをしっかりくわえていない

症例での活用の実際

診断目的

- 問診から喘息の可能性が疑われても，夜間や運動時，寒冷刺激などで症状が誘発されるが診察時には症状はなく，喘息と診断するには決め手を欠くということがよくある．そのような場合でもFVカーブで閉塞パターンが確認できることがある．とくに中等症以上の喘息児では期待できる．
- 閉塞パターンが確認できれば，気管支拡張薬の吸入前後で1秒量を求める気道可逆性試験を行う．小児での確立した基準はないが，手技が問題なければ成人に準じて1秒量の改善率が12％以上あれば有意と判断する．数値のみでなくパターンも改善していることを確認する．

> **症例1：確定診断に有効であった例．半年前より咳が出やすい，時折喘鳴を認めている10歳男子**
>
> 喘息が疑われるが，診察時には呼吸音は清，SpO_2低下もなく症状はみられない．FVカーブ，気道可逆性試験により喘息と診断し，吸入ステロイドを開始し症状は改善した．
>
> ❷
>
>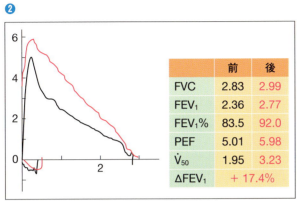
>
> 問診，FVカーブの結果から診察時に症状がなくとも正確に喘息と診断できる．

- また反対に，慢性に咳が続く喘息長期管理中の児でFVカーブがまったくの正常パターンであれば，喘息以外の原因を優先的に考える参考になる[*2]．

治療効果，コントロール状態評価目的

- 症例1は，問診では調子はいいとのことだが，定期のFVカーブで閉塞パターン，有意な可逆性あり．コントロール不十分と判断し，治療を強化した．その結果FVカーブは改善し，本人から疲れにくくなった，陸上競技でのタイムが上がったということを聞いた．良くなってから初めて実は調子が悪かったことに本人が気づく場合がある．子どもがもつ能力を100％発揮するために長期管理の重要性を実感した症例である．

アドヒアランス維持，通院のモチベーション向上

- FVカーブの結果を示すことで，客観的に治療効果の確認ができる．
- また怠薬が目立ってきたときにFVカーブの悪化がみられれば，薬の必要性を再認識しアドヒアランスの向上にも役に立つ．
- 定期受診ごとに呼吸機能検査を行うことで通院のモチベーションも上がる[*3]．

📄 フローボリュームカーブのピットフォール

- FVカーブは非常に有用な検査であるが，評価を誤ると過小評価，過大評価につながることもあり，注意が必要である．

[*2] たとえば，鼻症状がある例で副鼻腔X線を確認し，慢性副鼻腔炎と診断できるようなことも多い．

[*3] 定期受診でのFVカーブが安定していれば，より安心して宿泊行事などにも参加することができる．

VCD：vocal cord dysfunction

> **症例2：鑑別診断に有効であった例．4回の吹き方で大きくパターンの異なる声帯機能不全(VCD)の症例**
>
> 　発作性に声帯の内転をきたし喘鳴，呼吸困難をきたす思春期に多い喘息発作と見誤りがちな疾患である．睡眠で喘鳴が消失するのは重要な所見である．
>
> 　本症例では，1回目のFVカーブだけでは喘息発作による混合性換気障害と判断しかねない．リラックスを促し何度か繰り返し行うことでほぼ正常パターンとなった(❸)．VCDによる症状と判断し，長期管理薬の強化やステロイド薬の全身投与を控え，心理面への配慮を行い安定した．
>
> ❸ **VCDでのFVカーブの変動(14歳女子)(症例2)**
>
>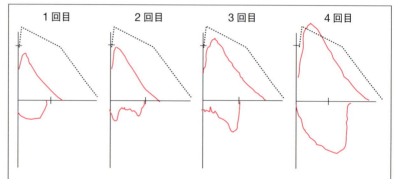
>
> 同じタイミングで4回連続して行った呼吸機能
>
> | | 1回目 | 2回目 | 3回目 | 4回目 |
> |---|---|---|---|---|
> | FVC(L) | 1.36 | 1.41 | 1.75 | 2.05 |
> | FEV_1(L) | 1.08 | 1.21 | 1.50 | 1.71 |
> | FEV_1% | 79.60 | 85.82 | 85.71 | 83.41 |
>
> 2回目，3回目のFVカーブでは吸気相が平坦となっている所見も特徴的．

症例3：FVカーブを評価する際の留意点．年に数回の喘息発作を認める6歳男児

年少児は努力呼出がうまくできないことが多い．❹は不十分な吹き方のため閉塞性変化を見逃す可能性のあるパターンである．呼気のはじめに閉塞性変化を予想させるパターンが表れている．呼気を長く，しっかり吐ききるよう指導し，閉塞パターンが明らかになった．

❹ 年に数回の喘息発作を認める6歳男児（症例3）

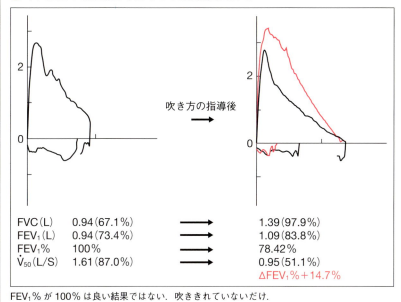

FVC(L)	0.94 (67.1%)	→	1.39 (97.9%)
FEV$_1$(L)	0.94 (73.4%)	→	1.09 (83.8%)
FEV$_1$%	100%	→	78.42%
$\dot{V}_{50}$(L/S)	1.61 (87.0%)	→	0.95 (51.1%)
			ΔFEV$_1$% ＋14.7%

FEV$_1$%が100%は良い結果ではない．吹ききれていないだけ．

▶ まずは，とにかくFVカーブを日々行い，評価に慣れていきましょう．
▶ 問診のみに頼った喘息管理ではなく，客観的な指標の重要性が実感できてくると，FVカーブなしの喘息診療はありえないということが理解されると思います．

文献
1) 濱崎雄平ほか監修．日本小児アレルギー学会作成．小児気管支喘息治療・管理ガイドライン2012．東京：協和企画；2011．
2) 日本呼吸器学会肺生理専門委員会編．臨床呼吸機能検査．第7版．東京：メディカルレビュー社；2008．
3) 田口善夫監．ココが知りたい!! スパイロメトリーの基本と秘訣．東京：克誠堂出版；2010．

Question

喘息の診療で呼気NO検査をどう活用したらよいですか？

呼気NOは気道炎症の評価に優れています．スパイロメーターでは把握できない気道炎症のバイオマーカーとして，診断，治療反応性，増悪予測に役立ち，コントロールレベルの向上が期待されます．

長尾みづほ｜国立病院機構三重病院臨床研究部アレルギー疾患治療開発研究室

ATS：American Thoracic Society

ERS：European Respiratory Society

*1
結果の解釈は必ずしも単純ではないため，日本アレルギー学会，日本呼吸器学会は，「気管支喘息等の好酸球性炎症に関わる疾患の診療に十分な経験と知識を持った医師が，対象となる患者の臨床症状や検査所見の情報を見極めた上で，好酸球性炎症の程度を推定するためにFeNO測定値を補助的な指標として用いるべきである」としている．

*2
成人の場合は，若干高めに設定されており，25ppb以下を正常，26〜49ppbを軽度の気道炎症，50ppb以上を高度の気道炎症と設定されている．

*3
喘息のカットオフ値は，報告により異なるが，Sivanらによると，小児では19ppbで感度80％，特異度92％，PPV89％，NPV86％となり，15ppbで偽陰性は5％未満となり，23ppbとすると擬陽性は5％未満であった[2]．

PPV：positive predictive value

NPV：negative predictive value

*4
非ウイルス感染による喘息の増悪では呼気NOが上昇し，ウイルス感染による増悪では上昇しなかったという報告もあるため[4]，増悪時の治療選択に応用できる可能性もある．

呼気NOとその測定方法

- 一酸化窒素（NO）は生体に広く分布する多機能生理活性分子である．気道では，気管支拡張，抗菌，線維芽細胞の増殖抑制などの生理的作用に加え[1]，気道粘膜の好酸球性炎症により気道上皮からNO産生が誘導されることから，呼気中のNO濃度は気道炎症の非侵襲的なバイオマーカーとして有用性が期待されている．

- 測定方法はATS/ERSによる標準法に従い，5〜20cmH$_2$Oの呼気圧をかけて，呼気流速50mL/秒で呼出させて，連続的に濃度を測定しながらプラトーに達した点でデータを得る．現在，この条件が設定されて簡便に測定できるNIOX MINO®とNIOX VERO®が医療機器として承認されており，10秒間（それが困難な小児では6秒間），患者が視覚的な指示に従って呼出を保つと測定できる[*1]．

呼気NOの臨床応用と限界―測定により何がわかるか

喘息の診断

- 喘息は，咳や喘鳴といった典型的な臨床症状，気道過敏性を疑わせる病歴（運動後の喘鳴など）などから疑われ，スパイロメトリー，とくにβ_2刺激薬による可逆性や気道過敏性試験で診断する．しかし小児では，慢性咳嗽や時に喘鳴の訴えがあるにもかかわらず，スパイロメトリーは正常で，気道過敏性もあまりないことがある．とくに診断に迷う軽症喘息では，補助検査として呼気NO検査は有用である．

- 気道炎症の基準値については，ATS/ERSの標準的な測定に従えば，測定機器による違いに大きな差はない．

- 測定結果の評価は，小児の場合NIOX MINO®，NIOX VERO®では，20ppb以下を正常，21〜44ppb以下を軽度の気道炎症，45ppb以上を高度の気道炎症としている[*2・*3]．

治療反応性，増悪予測

- 呼気NOは吸入ステロイド薬の投与により低下する[3]．呼気NOが高値であれば喘息である可能性が高く，吸入ステロイド薬の適応も考慮しやすい．

- また，喘息の増悪予測になるとする報告もある[*4]．

測定の限界

- 未治療の喘息ではほとんどの例で呼気NOは高値であり,重症度や肺機能と相関するが,吸入ステロイド薬などで治療を開始したあとではコントロールレベルと必ずしも一致しないことがある.また,吸入ステロイド治療で症状が安定しているにもかかわらず呼気NOが高値である症例をたびたび経験するが,その多くはアレルギー性鼻炎を合併していることが多い.しかし,すべてのアレルギー性鼻炎患者が呼気NO高値を示すわけでもない.症状安定にもかかわらず呼気NO高値の症例については,まだ今後も検討が必要である.
- さまざまな条件が呼気NOに影響を及ぼす.アレルギー性鼻炎の合併に加え,気道感染,レタスやラディッシュなどの窒素リッチの食物摂取,鼻腔からのNOの混入(鼻から吸入して呼出したような場合)などにより高値を示す.一方,繰り返しスパイロメトリーを施行した後や,運動の後,喘息発作時や喫煙者では低値となる.とくに発作時には低下するので,低値が気道炎症のないことを示すものでないことに注意する[5].
- 吸入ステロイド薬による治療を長期間行い,十分にコントロールされたとき,吸入ステロイド薬の減量や中止を考慮するが,このとき,呼気NOが上昇することがある.その後,上昇例では再燃するとの報告があるが,安定を維持できる例もあるので,症状とスパイロメーターによる肺機能,気道過敏性なども同時に評価しながら,慎重にモニターする必要がある.

↪ 文献

1) Kercsmar C. Exhaled nitric oxide in the diagnosis and management of childhood asthma. Ther Adv Respir Dis 2010;4:71-82.
2) Sivan Y, et al. The use of exhaled nitric oxide in the diagnosis of asthma in school children. J Pediatr 2009;155:211-6.
3) Silkoff PE, et al. Exhaled nitric oxide and bronchial reactivity during and after inhaled beclomethasone in mild asthma. J Asthma 1998;35:473-9.
4) Malka J, et al. The effect of viral infection on exhaled nitric oxide in children with acute asthma exacerbations. J Allergy Clin immunol Pract 2015;3:913-9.
5) Silkoff PE, et al. Marked flow-dependence of exhaled nitric oxide using a new technique to exclude nasal nitric oxide. Am J Respir Crit Care Med 1997;155:260-7.

Question
喘息コントロールを評価する質問票はどう使用したらよいですか？

Answer
JPACやC-ACTなどの質問票は喘息患者の過去1か月間のコントロール状態をまとめて評価することができます．診察の待ち時間に記入してもらい，診察室で回答を確認してから評価しましょう．コントロール不十分であれば，ステップアップを検討します．

佐藤一樹 | 国立病院機構下志津病院小児科

主な質問票の特徴と使い方，注意点

- 「小児気管支喘息治療・管理ガイドライン2012」で奨励されているコントロールの質問票には，JPAC[1,2]とC-ACT[3]がある．それぞれ対象年齢によって2種類の質問票が用意されているので，年齢に合った質問票を使うようにする（❶）．

各質問票の特徴

- **JPAC**（❷）：コントロール状態の判定だけでなく，長期管理薬の種類や量と合わせて，治療を加味した重症度判定ができるように工夫されている．継続して使用するための経過表が用意されているのも特徴である．
- **ACT**：12歳以上が対象で，高校生以降も継続して使用が可能である．
- **C-ACT**（❸）：保護者と子どもの両方の回答が必要である．フェイススケールが入ることで，小さな子どもにも回答しやすいように工夫がなされている．

使い方

- 診察の前に保護者，本人に質問票を渡して，すべての質問に回答してもらう．各設問の合計点数からコントロール状態を判定する．診察室で，判定したコントロール状態を確認しながら，コントロール状態に応じて，長期管理薬の増減が必要かどうかを判断する．
  ▶ 完全コントロール：その状態を維持し，数か月以上維持できれば長期管理薬のステップダウンを検討する．

JPAC : Japanese Pediatric Asthma Control program

C-ACT : Childhood Asthma Control Test

ACT : asthma control test

❶ 質問票の対象年齢と判定基準

名称	ACT	C-ACT	JPAC 学童版	JPAC 乳幼児版
対象年齢	12歳以上	4～11歳	4～15歳	6か月～4歳未満
判定	良好 20点以上 不良 19点以下	良好 20点以上 不良 19点以下	完全コントロール 15点 良好 12～14点 不良 11点以下	完全コントロール 18点 良好 13～17点 不良 12点以下

❷ JPAC 乳幼児版　　❸ C-ACT

▶コントロール良好：さらに完全コントロールをめざして，問題点を確認する．
▶コントロール不良：服薬状況や吸入の手技，悪化要因などを考慮したうえで，ステップアップを検討するとよい．
●毎月の受診時に継続して質問票を使うことにより，長期間のコントロールの変化を簡単に評価することができる．

質問票の注意点

●喘息コントロールを評価する質問票は，あくまで1か月間のコントロール状態を大まかにまとめて評価するためのツールである*1．
●JPAC と C-ACT は，どちらを用いても判定結果はおおむね一致する4)．ただし，その判定結果には限界がある．小児喘息の専門医が詳細に聞き取りをして判定したコントロール状態との一致率は7～8割程度とされているので，質問票の判定が必ず正しいとは限らない．質問票の点数や判定が診療した印象と異なる場合には，質問票の内容を聞きなおしてみるなどの注意が必要である．

*1
1か月より短い期間の変化を評価する目的には，喘息日記やピークフローメーターなどのほうが優れている．

質問票の入手方法

JPAC，JPAC 乳幼児用は，独立行政法人環境再生保全機構のサイト（https://www.erca.go.jp/）から PDF ファイルがダウンロードできる．印刷したものが必要な場合は，同サイトから JPAC 喘息コントロールテストキットを必要な部数だけ注文できる．
ACT，C-ACT は，グラクソ・スミスクラインのサイト（http://zensoku.jp/）上で画面をクリックして質問に答えると結果を印刷できる．PDF ファイルも同サイトからダウンロードできる．いずれも無料である．

🡢 文献

1) 西牟田敏之ほか．Japanese Pediatric Asthma Control Program（JPAC）の有用性に関する検討．日小ア誌 2008；22：135-45．
2) 西牟田敏之ほか．乳幼児用 Japanese Pediatric Asthma Control Program（乳幼児用 JPAC）の有用性に関する検討．日小ア誌 2010；24：741-52．
3) 板澤寿子ほか．気管支喘息―長期管理　小児喘息コントロールテスト（Childhood Asthma Control Test：C-ACT）の有用性の検討．アレルギー 2007；56：1055．
4) 西牟田敏之ほか．Japanese Pediatric Asthma Control Program（JPAC）と Childhood Asthma Control Test（C-ACT）との相関性と互換性に関する検討．日小ア誌 2009；23：129-38．

Question
ピークフローモニタリングや喘息日誌はどう使用したらよいですか？

大多数の患者は一般病院や地域の診療所を受診し，重症度もさまざまで，病識の欠如などによりアンダーコントロールとなっている場合も少なくありません．このような患者をコントロール良好にするためには，患者・家族とのパートナーシップを確立し，理解と納得のうえで治療に参加し，積極的に治そうとする意識をもたせることが必要で，自己管理のために喘息日誌やピークフロー(PEF)モニタリングを利用します．

西川嘉英 | にしかわこどもクリニック

PEF：peak expiratory flow

*1
小児気管支喘息治療・管理ガイドライン(JPGL)2012 では，「患者と親(保護者)に喘息日記を渡し，目的と使い方を説明する．患児が5歳前後の年齢に達したら PEF メーターをうまく吹くことができるかどうか試してみる．正しく吹くことができるようであれば，喘息日誌に毎日記録するように指導する．これらのセルフモニタリングを行うことで，より精度の高い治療が可能となることを説明し，動機づけをおこなう」と記載されている[1]．

*2
PEF の基準値には日本小児アレルギー学会が採用している計算方法があるが，小児の場合個人差や使用する機器による差があり，自己最良値を基準としてモニタリングを行うこともできる[2]．自己最良値の決定方法については JPGL 2012 を参考にされたい．

PEF モニタリングや喘息日誌の適応年齢

- 簡易型の PEF メーターは比較的容易に入手可能である．自宅で簡便に測定が可能で，気道閉塞の程度や状態の変化を客観的に評価することができ，自己コントロールの精度が高くなる[*1]．
- しかしすべての患者・家族に適用することは困難で，重症例でも継続が難しい場合も少なくない．努力してもいろいろな事情から継続が難しい場合は，長期管理薬の継続を優先させなければならない場合もある[2]．

PEF モニタリングの実際

- PEF モニタリングを開始する際には，PEF メーターの正しい吹き方を最初にしっかり指導することが大切である．
- PEF の測定は早朝起床時に1回，昼・夕・夜のいずれかの時間にもう一度測定する方法が一般的である．1回につき合計3回の測定を行い，いちばん高い値をそのときの PEF 値とする[*2]．
- PEF の日内変動は喘息管理上有用な指標である．日内変動 20% 以内になるように目標を設定するとされているが，小児の場合，眠いなどの理由から PEF 値にばらつきが出ることもあり，個々の喘息の経過を評価するパラメータとして考えることが望ましいとされている[3]．

PEF モニタリングの活用方法

- 測定した PEF 値を折れ線グラフにしてみる．一般論として 10% 程度の変動がみられることがある．喘息でもコントロール良好の場合は PEF 値の変動が少なく，グラフは一定で安定している(❶a)．ただし PEF 値が低値安定の場合があり，状態が一見安定しているようにみえるが，常に正常値よりも低いので，気道閉塞状態が持続している可能性が強い．児本人に自覚がない場合が多く，とくに注意を要する(❶b)．
- 朝と夜の PEF 値の差を確認する．コントロール良好な場合には，朝・夜の PEF 値に差が少ないのに対し，コントロールが不良の場合には，朝の PEF 値が夜のそれに比べて低くなることが多い．このような場合は現在

❶ PEF モニタリングの実際

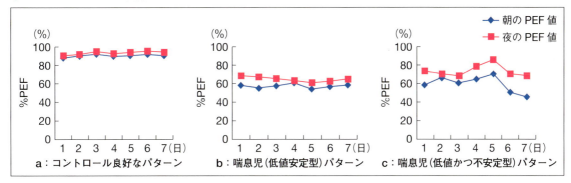

a：コントロール良好なパターン　　b：喘息児（低値安定型）パターン　　c：喘息児（低値かつ不安定型）パターン

の治療が十分かどうかを検討する必要がある（❶ c）．
- 自覚症状や他覚症状がない早期の時点でそのときの気道閉塞状態を大まかに知ることができる．調子が悪いなと思ったときも PEF 測定を勧めるとよい．測定値がいつもより低い場合は発作を起こす可能性を考慮する一つの目安となる．

喘息日誌の実際

- 喘息日誌には，喘息症状，服薬状況，PEF 測定値，その他のアレルギー症状，かぜ症状をはじめ，天候，日常生活などを毎日記載してもらう．これにより，喘息の状態の把握，発作の早期発見，発作と増悪因子との関係を把握することができる．さらに喘息日誌に記載された内容（喘息の症状や PEF 値の値など）に対応した個別対応プラン（アクションプラン）を渡しておくと，患者は発作が起こっても対処法がわかるので，慌てることなく，安心感も増す[1]．
- 医療機関を受診する際には，必ず喘息日誌を持参してもらうことが重要で，このことは治療経過などの正確な情報提供となり，的確な診療を受けることが可能となる．
- 喘息日誌を毎日記載することが，患者がセルフケアを行う際にも，医療スタッフが正確な状況把握をするためにも有益であることを患者・家族に理解してもらうことが大切である．

外来受診時の PEF 測定・喘息日誌の扱い

長期管理薬に加え，PEF 測定を行い，毎日喘息日誌を記載し続けることはかなり根気のいることである．したがって，なかなか十分な時間をとれない外来診療においても，毎回受診時に喘息日誌を確認し，記載努力をねぎらい，その結果を患者・家族にフィードバックすることが大切である[2]．
小児の場合，PEF 測定においては，手技の獲得に時間がかかるのはもちろん，高い値を出そうと誤った吹き方になるなど，経過中に手技が不安定になることもある．時々外来に PEF メーターを持参してもらいメディカル・スタッフに確認してもらうとよい[*3]．

*3
実際の外来診療の場で，医師だけでは十分な確認時間がとれない場合には，メディカル・スタッフに確認作業の一部を依頼すると効率的である．また，診察前に患者・家族と一緒に喘息日誌の内容を確認し，その情報を事前に報告してもらうと外来診察の内容が充実し，短時間でも有意義な診療内容となることが期待できる．

⮞ 文献
1) 濱崎雄平ほか監修．日本小児アレルギー学会作成．教育，QOL，心理的配慮．小児気管支喘息治療・管理ガイドライン 2012．東京：協和企画；2011．
2) 日本小児難治喘息・アレルギー疾患学会編．小児アレルギーエデュケーターテキスト 実践編．東京：診断と治療社；2013．p.38-40．
3) 森川昭廣，西間三馨監修．日本小児アレルギー学会作成．小児の肺機能（ピークフローモニタリング）．小児気管支喘息治療・管理ガイドライン 2005．東京：協和企画；2005．

Question: 喘息の長期管理薬はどのようなタイミングで開始すべきですか？

Answer: 喘息の長期管理薬は，JPGL2012 重症度分類[1]にて「軽症持続型」と判断したら開始すべきです．長期管理薬として抗炎症薬（ICS，LTRA，DSCG）を選択します．早期介入によって，予定外受診と入院の減少，重症化の予防，通園・通学・睡眠・運動などQOLの改善が得られます．ICSは喘鳴のフェノタイプを考慮して投与するとよいでしょう．

寺田明彦｜てらだアレルギーこどもクリニック

ICS：inhaled corticosteroids（吸入ステロイド薬）

LTRA：leukotriene receptor antagonist（ロイコトリエン受容体拮抗薬）

DSCG：disodium cromoglycate（クロモグリク酸ナトリウム）

Birth cohort study による小児喘鳴のフェノタイプ分類

- 日本での小児気管支喘息は，8歳までにほとんどが発症する[1]．Savenijeらはヨーロッパで行われた Birth cohort study を検討し，喘鳴の4つのフェノタイプ（① transient early wheeze，② intermediate-onset wheeze，③ late onset wheeze，④ persistent wheeze）を報告している（❶）[2]．
- JPGL2012 では，「明らかな呼気性喘鳴を3エピソード以上繰り返す」場合を乳児喘息と診断すると定義されている．しかし，これには transient early wheeze が少なからず含まれている．

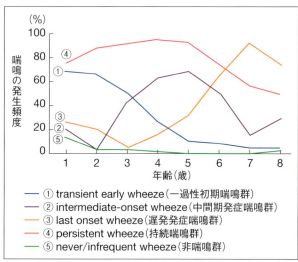

❶ 喘鳴のフェノタイプ分類

— ① transient early wheeze（一過性初期喘鳴群）
— ② intermediate-onset wheeze（中間期発症喘鳴群）
— ③ last onset wheeze（遅発発症喘鳴群）
— ④ persistent wheeze（持続喘鳴群）
— ⑤ never/infrequent wheeze（非喘鳴群）

① transient early wheeze：出生後早期に喘鳴を認め，3歳ごろから症状が消失していく．② intermediate-onset wheeze：2歳ごろ喘鳴が出現し，6歳を過ぎても症状が持続する．③ late onset wheeze：3歳を過ぎてから喘鳴が出現し，その後喘息に至る．④ persistent wheeze：2歳未満で発症し，症状が消失せずに喘鳴が持続する．

②，③，④はアトピー（抗原感作），肺機能低下，気道過敏性と関連し「持続型喘息」と考えられたが，①はアトピーとは関連せず6歳以後は喘鳴が消失する．

（Savenije OE. 2011[2]を参考に筆者が作図）

❷ 小児気管支喘息の重症度分類と長期管理に用いる薬物プラン

症状のみによる見かけ上の重症度	開始する治療		真の重症度
間欠型 ・年に数回，季節性に咳嗽，軽度喘鳴が出現する． ・時に呼吸困難を伴うが，$β_2$ 刺激薬頓用で短期間で症状が改善し，持続しない．	ステップ1 （そのまま）	・発作強度に応じた治療 ・ICS なし	間欠型
軽症持続型 ・咳嗽，軽度喘鳴が1回/月以上，1回/週未満． ・時に呼吸困難を伴うが，持続は短く，日常生活が障害されることは少ない．	ステップ2 （1 段階）	LTRA or DSCG mAPI(注1)：陽性 低用量 ICS	軽症持続型
中等症持続型 ・咳嗽，軽度喘鳴が1回/週以上．毎日は持続しない． ・時に中・大発作となり日常生活や睡眠が障害されることがある．	ステップ3 （2 段階）	中用量 ICS + LTRA	中等症持続型
重症持続型 ・咳嗽，喘鳴が毎日持続する． ・週に1〜2回．中・大発作となり日常生活や睡眠が障害される．	ステップ4 （3 段階）	高用量 ICS or 中用量 SFC + LTRA/テオフィリン	重症持続型 最重症持続型

【説明】「症状のみによる見かけ上の重症度」に応じて治療を開始する（⇨）．行われている治療を組み合わせて，症状がコントロールされ見かけ上の重症度が間欠型と評価できたら「真の重症度」は同等と考えられる．しかし，症状がまだ同じレベル以上であれば「真の重症度」は1段階上がる（→）．

略）LTRA：ロイコトリエン受容体拮抗薬，DSCG：クロモグリク酸ナトリウム
　　　SFC：サルメテロールキシナホ酸塩・フルチカゾンプロピオン酸エステル配合剤

注1）mAPI（Modified Asthma Predictive Index）

Minor criteria	Major criteria
ミルク，鶏卵，あるいはピーナッツに感作 感冒と関係のない喘鳴 末梢血好酸球数増多（≧4%）	両親が喘息* 本人にアトピー性皮膚炎* 1つ以上の吸入性アレルゲンに感作

陽性：繰り返す喘鳴（少なくとも1回は医師が確認）＋大基準1つ or 小基準2つ
*医師の診断による　　（Guilbert TW, et al. J Allergy Clin Immunol 2004；114：1282-7 より）

注2）各吸入ステロイド薬の用量対比表

（単位 μg/日）	低用量	中用量	高用量*
FP, BDP, CIC, SFC	〜100	〜200	〜400#
BUD	〜200	〜400	〜800
BIS	〜250	〜500	〜1000

FP：フルチカゾンプロピオン酸エステル
BDP：ベクロメタゾンプロピオン酸エステル
CIC：シクレソニド
SFC：サルメテロールキシナホ酸塩・フルチカゾンプロピオン酸エステル配合剤
BUD：ブデソニド
BIS：ブデソニド吸入懸濁液

*高用量の吸入ステロイド薬使用は経験豊富な小児の喘息治療に精通した医師の管理下で行うことが望ましい．
#用量は添付文書上承認されている投与量を超えている．

（藤澤隆夫．2014[6)]をもとに作成）

抗炎症薬を用いた早期介入の時期

- Saglani らは，乳児で喘鳴を発症しても気道の好酸球性炎症やリモデリングは発現しておらず，抗炎症薬を投与しても治療効果が乏しいため早期介入に適した年齢は1〜3歳であろうと報告している．また気道リモデリングが進行していれば，喘息の自然歴を改善することは成人同様難しいと推察している[3)]．

- 藤澤[4]は，ICSによる早期介入試験（PAC study, IFWIN study, PEAK study）を分析した結果，ICSの自然歴を変える効果と限界が示された一方，介入時期，症例選択，喘息の診断，さらに生活環境（受動喫煙・ペットの飼育）などが適切かどうか課題も多いと指摘している．JPGL2012は治癒を目標に掲げ，「軽症持続型」（❷）と判断したら，長期管理薬として抗炎症薬を開始すべき「早期介入」を提唱している[1]・*1．

*1 今後，これが正しいかどうかを検証する必要がある．

FP：フルチカゾン（フルタイド®）

長期管理薬の薬物プラン

- 抗炎症薬の基本はICS，LTRA，DSCGである．なかでもICSは最も有効かつ強力な抗炎症薬である．JPGL2012では，「全身的副作用はFP 200 μg換算/日以下であればおおむね問題がない」とされている．しかし，ICS開始後1年間で1〜2cm程度の身長の抑制が生じ，その後も持続していることが報告されたことを受け，日本小児アレルギー学会はICSの適切な使用が重要である旨の見解を述べている[5]．
- transient early wheezeが多く含まれる時期は，LTRAをbase medicineとして選択する．mAPI陽性例には低用量ICSを選択する．中等症持続型以上では中用量ICSとLTRAを併用することで，両者の利点を生かす工夫も必要である．高用量ICSや中用量SFCを選択する場合には，アレルギー専門医との連携を心がける（❷）[6]．
- 抗炎症薬の効果を阻害する悪化因子は受動喫煙，ペットの飼育，ダニやホコリなどであり，これらの環境整備の指導を行う[1]．

文献

1) 濱崎雄平ほか監修．日本小児アレルギー学会作成．小児気管支喘息治療・管理ガイドライン2012．東京：協和企画；2011．
2) Savenije OE. Comparison of childhood wheezing phenotypes in 2 birth cohorts: ALSPAC and PIAMA. J Allergy Clin Immunol 2011；127：1505-12.
3) Saglani S. Early detection of airway wall remodeling and eosinophilic inflammation in preschool wheezers. Am J Respir Crit Care Med 2007；176：858-64.
4) 藤澤隆夫．吸入ステロイドは喘息を治癒させるか？―2007年の視点．日小ア誌2007；21：169-80.
5) 濱崎雄平．吸入ステロイド薬についての日本小児アレルギー学会の見解：ICSの適切な使用が重要．日小ア誌2014；28：882-3.
6) 藤澤隆夫．気管支喘息の長期管理薬の選択．小林茂俊編．子どもの気管支喘息．小児科学レクチャーVol 4 No2．東京：総合医学社；2014．p.359-68.

Question
喘息の長期管理薬のステップダウンはどのようにしたらよいですか？

原則は，喘息のコントロール状態「良好」が3か月間以上維持できれば長期管理薬のステップダウンを考え，薬剤の減量は追加治療薬から開始します．なお，患者の年齢，重症度，アドヒアランス，保護者の希望，季節，喘息のタイプ，発作入院歴，医師との関係などにより，個々の患者で個別に対応する必要があります．

住本真一｜大阪赤十字病院小児科

喘息の長期管理の薬物療法の進め方

コントロール状態に基づいた長期管理

- 長期管理における薬物療法の進め方は，小児気管支喘息治療・管理ガイドライン[1]によると，❶のような手順が推奨されている．すなわち，喘息と診断されれば，真の重症度を判定し，その重症度に対応する治療ステップの基本治療薬を中心とした薬物療法を開始する．治療に対する反応性を確認し，その後コントロール状態に基づいて治療薬を調整しながら，良好な

❶ コントロール状態による長期管理薬の進め方

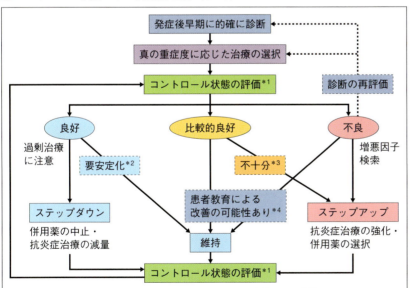

*1：コントロール状態の評価に際しては，服薬状況や吸入方法，環境整備などに関するアドヒアランスを確認し，必要ならば適宜，患者教育を行う．
*2：良好な状態が3か月以上安定していることが確認されるまで治療内容を維持する．
*3：比較的良好と判断される状態が3か月以上持続する場合は治療が不十分と判断しステップアップを検討する．
*4：患者教育（*1）による改善効果が期待できる場合には，治療内容をステップアップせずに維持してもよい．

（小児気管支喘息治療・管理ガイドライン2012[1]）

*1
コントロール状態「良好」とは
ガイドライン[1]によると，下記の条件を満たす場合とされている．

1) 明らかな喘息発作（-）
 日常生活の制限（-）
2) 気道過敏性亢進状態の残存が疑われる症状（-）
3) $β_2$刺激薬の使用がない．$β_2$刺激薬の使用により改善する症状（-）
4) JPAC，C-ACT が満点
5) PEF＞自己最良値の80%，日内変動＜20%
6) 呼吸機能検査で，FEV 1%＞80%，$β_2$刺激薬吸入に対する反応性＜12%

JPAC：Japanese Pediatric Asthma Control Program

C-ACT：childhood asthma control test

❷ 小児気管支喘息の長期管理に関する薬物療法プラン(6〜15歳)

	治療ステップ1	治療ステップ2	治療ステップ3	治療ステップ4
基本治療	発作の強度に応じた薬物療法	吸入ステロイド薬(低用量)*2 and/or ロイコトリエン受容体拮抗薬*1 and/or DSCG	吸入ステロイド薬(中用量)*2	吸入ステロイド薬(高用量)*2 以下の併用も可 ・ロイコトリエン受容体拮抗薬*1 ・テオフィリン徐放製剤 ・長時間作用性β₂刺激薬の併用あるいはSFCへの変更
追加治療	ロイコトリエン受容体拮抗薬*1 and/or DSCG	テオフィリン徐放製剤(考慮)	ロイコトリエン受容体拮抗薬*1 テオフィリン徐放製剤 長時間作用性β₂刺激薬の追加あるいはSFCへの変更	以下を考慮 ・吸入ステロイド薬のさらなる増量あるいは高用量SFC ・経口ステロイド薬

DSCG：クロモグリク酸ナトリウム
SFC：サルメテロールキシナホ酸塩・フルチカゾンプロピオン酸エステル配合剤
＊1：その他の小児喘息に適応のある経口抗アレルギー薬(Th2サイトカイン阻害薬など)
＊2：各吸入ステロイド薬の用量対比表(単位はμg/日)

	低用量	中用量	高用量
FP, BDP, CIC	〜100	〜200	〜400
BUD	〜200	〜400	〜800
BIS	〜250	〜500	〜1000

FP：フルチカゾン
BDP：ベクロメタゾン
CIC：シクレソニド
BUD：ブデソニド
BIS：ブデソニド吸入懸濁液

① 長時間作用性β₂刺激薬は症状がコントロールされたら中止するのを基本とする.
② SFCへの変更に際してはその他の長時間作用性β₂刺激薬は中止する. SFCと吸入ステロイド薬の併用は可能であるが, 吸入ステロイド薬の総量は各ステップの吸入ステロイド薬の指定範囲内とする.
③ 治療ステップ3の治療でコントロール困難な場合は小児の喘息治療に精通した医師の下での治療が望ましい.
④ 治療ステップ4の追加治療として, さらに高用量の吸入ステロイド薬やSFC, 経口ステロイド薬の隔日投与, 長期入院療法などが考慮されるが, 小児の喘息治療に精通した医師の指導管理がより必要である.

(小児気管支喘息治療・管理ガイドライン2012[1])

*2
ステップダウンとは
ガイドライン[1]によると, 長期管理に関する薬物療法プランは, ❷のようになっている. 重症度に合わせた治療ステップがあるが, それらは基本治療と追加治療の2段階構成で, 基本治療は吸入ステロイド(ICS)の用量に依存して, ステップ1〜4となっている. なお, 並列表記も多く, 選択の仕方も定まっていない. また, ❷は, 6〜15歳の小児用であるが, それ以外に2歳未満, 2〜5歳版があり, 詳細は異なる. つまり, 治療薬のステップダウンを考える場合, 単なる治療ステップのダウンのみならず, さまざまな併用薬のダウンを考慮しなければならず(同じ治療ステップのなかでのステップダウンもありうる), 明確な方法は定まっていない.

コントロール状態を維持できるように長期管理を行う. コントロール状態の評価は, 比較的短期間(おおむね1か月)の喘息症状や日常生活状況, 発作治療薬の使用状況を参考に行うとされている.

ステップダウンの考慮
● 喘息の治療を開始すると, 症状は1か月, 呼吸機能は2〜3か月で軽快し, 約3か月で発作薬は漸減できるが, 気道過敏性の改善は1年以上かかるとする報告がある[2]. したがって, コントロール状態「良好」*1が最低3か月間以上持続して初めて, ステップダウン*2を考慮すべきである.

ステップダウンの課題

吸入ステロイド薬(ICS)の限界と副作用
● 長期管理薬の基本治療は, 現在最も強力な抗炎症薬であるICSが中心であるが, 限界と副作用がある. いわゆるPEAK study[3]では, ICSは対症療法であり, 喘息の自然歴は変えられないと報告されている. 同様のCAMP studyのフォローで, ICSによる成人期での低身長の報告がなされている[4]. また, BADGER study[5]で, 低用量のICSでコントロール不十分の患者のステップアップ法として, ICS増量, LABAやLTRAのadd-on

の3方法ともありうることが示されており，それを決定づける客観的パラメータはなく，ケースバイケースであると報告されている．
- これらの報告から，ステップダウンの場合も，ICSのみならず，併用薬やその他の条件も考慮すべきであると考えられる．

ICS：inhaled corticosteroid
LABA：long acting β_2 agonist
LTRA：leukotriene receptor antagonist

ステップダウンの実際
- 原則は，喘息のコントロール状態「良好」が3か月間以上維持できれば，長期管理薬のステップダウンを考え，薬剤の減量は追加治療薬から開始する．なお，ICSは，治療ステップが高いほどゆっくり減量すべきであり，6か月〜年単位の場合もありうる．
- 患者の年齢，重症度，アドヒアランス，保護者の希望，季節，喘息のタイプ，発作入院歴，医師との関係などにより，個々の患者で個別に対応する必要がある．

文献
1) 濱崎雄平ほか監修．日本小児アレルギー学会作成．小児気管支喘息治療・管理ガイドライン2012．東京：協和企画；2011．
2) Woolcock AJ. What are the important questions in the treatment of asthma? Clinical and Experimental Allergy Reviews 2001；1：62-4.
3) Guilbert TW, et al. Long-term inhaled corticosteroids in preschool children at high risk for asthma. N Engl J Med 2006；354：1985-97.
4) Kelly HW, et al. Effect of inhaled glucocorticoids in childhood on adult height. N Engl J Med 2012；367：904-12.
5) Lemanske RF Jr, et al. Step-up therapy for children with uncontrolled asthma receiving inhaled corticosteroids. N Engl J Med 2010；362：975-85.

テオフィリン製剤投与の注意点

Question
テオフィリン製剤の注意点は？

Answer

- テオフィリンは有効域と中毒域が接近しているため，乳幼児では外来での使用を控えるべきである．

テオフィリンの薬理作用

- テオフィリンの主な薬理作用は，気管支拡張作用，抗炎症作用，ステロイド活性増強作用である．気管支拡張作用は，非特異的ホスホジエステラーゼ（PDE）阻害作用による．抗炎症作用としては，リンパ球や好酸球の気道への浸潤抑制，サイトカイン産生能抑制，好酸球や好中球のアポトーシス誘導，PDE4阻害作用などが知られている．また，ヒストン脱アセチル化酵素2（HDAC2）の活性そのものを増強することにより，ステロイドの活性を高める作用が明らかにされている[1,2]．
- テオフィリンの気管支拡張作用，抗炎症作用，ステロイド活性増強作用とテオフィリン血中濃度との関連については，それぞれ8〜10μg/mL以上，5〜10μg/mL，5μg/mL未満で効果を得られるとされている[2,3]．

テオフィリン徐放製剤を長期管理薬として投与する場合の注意点

- テオフィリン代謝は個人差，年齢差が大きく，発熱や食事内容，薬剤（エリスロマイシン，クラリスロマイシンなど）などにより影響されるため，血中テオフィリン濃度の上昇により，副作用を発現する場合がある．使用にあたっては，8〜10mg/kg/日（分2）より開始し，適宜血中濃度測定を行い5〜15μg/mLに維持する．発熱時には，「服用を控える」「服用量を半減する」など，あらかじめ具体的に指示しておく必要がある．
- テオフィリンによる副作用としては，悪心・嘔吐，食欲不振，下痢などの胃腸症状，興奮，不眠などの神経症状が多いが，血中濃度の上昇により頻脈，不整脈，さらにはけいれん，死亡に至る場合もある．乳幼児ではテオフィリン使用中のけいれん重積やこれに伴う後遺症が問題となり，❶の注意喚起がなされている．これに伴いテオフィリン徐放製剤の使用は著しく減少している[4]．

アミノフィリン点滴静注の注意点

- アミノフィリンは安全性の観点から，外来のみならず入院でも使用は減少している．
- 乳幼児では，テオフィリン血中濃度が15μg/mL以下であってもけいれんを誘発する可能性が指摘されており，とくに2歳未満では外来での使用は控えるべきである．
- アミノフィリン投与を推奨しない患児および乳児喘息発作時のアミノフィリン注射薬使用に関する注意事項については，ガイドライン[1]を参照されたい．

> ❶ 乳児喘息長期管理におけるテオフィリン徐放製剤の定期内服の位置づけと留意点
>
> - 治療ステップ4以上の患者において考慮される追加治療の一つである．
> - 6か月未満の児は原則としてテオフィリン徐放製剤による長期管理の対象とならない．
> - 6か月以上でも，てんかんや熱性痙攣などの痙攣性疾患を有する児には，原則として推奨しない．
> - 発熱出現時には，一時減量あるいは中止するかどうかをあらかじめ指導しておくことが望ましい．
> - テオフィリン徐放製剤投与中は，テオフィリンクリアランスを抑制して血中濃度を上昇させる薬物（エリスロマイシン，クラリスロマイシンなど）の併用には注意が必要である
> - 痙攣閾値を下げる可能性が報告されている中枢神経系への移行性の高いヒスタミンH_1拮抗作用を主とする抗アレルギー薬との併用は，乳児喘息においては注意が必要であるかもしれない．
> - 定期内服中の坐薬の使用は推奨できない．
>
> （喘息予防・管理ガイドライン2015[1]）

文献

1) 喘息予防・管理ガイドライン2015作成委員作成．喘息予防・管理ガイドライン2015．東京：協和企画；2015．
2) 吉原重美ほか．テオフィリンの薬効・薬理と血中濃度，効果と有害作用のオーバービュー．小児科臨床 2006；59：177-85．
3) 吉原重美．テオフィリン．五十嵐隆ほか編．小児臨床検査ガイド．東京：文光堂；2006．p.616-8．
4) 吉原重美ほか．栃木県の小児喘息における年齢別の治療薬・喘息症状・Quality of Lifeに関する7年間の推移．アレルギー 2012；61：30-40．

吉原重美（獨協医科大学医学部小児科学）

ツロブテロール貼付剤の過剰使用

Question
ツロブテロール貼付剤を使いすぎている場合はどうしたらよいですか？

Answer
- ツロブテロール貼付剤は手軽に使用できるため，咳が出ると保護者や患者が自己判断をして貼付剤を使い続けている場合があるが，ツロブテロール貼付剤は「咳止めテープ」ではなく気管支拡張薬である．その適応を理解して適切に使用する必要がある．

ツロブテロール貼付剤の使用法と注意点
- ツロブテロール貼付剤は，「結晶レジボアシステム」とよばれるメカニズムにより，1回の貼付で24時間気管支拡張効果が維持される．ただし，後発品では徐放性が異なるものがあることが報告されており，注意が必要である[1]．
- 本剤は，長時間作用性吸入 β_2 刺激薬の使用できない乳幼児の気管支喘息では，有用な治療法である[2]．簡便に使用できて副作用も少ないが，漫然とした使用は避ける必要がある．また長期連用の場合は，吸入ステロイド薬との併用が基本であり，薬剤耐性や気道過敏性への影響などの確認が必要である[3,4]．使用量は，3歳未満0.5mg，3〜8歳1mg，9歳以上2mgを，就寝前に胸部，背部あるいは上腕部に全面が密着するように貼付し，皮膚の状態に注意して，局所の副反応がないことも確認する必要がある．
- 副作用としては，成人では振戦や心悸亢進がそれぞれ3％程度認められるが，小児では少なく，主な副反応は使用部位の紅斑，瘙痒がそれぞれ約5％に認められる．長期連用でも同様の報告で，遅発性の副作用の報告はない．ただし，まれながらアナフィラキシーや血清カリウム値の低下も報告されている．

ツロブテロール貼付剤の適正使用のために（❶）
- ツロブテロール貼付剤はほかの長時間作用性 β_2 刺激薬と同様に，単独での長期使用は推奨されない．単独の長期使用では気道の過敏性を悪化させる可能性があり，吸入ステロイド薬などの抗炎症薬と併用する必要がある．この点についての説明も重要である．また医師側も，ツロブテロール貼付剤の効能として「気管支喘息，急性気管支炎，慢性気管支炎，肺気腫」とされているため，気道感染症の際にその病態を考慮することなく，安易に処方してしまうことを十分に注意する必要がある．

early supporting use と長期連用について
- 勝沼らの PET study[5] では，喘息群において喘息症状が増悪しそうなときにツロブテロール貼付剤を使用することで，年間呼吸器症状スコアが有意に低下し，また上気道感染時の呼吸器症状の改善に要する時間を短縮させたと報告されている．この結果から，喘息症状の増悪を引き起こす可能性が高い場合，貼付剤を呼吸器症状が現れた早い段階から使用し，症状がなくなるまで継続して貼付する方法（early supporting use）も提唱されている．
- しかしこれもあくまでも気管支喘息児が気道感染時に増悪を予防する方法の一つであり，漫然と長期投与を勧めるものではない．

❶ ツロブテロール貼付剤の患者指導のポイント

- 咳止めでなく，気管支を広げる薬である
- かぜでの使用は原則的に意味がない（気管支喘息児ではない場合）
- 自己判断での使用はしない，処方された児以外の使用はしない
- 年齢別使用量，具体的な貼付方法の説明
- 局所的反応への注意，ほかの副作用への注意
- 経口の β_2 刺激薬との併用禁止
- 気管支喘息児で長期連用する場合には，吸入ステロイド薬などの抗炎症薬との併用が必要である
- 使用中に何か問題があった場合には，すぐに連絡する

文献
1) 渡邊哲夫ほか．薬学雑誌 2011；10：1483-92．
2) 吉原重美ほか．日小ア誌 2013；27：107-15．
3) 日本小児アレルギー学会．小児気管支喘息治療・管理ガイドライン 2012．東京：協和企画；2011．
4) 西間三馨ほか．日小ア誌 2003；17：204-9．
5) Katsunuma T, et al. Allergy Asthma Proc 2012；33：e28-34．

重田　誠（重田こども・アレルギークリニック）

気管支喘息

Question
吸入ステロイド薬はどう選んだらよいですか？

Answer
年齢や手技，理解度などを総合的に勘案して，個々の患児に最も適した方法を選択すること．選択後もメディカル・スタッフと協働してアドヒアランスの低下の有無を注意深く観察・指導していくことが重要です．

福田典正｜グリムこどもクリニック

ICS：inhaled corticosteroid

LABA：long acting β_2 agonist

保険適用のある吸入ステロイド薬

現在，日本で小児適用のある吸入ステロイド薬は，ベクロメタゾン（BDP），フルチカゾン（FP），ブデソニド（BUD 吸入用懸濁液：BIS），シクレソニド（CIC）の 4 種類である（❶）[1]．また，ICS・LABA 配合剤はフルチカゾン・サルメテロール（SFC）のみ小児適用がある．発作時に長期管理薬を追加使用する方法（SMART 療法）として注目されているブデソニド・フォルモテロール（FBC）は 15 歳未満では保険適用がない（❷）[1]．

吸入ステロイド薬，ICS・LABA 合剤の特徴を ❶❷ に示す[1]．

吸入ステロイド薬剤形の選択のポイント

剤形・器具の選択
- 小児における吸入器具選択の目安を ❸[5]，❹[4] に示す．ただし，表に示されている年齢や器具はあくまでも目安である[*1]．
- 上手な吸入のためには吸入技術の反復指導が重要で，医師のみならずメディカル・スタッフからの教育が有用である．

吸入方法の目安
- ネブライザーはすべての年齢で使用可能である．ただし，年齢に応じてマスクとマウスピースを使い分ける必要がある．JPGL2012[5] などを参照し，喘息治療に推奨されるネブライザーを選択することも肝要である．
- ドライパウダー製剤は吸入に際し一定以上の自発的な吸気流速の発生が必要なため，年長児向きの剤形といえる[*2]．ディスカスでは吸気流速が 30 L/分以上，タービュヘイラー製剤では吸気流速が 30〜60 L/分以上であれば肺に十分な薬剤が到達するとされている．ドライパウダー製剤使用の場合にはインチェックによる吸気流速の測定[*3]は必須である．吸入流速が基準以下の場合はほかの剤形の吸入ステロイド薬を使用することが好ましいと考えられる．
- pMDI は幅広い年齢に使用可能であるが，年齢に応じたデバイスが必要である[*4]．とくに乳幼児では，吸入補助具（スペーサー）を用いない pMDI

*1 とくに幼児では吸入手技の個人差が大きく，標準的な方法で十分に吸入できない例に少なからず遭遇する．❸❹ を参考にしながら，あくまでも個別に吸入ステロイド薬選択の最適解を求める努力が肝要である．

*2 藤澤はこの吸入のコツを「強く・深く」と表現している[3]．

*3 吸気流速の測定にはインチェック（英国クレメントクラーク社製）を用いる．

*4 吸入の実際について藤澤は「ゆっくり，深く」と表現している[3]．

pMDI：pressurized metered dose inhaler

❶ 小児に保険適用のある吸入ステロイド薬

	製剤				
	DPI		pMDI		
薬品名	フルチカゾン	ブデソニド	フルチカゾン	ベクロメタゾン	シクレソニド
略語	FP-DK	BUD	HFA-FP	HFA-BDP	HFA-CIC
GR受容体親和性（Dexを100）*	1775	855	1775	1345	1212
平均粒子径（μm）	5.2	2.6	2.8	1.1	1.1
肺内沈着率（%）	15〜17	38	29	40〜55	52
至適粒子径（2〜3μm）率（%）	1.60	25.60	36.2	約65	約65
作用部位	中枢優位	やや中枢	中枢優位	末梢優位	末梢優位
末梢気道作用	×	○	×	◎	◎
規格	50, 100, 200	100, 200	50, 100	50, 100	50, 100, 200
規格2 懸濁液		250, 500			

*Derendorf H, et al. 2008[2]. DPI: dry powder inhaler, GR: glucocorticoid receptor.
◎作用が強い，○作用が中等度，×作用が弱い． （宮川武彦．2011[1]より作成）

❷ 小児に保険適用のある吸入ステロイド薬（ICS）・LABA配合剤

	製剤		
	DPI		pMDI
ICS・LABA	フルチカゾン・サルメテロール	ブデソニド・フォルモテロール	フルチカゾン・サルメテロール
略語	SFC	BFC	SFC air
商品名	アドエア	シムビコート*	アドエアエアゾール
GR受容体親和性（Dexを100）**	1775	855	1775
平均粒子径（μm）	4.4	2.6	2.8
肺内沈着率（%）	15〜17	38	29
可変用量投与/発作時の追加投与	不可	可能	不可
作用部位	中枢優位	中枢≧末梢	中枢優位
LABAのβ作用	partial agonist	full agonist	partial agonist

*シムビコートは学会報告例が小児科領域で散見されるが，15歳未満の保険適用はない．
**Derendorf H, et al. 2008[2]．
（宮川武彦．2011[1]より作成）

は使用するべきではない．
- 乳幼児の吸入方法の選択について，GINA2015updateの情報を❹[4]に示す．

吸入ステロイド薬の吸入量の決定とICS・LABA合剤の選択

- 重症度に応じた吸入ステロイド薬の用量設定[3,5]を行うことが必要である（p.40 ❷参照）．適正な方法で適切に吸入ステロイド薬が使用される限り，高用量が必要とされる例は多くはない．
- 高用量の吸入ステロイド薬やICS・LABA配合剤の継続的な使用が必要な

❸ 年齢別吸入機器と補助器具の組み合わせ

年齢	剤形	補助器具
乳児	吸入液	ネブライザー＋マスク
	pMDI	マスク付きスペーサー
幼児	pMDI	マウスピース付き or マスク付きスペーサー
	吸入液	ネブライザー＋マウスピース or マスク
学童	DPI	なし
	pMDI	マウスピース付きスペーサー
	吸入液	ネブライザー＋マウスピース

pMDI：加圧式定量噴霧式吸入器，DPI：乾燥粉末吸入器．
（小児気管支喘息治療・管理ガイドライン2012[5]）

❹ 吸入器具の選び方（5歳以下）

年齢	推奨器具	代わりの器具
0〜3歳	pMDI＋マスク付きスペーサー	マスク付きネブライザー
4〜5歳	pMDI＋マウスピース付きスペーサー	pMDI＋マスク付きスペーサー or マウスピース付きネブライザー or マスク付きネブライザー

（GINA 2015 update[4]）

場合は，診断の適否，ほかの合併症の存在，吸入手技，アドヒアランスなどの再検討が必要である[*5]．
- 一般に小児科では，ICS・LABA配合剤の長期使用の経験が内科に比べて少ない．
- 高用量の吸入ステロイド薬の長期使用やICS・LABA配合剤の適用は慎重に検討し，できればアレルギー専門医の管理下に行われることが望ましい．

*5
ICS・LABA配合剤のアドヒアランスは低下しやすいことが知られ，安易な吸入ステロイド薬の増量やICS・LABA配合剤の使用を考慮する前に，吸入が適切な手技で行えているか，アドヒアランスは本当に維持されているのかを，メディカル・スタッフや家族も交えて検討することが肝要である．

文献
1) 宮川武彦．外来治療における患者教育．内科 2011；108：463-6．
2) Derendorf H, et al. Molecular and clinical pharmacology of intranasal corticosteroids：clinical and therapeutic implications. Allergy 2008；63：1292-300.
3) 小林茂俊編．子どもの気管支喘息．小児科学レクチャー 2014：4(2)．
4) Global Strategy for Asthma Management and Prevention 2015 update.
5) 日本小児アレルギー学会．小児気管支喘息治療・管理ガイドライン2012．東京：協和企画；2011．

吸入ステロイド薬の副作用は？

近年，吸入ステロイド薬(ICS)が小児の成長抑制をもたらす危険性を示した報告が注目されていますが，ICSの成長抑制に関する最近のメタ解析では，「治療開始後の1年間が最大で，その後は顕著ではなくなるようだが，今後さらに詳細な解析が必要である」としています．日本小児アレルギー学会では，benefit/risk を十分考慮したうえでの使用を呼びかける見解を発表しています．その他の副作用としては，ICSの過量使用による急性副腎不全や咽喉頭症状，口腔内カンジダ症，嗄声，口内乾燥などがあります．また，ドライパウダー式吸入剤には乳糖水和物が添加されたものがあり，牛乳アレルギー合併例では注意が必要です．

楠　隆｜滋賀県立小児保健医療センター小児科

ICS：inhaled corticosteroids

- 小児喘息の病態は，即時型アレルギーが関与した気道の慢性炎症とそれに伴う過敏性亢進であり，治療には慢性炎症を長期にわたって良好な状態に維持することが必要である．ICSは気道炎症に対する現時点では最も有用な抗炎症薬であり，小児喘息の治療・管理上多大な利益をもたらした．しかし一方で，ICSにはさまざまな注意すべき副作用があることも事実であり，近年ではとくに成長抑制に関しての注意喚起を促す報告がみられる．
- そこで本項では，とくに成長抑制に関する報告について考察し，さらにその他の副作用についても言及する．

❶ 乳幼児を対象としたICSの副作用

文献	対象年齢	使用薬剤と量	使用期間	結果
① Bisgaard H. Pediatrics 2004；113：87	1〜3歳	FP 200 μg/日	12か月	対照と有意差なし
② Teper AM. Pediatr Pulmonol 2004；37：111	〜2歳	FP 200 or 500 μg/日	6か月	対照と有意差なし
③ Lodrup-Carlson KC. Resp Med 2005；99：1393	14〜47か月	FP 200 μg/日	3か月	overallには有意差なし，尿コルチゾール/クレアチニンが軽度低下
④ Berger WE. J Paediatr 2005；146：91	6〜12か月	BUD 500/1000 μg/日	3か月	成長には差がないが，BMIが上昇
⑤ Murray CS. Lancet 2006；368：754（IFWIN）	6か月〜4.9歳	FP 200 μg/日	6か月	6か月後にZスコアで示す成長抑制あり，5歳到達時のZスコアは使用開始前に回復
⑥ Guilbert TW. N Engl J Med 2006；354：1985（PEAK）2011年に追加成績	2〜3歳	FP 200 μg/日	24か月	使用2年後に−1.1cmの成長抑制あり，中止1年後に−0.7cmの成長抑制，ICSを中止して2年後もその差は継続，低年齢＋低体重児は要注意
⑦ Iles R. Pediatr Pulmonol 2008；43：354	10か月（平均）	FP 250 μg/日	18か月	対照と有意差なし

FP：フルチカゾンプロピオン酸エステル，BUD：ブデソニド．

（浜崎雄平．2015[3]）

ICS の副作用としての成長抑制

- 従来，小児期の吸入ステロイド治療は最初の数年で約 1 cm 程度の身長抑制をきたすが，その後身長発達速度は数年で回復するとされていた．しかし，近年 ICS が小児の成長抑制をもたらす危険性を示した報告が相次ぎ，小児への ICS の安易な使用に警鐘を鳴らすものとして注目されている[*1]．
- 乳幼児を対象に ICS を 3～24 か月使用したときの副作用を検討した主な報告を ❶[3)] に示す．7 報告中，成長抑制を認めたとの報告は 2 報告(⑤ と ⑥)あったが，⑤ では 5 歳到達時には使用開始前に回復している．
- 一方，ICS の成長抑制に関する最近のメタ解析では，「成長抑制は治療開始後の 1 年間が最大で，その後は顕著ではなくなるようだが，今後さらに詳細な解析が必要である」としている[4)]．

ICS のその他の副作用

- その他の全身性副作用としては，ICS 使用による急性副腎不全がある．英国で行われた調査において ICS 使用中の急性副腎不全症例が 33 例あり，そのうち 28 例は小児であった．そこでは小児に対する投与量はフルチカゾン換算で平均 980 μg/日と明らかな過量投与がなされており，筆者らは経験豊富なアレルギー専門医(喘息専門)のもとでない限り，小児に対して ICS を 400 μg/日を超えて投与すべきではないと警告している[6)]．
- ICS の局所的副作用としては，咽喉頭症状(不快感，むせ，疼痛，刺激感，違和感)，口腔内カンジダ症，嗄声，口内乾燥などがあるが，吸入後のうがいや口腔内をすすぐよう指導することで予防可能である．
- ICS の直接的な副作用ではないが，フルタイド®，セレベント®，アドエア® のドライパウダー式吸入剤には乳糖水和物が添加されており，夾雑物として乳蛋白を含むため，牛乳アレルギー合併例では注意が必要である．

[*1]
たとえば PEAK スタディのフォローアップレポートとして検討された Guilbert らの報告で，2～3 歳からの 2 年間吸入ステロイド(フルチカゾン)治療を受けた小児における治療終了後の身長発育を 2 年後まで追跡した成績がある．それによると，全体としては影響がなかったが，治療開始時の体重が 15 kg 未満だった児では有意に身長発育が低下していた[1)]．
また CAMP スタディのフォローアップレポートとして報告された Kelly らの検討で，小児期にブデソニド 400 μg/日を 4～6 年続けた患者の成人期における最終身長をプラセボや他の治療群と比較した報告がある．その結果，開始直後に低下した約 1 cm の身長抑制はキャッチアップせずに継続し，最終身長もプラセボ群と比べて 1.2 cm 低値となった[2)]．

pMDI : pressurized metered dose inhaler

DPI : dry powder inhaler

---

benefit/risk の考え方

日本小児アレルギー学会[5)]では ICS には種々の薬剤があり，製剤の種類も懸濁液，pMDI，DPI 製剤など選択の幅があり，さらにスペーサー，マスクの種類によっても影響が異なる可能性を指摘している．また bioavailability，局所への到達度，体内での不活性化の機構，組織との親和性が薬剤により異なっているため，種々の条件によってデータの解析や意義も異なると述べている．

さらにその後に発表された見解では，「成人期まで長期に経過観察され，かつ評価に値する報告は 2000 年以降わずかな報告しかなく，結論が出ているとは言いがたい」とし，「正しい喘息の診断とガイドラインに基づいた適切な治療を行えば心配はなく，現在の標準的治療・管理を続けてほしい」と呼びかけている．

最近では，ICS 間欠使用の有効性を示す報告もみられ，日本での導入も試みられている．間欠使用であれば成長への影響もより少ないことが期待され，今後の研究の進展が注目される．

文献

1) Guilbert TW, et al. Growth of preschool children at high risk for asthma 2 years after discontinuation of fluticasone. J Allergy Clin Immunol 2011；128：956-63.
2) Kelly HW, et al. Effect of inhaled glucocorticoids in childhood on adult height. N Engl J Med 2012；367：904-12.
3) 浜崎雄平．吸入ステロイドの適応と課題—特に乳幼児喘息に対して．日小児呼吸器会誌 2015；26：109-15.
4) Zhang L, et al. Inhaled corticosteroids in children with persistent asthma：effects on growth. Cochrane Database Syst Rev 2014；7：CD009471.
5) 吸入ステロイド薬（inhaled corticosteroid；ICS）による小児喘息の長期管理について—日本小児アレルギー学会喘息治療・管理ガイドライン委員会の見解．http://www.jspaci.jp/modules/membership/index.php?page=article&storyid=69
6) Todd GR, et al. Survey of adrenal crisis associated with inhaled corticosteroids in the United Kingdom. Arch Dis Child 2002；87：457-61.

Question
吸入ステロイド薬を症状があるときにのみ使用するのは有効ですか？

重症度が軽症持続型以下であれば、吸入ステロイド薬（ICS）の副作用を軽減するためにICS間欠吸入が有効という報告はありますが、まだ評価は定まっていません。今後有効性を検討していく必要があります。現時点では「小児気管支喘息治療・管理ガイドライン（JPGL）2012」どおりICS連日吸入が好ましいでしょう。

田中裕也, 岡藤郁夫 | 神戸市立医療センター中央市民病院小児科

ICS：inhaled corticosteroid

*1
ICS間欠吸入を考慮する対象とその方法
対象：JPGL 2012における真の重症度が軽症持続型（咳嗽、軽度喘鳴が1回/月以上、1回/週未満）に相当する患児が対象。
方法：一定の方法は定まっていないが、喘息発作が予見される上気道炎発症時期から、もしくは小発作出現時からICS吸入を施行する。症状が認められないときにはICS吸入は行わないという治療法である。

ICS間欠吸入*1 が考慮されるに至った背景

- 喘息の治療は、基本病態である慢性気道炎症の抑制が重要であり、ICSの定期吸入は中心的な役割を担っている。ICSは気道炎症を十分に抑制するために、一般的には症状間欠期でも連日吸入が原則とされている。
- 一方、時々にしか喘息症状を認めない軽症喘息においてもICSを定期的に吸入しなければいけないのかという議論がある。また、ICSの副作用は少ないとされているが、成長抑制の可能性[1]が指摘されている。こういったことから近年、喘息軽症例を対象とした「症状のあるときのみICSを使用する」方法であるICS間欠吸入法が注目されている。

ICS間欠吸入の報告

- 小児を対象としたICS間欠吸入研究として、MIST trial[2]、TREXA study[3] があげられる（❶）。

❶ ICS間欠吸入—代表的な2報告

	MIST trial[2]	TREXA study[3]
報告者	Zeiger ら	Martinez ら
報告年	2011年	2011年
対象	1〜5歳の軽症持続型相当の喘息患者（n＝278）	5〜18歳の軽症持続型相当の喘息患者（n＝288）
方法	上気道症状出現時にBUD 2,000μg/日吸入群、BUD 500μg/日連日吸入の2群で比較	ICS連日吸入（BDP 80μg/回） 喘息発作時：ICS吸入（BDP 80μg/回） 以下4群に分けて喘息増悪を評価 ① 連日吸入あり/発作時ICSあり ② 連日吸入なし/発作時ICSあり ③ 連日吸入あり/発作時ICSなし ④ 連日吸入なし/発作時ICSなし
結果	両群間で発作増悪頻度に差はない	・ICS間欠吸入群（②群）はプラセボ群（④）に比較して発作増悪頻度が低い傾向（$p=0.07$） ・ICS連日吸入群（①、③群）は1年間でプラセボ群（④）と比較し−1.1 cm成長抑制があった

- ▶MIST trial では，軽症持続型相当の乳幼児喘息（1〜5歳）を対象にブデソニド連日投与（500 μg/日）と，高用量間欠投与（上気道症状が出現し喘息増悪が予見されるとき 2,000 μg/日を1週間施行）の長期管理効果が比較検討された．その結果，中発作以上の増悪頻度において両群間に有意差は認められなかった．
- ▶TREXA study では，5〜18歳の軽症持続型喘息児を対象とし，ICS 間欠吸入の効果が検討された．本研究では小発作時にベクロメタゾン（80 μg）とサルブタモール（180 μg）が投与され，喘息増悪頻度においてプラセボ群と比較して減少傾向（$p=0.07$）が認められた．また，1年間でICS 連日吸入群はプラセボ群と比較して −1.1 cm の成長抑制が認められた．
- ●これらの研究から，軽症持続型相当の喘息患児への ICS 間欠吸入は，ICS 連日吸入に匹敵する臨床的有用性が示唆される．そして治療期間中の ICS 総使用量を減らすことで，ICS による副作用低減が期待される．

ICS 間欠吸入における今後の課題

- ●システマティックレビュー[4]では，MIST，TREXA を含む6試験（対象は未就学児2試験，就学児2試験，成人2試験）の ICS 連日吸入に対しての ICS 間欠吸入の増悪リスク比は，1.07（95％信頼区間 0.87〜1.32）であり統計的に有意ではないものの，ICS 間欠吸入の ICS 連日吸入に対する同等性を示すには根拠不十分と結論づけられている．また，急性期対応における ICS 投与のタイミングも上気道炎発症時なのか，喘息発作発症時なのか，ということも現時点では定まっていない．今後の展開が期待される．

↷ 文献

1) Kelly HW, et al. Effect of inhaled glucocorticoids in childhood on adult height. N Engl J Med 2012；367：904-12.
2) Zeiger RS, et al. Daily or intermittent budesonide in preschool children with recurrent wheezing. N Engl J Med 2011；365：1990-2001.
3) Martinez FD, et al. Use of beclomethasone dipropionate as rescue treatment for children with mild persistent asthma(TREXA)：a randomized, double-blind, placebo-controlled trial. Lancet 2011；377：650-7.
4) Chauhan BF, et al. Intermittent versus daily inhaled corticosteroids for persistent asthma in children and adults. Cochrane Database Syst Rev 2013；2：CD009611.

Question

ロイコトリエン受容体拮抗薬の長期管理薬としての使い方を教えてください.

Answer

ロイコトリエン受容体拮抗薬(LTRA)は小児気管支喘息の長期管理薬として安全性と抗炎症効果が高く,「小児気管支喘息治療・管理ガイドライン(JPGL)2012」において軽症から重症まで幅広く用いられており,吸入ステロイド薬(ICS)とともに中心的薬剤となっています.一方,気管支喘息急性発作や気道感染に関する使用を支持するエビデンスは限定的であり,LTRAが有効な症例を選択するために,さらなる臨床研究が望まれます.

堀野智史,三浦克志 | 宮城県立こども病院総合診療科・アレルギー科

LTRA：leukotriene receptor antagonist

ICS：inhaled corticosteroid

ロイコトリエン(LT)の作用

5-リポキシゲナーゼによってアラキドン酸より合成され,とくにLTC_4, LTD_4, LTE_4はその構造上からシステイニル・ロイコトリエン(CysLT)と総称される.主に好酸球とマスト細胞により産生され,多彩な生理活性から気管支平滑筋収縮,粘液産生亢進,血管透過性亢進,炎症細胞の浸潤と活性化といった急性発作の作用と,気管支平滑筋と線維芽細胞の増殖といった慢性炎症の作用を示す.

*1
LTRAの安全性を示す例として,長期予防プラン(6～15歳)を参照されたい(p.40 ❷).2～5歳の薬物療法プランでも治療ステップ1から使用可能である.

- ロイコトリエン受容体拮抗薬(LTRA)はCysLT1により惹起される急性・慢性の炎症を抑制し,その効果を現すものと考えられている.これらの機序によって気管支喘息のほか,アレルギー性鼻炎の症状コントロールに有効とされている.
- 現在日本で使用できるLTRAにはプランルカスト,モンテルカストがあり,いずれも内服薬である.副作用は発疹,下痢,嘔気,腹痛,頭痛などがあるが,一般的に安全性の高い薬物と認識されている.

「JPGL 2012」における使用法

- ガイドライン[1]の示す長期管理に関する薬物療法プランでは,2歳未満,2～5歳,6～15歳のいずれにおいてもLTRAは軽症の治療ステップ1から使用可能であり,その安全性の高さが反映されている[*1].
- 喘息症状や睡眠,運動,発作治療薬の使用状況からコントロール状態を評価し,治療強度のステップアップ,維持,ステップダウンを選択する.LTRAは連日内服し,治療強度に合わせて中止や再開を決定する.治療強度のステップダウンには,少なくとも3か月以上コントロール良好な状態が維持されることが必要である.

LTRAの効果

- 単剤としての抗炎症効果はLTRAよりICSが上回るとされているが,軽症例では低用量のICSとほぼ同等の効果が得られており,さらにICSと併用することにより,ICSを減量できることも確認されている.
- アレルギー性鼻炎合併例や運動誘発喘息ではLTRAの効果が高いことが知られている.
- LTRAによる気道過敏性の低下や呼気NOの低下は内服開始から1～2週間後に現れ始めるとされ,呼吸機能の改善や発作の予防効果を認めるまでに数か月かかる場合もある.

LTRA 使用に関する報告

急性期の使用

- 成人では気管支喘息発作に対する LTRA の間欠的な使用によって入院率が減少し呼吸機能が改善するという報告があるが，小児に関しては急性増悪期の LTRA 使用を支持するエビデンスは現在のところ乏しい．

気道感染への使用

- RS ウイルス感染症は冬季を中心に流行する疾患で，進行すると気管支喘息同様に喘鳴を認める急性細気管支炎を呈する．RS ウイルス罹患時には気道炎症に LT が関わっているとされており，細気管支の炎症に伴う狭窄が最も問題とされるため，これまで LTRA 使用の可否が議論されてきた．
- 小児の急性細気管支炎に対して LTRA を使用する 5 つのランダム化比較試験のメタ解析では，入院期間や臨床重症度スコアにおいて LTRA 群とプラセボ群で有意差を認めなかった[2]．
- 一方，喘鳴の既往のある 1～5 歳児に対して感冒時に LTRA を使用した二重盲検ランダム化比較試験では，呼吸苦や活気の低下において LTRA 群がプラセボ群より有意に症状緩和が得られたとの報告もある[3]．対象を「気管支喘息を基礎疾患にもつ児」に限定すると，LTRA 使用は症状緩和につながる可能性が示唆されている．
- RS ウイルス細気管支炎罹患後に反復する喘鳴の予防として，LTRA を使用することについても検討されている．細気管支炎を発症した 979 例に対して LTRA またはプラセボを 24 週間投与する試験では，プラセボ群と比較してその後の喘鳴を予防する有意な結果が得られなかった[4]．ただしサブ解析では，2 週間以上喘鳴が遷延する児に対してはその後の呼吸器症状の有意な改善がみられた．また，細気管支炎で入院した重症児に 12 週間 LTRA を投与した試験では，その後 1 年間の喘鳴頻度が LTRA 群で有意に低下した[5]．重症例や喘鳴が遷延する症例に対して，LTRA は感染後の反復する喘鳴の予防や症状緩和につながる可能性がある．

➲ 文献

1) 濱崎雄平ほか監修．日本小児アレルギー学会作成．小児気管支喘息治療・管理ガイドライン 2012．東京：協和企画；2011．
2) Liu F, et al. Leukotriene inhibitors for bronchiolitis in infants and young children. Cochrane Database Syst Rev 2015；3：CD010636．
3) Bacharier LB, et al. Episodic use of an inhaled corticosteroid or leukotriene receptor antagonist in preschool children with moderate-to-severe intermittent wheezing. J Allergy Clin Immunol 2008；122：1127-35．
4) Bisgaard H, et al. Study of montelukast for the treatment of respiratory symptoms of post-respiratory syncytial virus bronchiolitis in children. Am J Respir Crit Care Med 2008；178：854-60．
5) Kim CK, et al. A randomized intervention of montelukast for post-bronchiolitis：effect on eosinophil degranulation. J Pediatr 2010；156：749-54．

Question

β₂刺激薬は内服，吸入，貼付の各剤形がありますが，どのように使い分けたらよいですか？

β₂刺激薬は，気管支喘息の治療において中心的役割を果たす薬剤の一つであり，とくに急性増悪時の治療薬剤（レリーバー）としては吸入剤が第1選択薬となります．吸入剤の使用が困難な場合には，内服剤が選択されます．また，吸入剤，貼付剤，内服剤は長期管理における発作予防薬（コントローラー）としても用いられることがあります．薬剤による作用時間や固有活性の違いを理解し，年齢を考慮した適切な剤形を選択することが大切です．

赤司賢一｜東京慈恵会医科大学附属第三病院小児科

β₂刺激薬の臨床薬理学

β₂刺激薬は，気道の交感神経β₂受容体を介し気管支平滑筋を弛緩させることにより気管支拡張作用を発揮する．喘息治療薬としての交感神経β受容体刺激薬は，心機能亢進作用を有するβ₁受容体への親和性が低い，すなわちβ₂受容体への選択性が高いことが望ましい．また，薬剤により固有活性（効力性〈efficacy〉）が異なり，とくに固有活性が高い薬剤はフルアゴニストとよばれ，強力な作用を有する（❶）[1]．固有活性の高い薬剤は，急速な脱感作（tachyphylaxis）や耐性（tolerance）を引き起こす可能性も指摘されているが，いまだ議論が分かれ不明な点も多い．

GINA：Global Initiative for Asthma

pMDI：pressurized metered dose inhaler

DPI：dry powder inhaler

ICS：inhaled corticosteroid

急性発作におけるβ₂刺激薬の使用に際して

剤形の選び方

- 発作時頓服薬としては，GINAなどの国際ガイドラインにおいては吸入薬（SABA）が基本となる．吸入薬に関しては，吸入液，pMDI（加圧噴霧式定量吸入器），DPI（ドライパウダー式定量噴霧器）と3種類の剤形がある．SABAの吸入形式に関しては，適切な手技のうえでは，いずれの方法でも効果に差はないとされる[2]．
- **吸入液**：すべての年齢で使用可能であるが，補助器具として吸入器（ネブライザー）が必要なため，医療機関での使用が主となると考えられる．効果については，スペーサーに対して優位性を示した報告はほとんどなく，経済的な負担を考慮すると，家庭での使用は医療機関からのレンタルなどに限局されると考えられる．
- **pMDI**：すべての年齢で使用可能であるが，成人も含めすべての年齢で補

❶ β₂刺激薬の薬理作用

	薬剤名（一般名）	β₂受容体選択性（対β₁受容体）	効力比（efficacy ratio）
短時間作用性	プロカテロール	199.5	1.32
	フェノテロール	97.7	1.87
	テルブタリン	40.7	1.78
	サルブタモール	21.4	1.71
	クレンブテロール	19.5	1.28
	ツロブテロール	16.2	0.77
	アドレナリン	9.6	1.8
	イソプレナリン	3.8	1.58
	トリメトキノール		—
長時間作用性	サルメテロール	3388.4	0.63
	ホルモテロール	331.1	1.45

❷ 短時間作用性吸入 β_2 刺激薬の用量・用法

薬剤名(一般)		投与方法	用量(有効成分用量), 用法		国内発売年
一般名	商品名		成人	小児	
プロカテロール	メプチンスイングヘラー 10μg 吸入 100 回	DPI	1回2吸入(20μg), 1日4回まで	1回1吸入(10μg), 1日4回まで	2014 年
	メプチンエアー 10μg 吸入 100 回	pMDI	1回2吸入(20μg)	1回1吸入(10μg)	2010 年
	メプチンキッドエアー 5μg 吸入 100 回	pMDI	1回4吸入(20μg)	1回2吸入(10μg)	2010 年
	メプチン吸入液ユニット 0.3mL, ユニット 0.5mL	ネブライザー	1回 0.3〜0.5mL (30〜50μg)	1回 0.1〜0.3mL (10〜30μg)	2002 年
	メプチン吸入液 0.01%	ネブライザー	1回 0.3〜0.5mL (30〜50μg)	1回 0.1〜0.3mL (10〜30μg)	1987 年
フェノテロール	ベロテックエロゾル 100	pMDI	1回2吸入(0.2mg)	―	1997 年
サルブタモール	サルタノールインヘラー 100μg(200 回分)	pMDI	1回2吸入(200μg), 1日4回まで	1回1吸入(100μg), 1日4回まで	1978 年
	ベネトリン吸入液 0.5%	ネブライザー	1回 0.3〜0.5mL (1,500〜2,500μg)	1回 0.1〜0.3mL (500〜1,500μg)	1973 年
トリメトキノール	イノリン吸入液 0.5%	ネブライザー	1回 0.25〜0.5mL	―	1969 年
dl-イソプレナリン	アスプール液 0.5%	ネブライザー	1回 0.6mL(3mg)		1957 年

助器具としてスペーサーの使用が推奨されている．スペーサーは，長期管理薬においても吸入ステロイド薬(ICS)を使用する際には活用されることが多く，ふだんから使用方法[3)]に関して説明しておくことも重要である．

- DPI：通常，学童以上の小児において使用可能である．補助器具は不要であるが，吸入手技の確認はスペーサーと同様に重要であり，製薬会社より提供される手技確認用のツールなどを準備しておくと便利である．
- 内服剤：吸入器やスペーサーの準備が不用であるため，国内では頻用される剤形である．ただし，SABA と比べ安全性や効果に関してのエビデンスが乏しく漫然とした投与は控えるべきであろう．
- 貼付剤：感冒時の発作予防としての効果は報告されているが[4)]，即効性はなく発作時頻用薬としての使用は推奨されない．

使用方法，指導事項

- JPGL2012 では，医療機関における β_2 刺激薬吸入に関しては，「改善が不十分である場合に 20〜30 分ごとに 3 回まで反復可能」とされている．
- 家庭においても強い喘息発作のサイン(❹)を認める場合には，医療機関と同様の反復使用が可能であるが，ただちに医療機関を受診する必要がある．
- 強い喘息発作のサインを認めない場合には，頓用の β_2 刺激薬使用後(吸入 15 分後あるいは内服 30 分後)に効果を評価する．効果が不十分であった場合には，吸入剤では 1〜2 時間後に再度使用し，その後も呼吸困難が残存している場合には医療機関受診が考慮される．内服剤は，製剤により半減期が異なることに留意する必要があるが，少なくとも 4 時間以上は内

β_2 刺激薬の分類

国際的には，短時間作用性吸入 β_2 刺激薬を short-acting beta-agonists (SABAs)，長時間作用性吸入 β_2 刺激薬を long-acting beta-agonists (LABAs) と称する．内服剤および貼付剤に関しては，薬理学的には短時間作用性であるが，薬効発現までの時間や持続時間なども含め，「小児気管支喘息治療・管理ガイドライン 2012(JPGL2012)」においては長時間作用性 β_2 刺激薬としても分類されている(❷❸)．

❸ 長時間作用性 β_2 刺激薬(内服剤,貼付剤)の用量・用法

薬剤名(一般名)		用量(有効成分用量),用法		作用時間(時間)		国内発売年
一般名	商品名	成人	小児	最高	半減期	
クレンブテロール	スピロペント錠10μg,スピロペント顆粒0.002%	1回20μg,1日2回	1回0.3μg/kg,1日2回	2〜5	35	1988年
フェノテロール	ボルボノールドライシロップ0.5%	―	1日0.075g/kg(0.375mg/kg),分3	2〜3	4〜5	1994年
	ボルボノール錠2.5mg	1回1錠(2.5mg),1日3回	―	2	3〜4	1992年
	ボルボノールドライシロップ0.25%	―	1日0.15g/kg(0.375mg/kg),分3	2〜3	4〜5	1992年
	ベロテックシロップ0.05%	―	1日0.75mL/kg,分3	2	7	1985年
ツロブテロール	ホクナリンテープ0.5mg,1mg,2mg(貼付)	2mg,1日1回	0.5〜3歳未満:0.5mg,3〜9歳未満:1mg,9歳以上:2mg	12〜16	24以上	1998年
	ホクナリン錠1mg	1回1錠,1日2回	―	3	3〜4	1981年
	ホクナリンドライシロップ0.1%小児用	―	40mg/kg(0.04mg/kg),分2	1	3〜4	1981年
プロカテロール	メプチンドライシロップ0.005%	1回50μg,1日1〜2回	6歳以上:1回25μg,1日1〜2回 6歳未満:1回1.25μg/kg,1日2〜3回	1〜2	4〜5	2004年
	メプチンシロップ5μg/mL	1回10mL(50μg),1日1〜2回	6歳以上:1回5mL(25μg),1日1〜2回 6歳未満:1回0.25mL/kg(1.25μg/kg),1	1〜2	4〜5	1984年
	メプチン顆粒0.01%	1回50μg,1日1〜2回	6歳以上:1回25μg,1日1〜2回 6歳未満:1回1.25μg/kg,1日1〜2回	―	―	1984年
	メプチンミニ錠25μg	1回2錠(50μg),1日1〜2回	1回1錠(25μg),1日1〜2回	1〜2	3〜4	1984年
	メプチン錠50μg	1回1錠(50μg),1日1〜2回	―	1〜2	3〜4	1980年
テルブタリン	ブリカニールシロップ0.5mg/mL	―	1日0.45mL/kg(0.225mg/kg),分3	―	―	1986年
	ブリカニール錠2mg	1回2錠(4mg),1日3回	6歳以上:1回1錠(2mg),1日3回,5歳以下:1回1/2錠(1mg),1日3回	2〜4	3〜4	1974年
サルブタモール	ベネトリンシロップ0.04%	―	0.75mL/kg(0.3mg/kg),分3	―	―	1978年
	ベネトリン錠2mg	1回2〜4錠,1日3回	0.3mg/kg,分3	1〜2	1.5〜2	1973年
トリメトキノール	イノリン錠3mg,イノリン散1%	1回2〜4mg,1日2〜3回	―	30分以内	―	1974年
	イノリンシロップ		1日量:1歳未満:1〜2mL,1〜3歳未満:2〜4mL,3〜5歳未満:4〜6mL	―	―	1972年

服間隔をあけるように指導すべきであろう．
- pMDIに関しては，1990年代に過度の依存や定期的な使用が喘息死のリスクを高めると認識され[5,6]，国内でも過度な使用を控えることが推奨されており，小児に関しても適正使用に関しての患者教育の徹底が重要である．しかし，内服剤や貼付剤がpMDIと比べより安全であるというエビデンスはなく，国際的には全身投与となる投与経路はガイドライン上でも推奨されていない[*1]．

長期管理におけるβ₂刺激薬使用上の留意事項

- 長期管理薬としての$β_2$刺激薬は，国際的には長時間作用性吸入$β_2$刺激薬（LABA）が中心である．一方，JPGLにおいては，吸入剤以外に内服剤や貼付剤なども含め「長時間作用性$β_2$刺激薬」としてステップ3・4にあげられている．
- 2006年に米国の大規模臨床試験において，LABA単剤使用では喘息死のリスクの上昇を認め，ICS併用LABAでは認められなかったことから[7,8]，現在ではICSを併用しないLABAの単剤使用は禁忌とされている．そのためJPGL2012においても，治療ステップ1・2においては，長時間作用性$β_2$刺激薬は長期管理薬として推奨されていないことに留意する必要がある[*2]．

文献

1) Baker JG. The selectivity of β-adrenoceptor agonists at human β1-, β2- and β3-adrenoceptors. Br J Pharmacol 2010；160：1048-61.
2) Cates CJ, et al. Holding chambers (spacers) versus nebulisers for beta-agonist treatment of acute asthma. Cochrane Database Syst Rev 2013；9：CD000052.
3) 大矢幸弘ほか．吸入実践テキスト．独立行政法人環境再生保全機構；2012.
4) Katsunuma T, et al. Effects of the tulobuterol patch on the treatment of acute asthma exacerbations in young children. Allergy Asthma Proc 2012；33：e28-34.
5) Sears MR, et al. Regular inhaled beta-agonist treatment in bronchial asthma. Lancet 1990；336：1391-6.
6) Suissa S, et al. A cohort analysis of excess mortality in asthma and the use of inhaled beta-agonists. Am J Respir Crit Care Med 1994；149：604-10.
7) Nelson HS, et al. The salmeterol multicenter asthma research trial：a comparison of usual pharmacotherapy for asthma or usual pharmacotherapy plus salmeterol. Chest 2006；129：15-26.
8) Weatherall M, et al. Meta-analysis of the risk of mortality with salmeterol and the effect of concomitant inhaled corticosteroid therapy. Thorax 2010；65：39-43.

---

❹ 強い喘息発作のサイン

- 唇や爪の色が白っぽい，もしくは青～紫色
- 息を吸うときに小鼻が開く
- 息を吸うときに，胸がベコベコ凹む
- 脈がとても速い
- 話すのが苦しい
- 歩けない
- 横になれない，眠れない
- ボーとしている（意識がはっきりしない）
- 過度に興奮する，暴れる

[*1] 日本では，吸入器やスペーサーなどの保険適用がないため，JPGL2012においては発作治療薬として内服剤も併記されているが，pMDIと同様あるいはそれ以上に過度の使用に関して注意が必要であることには留意すべきである．

[*2] たとえば，ロイコトリエン受容体拮抗薬のみを長期管理薬として使用している場合には，貼付剤を漫然と併用することは原則として控えるべきであろう．

Question

喘息発作時のステロイド薬の使用（内服，点滴，吸入）について教えてください．

喘息発作時の気道粘膜浮腫や気道内分泌物は，ステロイド薬などの抗炎症作用を有する薬剤で治療することが最も効果的です．ステロイド薬の適応を適切に判断したうえで，発作による救急受診後1時間以内の早期にステロイド薬全身投与を行った場合，入院のリスクは有意に低下し，経静脈投与だけでなく小児では経口投与でも有効性が高いことが報告されています．

池田政憲｜岡山大学大学院医歯薬学総合研究科小児急性疾患学講座

喘息発作に対するステロイド薬の有効性と安全性

RCT：randomized controlled trial

OR：odds ratio

- ステロイド薬全身投与（経口，静注，筋注など）を行って治療した場合の有効性について，ランダム化比較試験（RCT）12試験863例を対象にメタアナリシスで検討した結果，救急外来受診後1時間以内のステロイド薬全身投与により，入院に至るリスクは有意に減少（OR 0.40）し，受診前にステロイド薬全身投与していない患者（OR 0.37）および重症発作症例（OR 0.35）では効果がより顕著であった[1]．
- 小児では経口投与でも有用性が高く，救急外来到着後1時間以内の経口ステロイド薬投与により，入院リスクはOR 0.24まで改善した[1]．副作用

❶ 医療機関での喘息発作に対する薬物療法プラン（2〜15歳）

発作型		小発作	中発作	大発作	呼吸不全
初期治療		・β_2刺激薬吸入	・酸素吸入（SpO$_2$≧95％が目安） ・β_2刺激薬吸入反復*1	・入院 ・酸素吸入・輸液 ・β_2刺激薬吸入反復*1またはイソプロテレノール持続吸入*3 ・ステロイド薬全身投与 ・アミノフィリン持続点滴（考慮）*2	・入院（意識障害があれば人工呼吸管理） ・酸素吸入・輸液 ・イソプロテレノール持続吸入*3 ・ステロイド薬全身投与 ・アミノフィリン持続点滴*2
追加治療		・β_2刺激薬吸入反復*1	・ステロイド薬全身投与 ・アミノフィリン点滴静注および持続点滴（考慮）*2 入院治療考慮	・イソプロテレノール持続吸入（増量）*3 ・人工呼吸管理	・イソプロテレノール持続吸入（増量）*3 ・人工呼吸管理 ・アシドーシス補正 ・麻酔薬

*1：β_2刺激薬吸入は改善が不十分である場合に20〜30分ごとに3回まで反復可能である．大発作以上ではその後2時間以上あけて反復．
*2：アミノフィリン持続点滴はけいれんなどの副作用の発現に注意が必要であり，小児の喘息治療に精通した医師のもとで行われることが望ましい．
*3：イソプロテレノール持続吸入を行う場合は人工呼吸管理への移行を念頭に置く必要がある．

（小児気管支喘息治療・管理ガイドライン2012[2]）

についてはプラセボ群と差がみられなかった．

ステロイド薬全身投与[*1]

喘息発作時のステロイド薬全身投与の適応と投与量

- 喘息中発作において，$β_2$刺激薬吸入を反復する必要がある場合の追加治療として，ステロイド薬全身投与はアミノフィリン点滴静注・持続点滴とともに選択肢の一つに位置づけられている（❶）[2]．
- 喘息大発作以上の場合，ステロイド薬全身投与は初期治療薬の一つに位置づけられている（❶）[2]．
- ステロイド薬全身投与にあたっては，当初に十分な用量を使用する．静脈内投与が選択される場合が多いが，内服が可能であれば安全性の面からも経口投与でかまわない．
- ❷の場合には，発作治療の早期からステロイド薬全身投与の併用を考慮すべきである．
- ステロイド薬の標準的な投与量を❸に示す．
- ステロイド薬全身投与には通常即効性がなく，効果発現に数時間（少なくとも4時間程度）を要する．
- ステロイド薬全身投与を行う場合には必要最低限の使用に抑え，1か月に3日以上繰り返される場合は小児アレルギー専門医へ紹介することが望ましい[2]．

ステロイド薬全身投与時の注意点

- ヒドロコルチゾンでは，ミネラルコルチコイド作用により反復投与でナト

[*1] ステロイド薬全身投与を行う際には，有用性と安全性に配慮し，適応を厳密に判断する必要がある．

❷ 発作治療の早期からステロイド薬全身投与の併用を考慮すべき場合

- 治療ステップ3以上の長期管理がなされている
- 過去1年間に喘息発作による入院の既往がある
- 意識障害を伴う喘息発作や喘息発作治療のために気管内挿管をされたことがある

❸ ステロイド薬全身投与の投与方法

静脈内

	初回投与量		定期投与量	
	2〜15歳	2歳未満	2〜15歳	2歳未満
ヒドロコルチゾン	5〜7 mg/kg	5 mg/kg	5〜7 mg/kg 6時間ごと	5 mg/kg 6〜8時間ごと
プレドニゾロン	1〜1.5 mg/kg	0.5〜1 mg/kg	0.5 mg/kg 6時間ごと	0.5〜1 mg/kg 6〜12時間ごと （Max：2 mg/kg/日）
メチルプレドニゾロン	1〜1.5 mg/kg	0.5〜1 mg/kg	1〜1.5 mg/kg 4〜6時間ごと	0.5〜1 mg/kg 6〜12時間ごと

経口

プレドニゾロン	0.5〜1 mg/kg/日（分3）

＊プレドニゾロンの内服が困難な場合
　ベタメタゾンシロップあるいはデキサメタゾンエリキシル 0.5 mL（0.05 mg）/kg/日（分2）

〈静脈内投与方法〉　10分程度かけて静注または30分程度の点滴静注
〈注意点〉
- ヒドロコルチゾン：ミネラルコルチコイド作用もあるため，数日以内の使用にとどめること．
- 静脈内投与でまれに即時型アレルギー反応が誘発されることあり．
- 使用は1か月に3回程度，1年間に数回程度とする．これを超える場合には，小児の喘息治療に精通した医師に紹介する．

（小児気管支喘息治療・管理ガイドライン2012[2]）

- リウム蓄積，浮腫が起こる可能性がある．数日間以上使用する場合はほかのステロイド薬に変更し，有効性を評価して不要に長期間使用しない配慮が必要である．
- 経静脈投与では，one shotでの投与よりも，10～30分かけて静注するほうが安全である．
- ステロイド薬全身投与は，発作状態の適切な評価に基づいて行い，漫然と使用せず，改善が得られれば早期に中止する．
- アスピリン喘息患者のおおむね半数でみられるステロイド過敏症は，ステロイド製剤に含まれる防腐剤のパラベンだけではなく，コハク酸エステルのステロイドそのものも関与しているとされている．リン酸エステル型製剤であるデキサメタゾン，ベタメタゾンなどを用いたほうが比較的安全とされているが，リン酸エステル製剤でも頻度は少ないが気管支収縮を惹起しうる．
- ソル・メドロール® 静注用40 mgには微量の乳蛋白質が含まれており，牛乳アレルギー患者で過敏症の原因となる可能性がある．

吸入ステロイド薬投与

喘息発作時の吸入ステロイド薬投与の有用性と今後の課題

ICS：inhaled corticosteroid

- 喘息発作における吸入ステロイド薬（ICS）投与の有用性などに関しては，2012年にコクランシステマティックレビューからRCT 20試験1,403例を対象に検証された結果が報告されている（❹）[3]．

今後の課題
- 喘息発作時のICSは有用な治療法である可能性があるものの，ICSの至適投与量や薬剤の種類，さらにどのような条件の患者に適応があるかなどは不明であり，今後解明され，方法論が確立される必要がある．

❹ 喘息発作時の吸入ステロイド薬（ICS）投与の有用性に関するRCT 20試験の結果

喘息発作治療におけるICSの有用性
喘息発作に対する早期のICS投与は，ステロイド薬（経口または経静脈）を全身投与されていない患者において，入院リスクを減少（OR 0.44）させる可能性が示されている．これは，プラセボと比較した場合，発作時のICS投与によって喘息発作100例あたり入院症例が32例から17例に減少することを表しているが，ICS投与量は高用量から低用量までRCTによりさまざまで，小児に2,000 μg/日を要したプロトコールも認められる．
ICSをステロイド薬全身投与に併用投与した場合の有用性
ステロイド薬全身投与にICSを併用投与した場合，入院リスクをより抑制できる可能性が報告されている一方で，最近の検討では否定的な結果が報告されている．呼吸機能や臨床症状の改善が得られるとする十分な根拠は，現在のところ示されていない．
ICSとステロイド薬全身投与の有用性を比較検討した結果
喘息発作に対して，ICSとステロイド薬全身投与を比較したRCT 10試験（小児8試験，成人2試験）では，入院リスクの改善について両群間に明らかな差がみられなかった．

（Edmonds ML, et al. 2012[3]より筆者作成）

❺ 吸入ステロイド薬の間欠投与の有用性に関する RCT 6 試験の結果

- 経口ステロイド薬を必要とする喘息発作を 1 回以上経験するリスクについては，年齢，重症度，治療期間にかかわらず，間欠投与群と連日投与群の間で統計学的有意差が認められなかった（重大な副作用に関しても有意差はみられなかった）．
- ICS 間欠投与群では，連日投与群（ブデソニド，ベクロメタゾン）に比べて，身長が +0.41 cm 伸びていた一方で，治療開始前と比較したピークフロー値，無症状日数，喘息コントロール日数，レスキューとしての $β_2$ 刺激薬使用頻度などの日常の喘息コントロール目標への到達レベルが低く，気道のアレルギー性炎症を反映する呼気 NO は治療開始前に比較して明らかな上昇（16.80 ppb）が観察さている．

（Chauhan BF, et al. 2012[4]）より筆者作成）

- 喘息発作時に ICS がステロイド薬全身投与の代わりに使用可能であるとするエビデンスは不十分であり，日本において小児の喘息発作治療薬として保険適用を有する ICS はなく，現状では急性発作の治療を目的とした ICS の使用は推奨されていない[3]．

吸入ステロイド薬の発作時間欠投与の有用性と今後の課題

- 気管支喘息は，気道の慢性アレルギー性炎症が病態の本質であり，小児においても ICS 適応例では連日使用が基本的な治療戦略である．しかし，患児のアドヒアランス低下や医師の勧めにより喘息発作のときだけ間欠的に ICS が使われている場合も少なくない．
- ICS の間欠投与に関しても，RCT 6 試験（就学前 2 試験，学童期 2 試験，成人 2 試験；12〜52 週間治療）1,211 例を対象に 2012 年にメタアナリシス[4]が実施されている（❺）．

今後の課題
- ICS 連日投与は，呼吸機能，気道炎症，喘息コントロール状態，リリーバー使用の点で，間欠投与よりも優れた結果であった．
- 間欠投与は，身長抑制のリスクが少ないという有利性がある一方で，気道炎症が抑制されていないために将来的な肺の成長ならびに呼吸機能低下のリスクなど，長期予後については未知であるといった問題が残されている．
- ICS 間欠投与に関しては，長期的な有用性についても今後エビデンスが蓄積される必要がある．

文献
1) Rowe BH, et al. Early emergency department treatment of acute asthma with systemic corticosteroids. Cochrane Database Syst Rev 2001；(1)：CD002178.
2) 濱崎雄平ほか監修．日本小児アレルギー学会作成．小児気管支喘息治療・管理ガイドライン 2012．東京：協和企画；2011．
3) Edmonds ML, et al. Early use of inhaled corticosteroids in the emergency department treatment of acute asthma. Cochrane Database Syst Rev 2012 Dec 12；12：CD002308.
4) Chauhan BF, et al. Intermittent versus daily inhaled corticosteroids for persistent asthma in children and adults. Cochrane Database Syst Rev 2012 Dec 12；12：CD009611.

Question

喘息発作のコントロールが良くないときにはどうしたらよいですか？

Answer

① 喘息以外の疾患，② 治療困難喘息，③ 不十分な薬物治療または難治喘息の3つの観点から整理し，原因検索を進めます．まずは「本当に喘息でよいのか？」という疑いをもち，喘息の所見に合致しない場合，喘息以外の疾患を鑑別します．次に原因となる環境因子の持続的な曝露，増悪因子となる合併症や背景疾患，アドヒアランス，思春期，吸入治療の有効性などをチェックし，治療困難喘息の原因を調べます．いずれも問題がなければ，不十分な薬物治療または難治喘息と考えられるため，「小児気管支喘息治療・管理ガイドライン(JPGL)2012」を参考に治療のステップアップを行います．

港　敏則｜公立豊岡病院組合立豊岡病院小児科

---

*1
治療困難喘息
喘息の基本病態である慢性気道炎症や気道過敏性以外の要因，すなわち ① 原因となる環境因子の持続的な曝露，② 増悪因子となる合併症の併存，背景疾患の存在，③ アドヒアランス不良，④ 思春期であること，⑤ 不適切な吸入治療などにより喘息コントロールが不良となっている喘息をいう．

- 気管支喘息(喘息)発作のコントロールが不良であるときは，① 喘息以外の疾患，② 治療困難喘息*1(difficult-to-treat asthma)，③ 不十分な薬物治療または難治喘息 (treatment-resistant asthma)の3つの観点から整理し，コントロール不良の原因を探る(❶)[1]．

喘息以外の疾患の鑑別

- まずは「本当に気管支喘息でよいのか？」という疑いをもつことが大事である．喘息は，「小児気管支喘息治療・管理ガイドライン(JPGL)2012」[2]に

❶ 気管支喘息発作コントロール不良時の対応

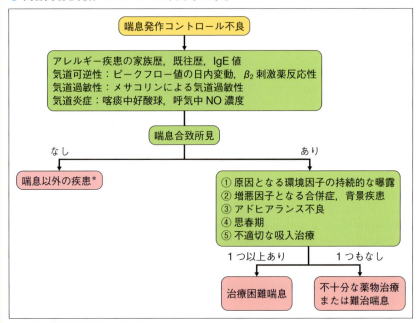

* p.18の❶より鑑別を進める．

記載されているとおり，気道の慢性炎症と過敏性を基本病態とする発作性の気道狭窄疾患である．非発作時は気道狭窄による気流制限がみられないことが多いため，診断にあたってはアレルギー疾患の家族歴，既往歴，IgE値に加え，①気道狭窄の可逆性，②気道過敏性，③気道炎症を確認する必要がある（❷）．

- 喘息に特徴的な所見がないときは，喘息以外の疾患を丁寧に鑑別していく必要がある（p.18 ❶ 参照）．

治療困難喘息

- この群ではステロイド治療の追加・増量あるいはヒト化抗ヒトIgEモノクローナル抗体（オマリズマブ）治療の対象とはならない．

原因となる環境因子の持続的な曝露があるか

- ❸は冨田らが記した気管支喘息発症機序の模式図[3]を，筆者が一部追加して作成した気管支喘息悪化要因の模式図である．診察にあたってはさまざまな環境因子に配慮して対応する[*2]．

増悪因子となる合併症や背景疾患があるか

- ❹に示す合併症[2]併存により喘息コントロールが不良となることがある．とくにアレルギー性鼻炎，副鼻腔炎，胃食道逆流症は喘息の長期的経過に影響を与えると考えられ，その適切な診断と治療が重要となる．
- その他，腎疾患で使用されるアンジオテンシン変換酵素阻害薬，心疾患で使用されるβアドレナリン遮断薬は，喘息症状悪化のおそれがある．さ

❷ 喘息以外の疾患の鑑別に際しての確認

気道狭窄の可逆性

ピークフロー値の日内変動を確認し判断する．また1秒量の低下がある症例では，短時間作用性β_2刺激薬を吸入させて1秒量の改善を観察し，可逆性の確認を行う．

気道過敏性

気管支収縮薬のメサコリンをごく薄い濃度から順に吸入させ1秒量が20%以上低下したところの濃度で評価するが，専門病院での実施が必要となる．

気道炎症

喀痰中の好酸球や呼気中の一酸化窒素（FeNO）の上昇で評価する．

[*2]
JPGL2012[2]にも第4章に「危険因子とその予防」が23ページにわたり解説され，患者教育を行ううえで一読しておく必要がある．

❸ 気管支喘息悪化要因の模式図

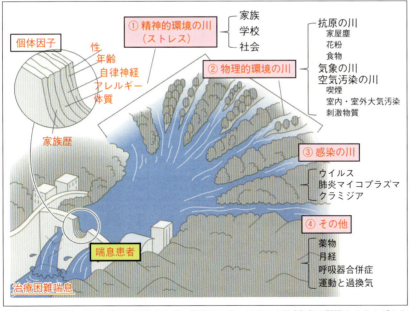

喘息患者は決壊しているダムに相当するが，診察にあたっては，上流（患者に影響するさまざまな環境因子：①〜④）を意識して対応する必要がある．
*④その他をJPGL2012のp.46 表4-1に含まれる項目から追加．

（冨田和巳．2003[3]より一部追加）

❹ 小児気管支喘息の合併症

他のアレルギー性疾患	呼吸器関連合併症	
	急性増悪期	慢性経過中
アトピー性皮膚炎	air leak syndrome	アレルギー性鼻炎
食物アレルギー	皮下気腫,縦隔気腫,気胸	副鼻腔炎
アナフィラキシー反応	無気肺・肺虚脱	胃食道逆流症
アレルギー性鼻炎	鋳型気管支炎(plastic bronchitis)	胸郭変形
アレルギー性結膜炎		
花粉症		

(小児気管支喘息治療・管理ガイドライン 2012[2])

らに活動期のバセドウ病を合併した喘息児に対して、喘息発作時に使用する$β_2$刺激薬は、頻脈を助長するおそれがある.
- 背景疾患をもつ児は、各専門分野と連携してより良い喘息管理をめざす必要がある.

アドヒアランスは大丈夫か

- 成人の報告ではあるが、喘息は他疾患に比べアドヒアランス不良であり、臨床経験から小児も同様と考える.したがって「アドヒアランスは大丈夫か?」を念頭において喘息診療にあたる必要がある.
- 小児の場合、保護者との関係を意識し、乳児期から思春期へと各年齢に応じた対応が重要である.すなわち、乳幼児では説明・指導は主に保護者に対して行われるが、思春期を迎えるころにも従来と同様に行うと、児のアドヒアランスを低下させる場合がある.
- その他、アドヒアランス低下の一因として、医師、患児、保護者間での喘

*3
アドヒアランス向上に関して大事なことは、患児、保護者に適した方法を見つけて実践させ、実践できたことはしっかりと評価する(ほめる)ことだと筆者は考える.

*4
身体的・精神的・社会的影響を受ける思春期の特徴を熟知したうえで喘息を管理することが重要となる.関わり方については、JPGL2012[2]、第9章 思春期～青年期喘息に「思春期喘息への対応」としてまとめられており、❺に示す.

❺ 思春期喘息への対応

1. 思春期喘息の特徴・病態の変化をよく理解する
2. 評価
 1) アドヒアランスの評価
  阻害要因確認,アドヒアランス向上の工夫
  受診しやすいシステムの確立
 2) コントロール状態の評価
  喘息日記,PEFモニタリング,運動誘発喘息
  JPAC:Japanese Pediatric Asthma Control Program
  C-ACT:Childhood Asthma Control Test
 3) リモデリングや末梢気道閉塞,気道炎症の評価
  PEF値の日内変動,フローボリューム曲線
  呼気中NO検査
3. 自己管理能力向上のための支援
 ・患者・家族との信頼関係,パートナーシップの確立
 ・わかりやすい説明
 ・患者教育プログラム
 ・死に至る病気であることの自覚を促す
 ・禁煙・入学・進学・就職・妊娠・出産のアドバイス
 ・アクションプランの提供
 ・治療目標の再確認
4. 連携
 1) 地域
  ・急性発作時の救急対応指示書
  ・情報提供書
 2) 学校
  ・学校生活管理指導表の活用
  ・修学旅行,課外活動,旅行などに際しての注意事項や紹介状
 3) 職場
  ・周囲の理解や配慮を得るための支援
5. 合併症の確認
 ・アレルギー性鼻炎,副鼻腔炎
 ・縦隔気腫,皮下気腫,気胸
 ・心身症
6. 治療の再評価
 ・現在の治療の再評価
 ・症状がコントロールされていない場合は治療を強化する.

(小児気管支喘息治療・管理ガイドライン 2012[2])をもとに作成)

息コントロールの認識差があげられる．そのため，治療内容，目標，治療期間の見通し，用いる薬物の副作用を定期的に具体的に丁寧に説明し，医療側と患児・保護者の理解が共有されることが大事である[*3]．

思春期であるか

- 思春期は喘息コントロール不良となり，リモデリングの形成，喘息死という問題が増加する時期である．したがって思春期の特徴を理解し喘息管理を進める必要がある[*4]．
  - ▶ 思春期は，二次性徴という内分泌学的に大きく変化する時期であり，喘息もその影響を受け，有経喘息症例の30～40％に月経関連喘息がみられる．
  - ▶ 自立に向かって両親に対し「依存」と「反抗」の葛藤時期であり，精神的にも不安定となる．その結果，心因性喘息がみられる時期でもあり，心因性咳嗽，過換気症候群，声帯機能障害（VCD）など，ほかの心因性疾患との鑑別が必要となる．
  - ▶ 対人関係の広がりで喫煙の問題も生じる時期である．

吸入治療は適切か

- 喘息においては，気道炎症の抑制，気流制限の軽減を目的に，薬剤を直接病変部である気道に到達させる吸入療法は有用で合目的な治療法である．しかし効果発現のためには薬物粒子がエアゾール化され，標的部位である小〜中気道に確実に到達する必要があり，適切な粒子径や吸入速度が求められる．したがって，治療効果を得るには吸入器の選択，吸入手技が重要となる．
- 現在用いられている吸入方法には，加圧噴霧式定量吸入器（pMDI），乾燥粉末定量吸入器（DPI）とネブライザーがある．JPGL2012[2)]に記載されている年齢別吸入機器と補助器具の組み合わせはp.46 ❸を参照されたい[*5]．

📋 不十分な薬物治療または難治喘息

- 喘息以外の疾患の否定，治療困難喘息でないことの確認ができれば，不十分な薬物治療または難治喘息として管理する．
- 具体的には，現在の薬物治療内容を確認し，JPGL2012[2)]に沿って患児の「現在の治療ステップを考慮した小児気管支喘息の重症度」と「コントロール状態」を評価して治療を再考する．そしてJPACやC-ACT，喘息日記，ピークフローモニタリング，呼吸機能検査による気道狭窄の可逆性，気道過敏性，気道炎症の程度を指標として治療を進める[*6]．

⤵ 文献

1) 金子正博．難治性喘息．泉孝英編．最新医学別冊 新しい診断と治療のABC2/呼吸器2 喘息．2011：176-91．
2) 濱﨑雄平ほか監修．日本小児アレルギー学会作成．小児気管支喘息治療・管理ガイドライン2012．東京：協和企画；2011．
3) 冨田和巳．気管支喘息．冨田和巳責任編集・監修．小児心身医学の臨床．東京：診断と治療社；2003．p.94-9．
4) 小田嶋博．小児喘息に対するオマリズマブ．喘息2015；28：98-102．

VCD：vocal cold dysfunction

pMDI：pressurized metered dose inhaler

DPI：dry powder inhaler

[*5]
患児の年齢や吸入能力に応じた吸入器の選択が大事であり，確実に吸入できる最善の方法を選択しなければならない．

[*6]
臨床の場では期待どおりの経過を示さないことも多々あり，ステロイド抵抗性の難治喘息も一部の症例でみられる．

抗IgE抗体製剤（オマリズマブ）の登場とフェノタイプの研究

2009年に難治喘息に対する介入として生物学的製剤である抗IgE抗体製剤（オマリズマブ）が登場し，2013年には6歳以上の小児にも使用できるようになった．そして成人ではFeNO高値，末梢血好酸球高値，血清ペリオスチン高値例では一定の効果を得ているが，小児の適応に関してはまだまだ検討が必要であり，さらに費用対効果，注射による疼痛，溶解方法，中止時期，長期間使用に伴う副作用の有無など課題も多い[4)]．
近年，臨床的表現型（フェノタイプ）の研究が進み，統計的手法を用いたクラスター解析を行うことで，一部のフェノタイプでは，管理，予後がわかるようになってきた．今後，難治喘息に対してこの分野の研究が進み，より良い管理の確立が期待される．

Question

喘息がある場合に運動してもよいですか？

Answer

喘息があっても適切に対応をすれば運動制限は必要ありません．運動誘発喘息がある場合は，運動15分前に短時間作用性β_2刺激薬の吸入，長期管理として吸入ステロイド薬やロイコトリエン受容体拮抗薬の使用，またウォーミングアップ，インターバルトレーニングなどの方法により予防可能です．

手塚純一郎｜福岡市立こども病院アレルギー・呼吸器科

---

*1
運動誘発喘息（EIA）
運動により誘発される喘息発作をいう．気道の冷却・再加温や水分喪失によって気管支が攣縮することで生じ，気道過敏性が亢進していることを意味している．

EIA：exercise induced asthma

運動誘発喘息*1 の特徴

- 運動の質・量・持続時間に影響され，冬季のマラソンやサッカーでは起こりやすく，温水プールでの水泳やウォーキングでは起こりにくい（❶）[1]．
- 重症度が高いほど起こりやすく，運動強度が増す中学・高校生に有症率が高い（❷）[2]．

❶ EIA の強度と運動の種類

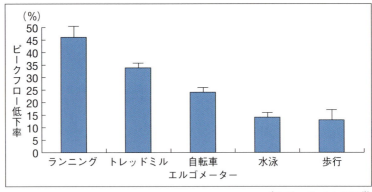

(Godfrey S, et al. 1973[1])

❷ 喘息重症度別にみた EIA の頻度

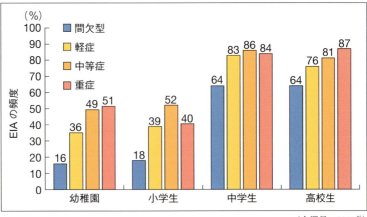

(赤澤晃．2009[2])

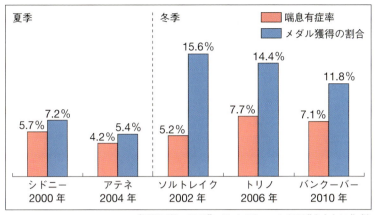

❸ オリンピック選手の喘息有症率とメダル獲得の割合

(西間三馨. 2012[3]; Fitch KD, et al. 2008[4])をもとに作成)

- 喘息があっても適切にコントロールできればオリンピック出場も不可能ではない(❸)[3,4]・*2.

運動誘発喘息の診断

- 気管支喘息患者に運動中に咳嗽,喘鳴,呼吸困難がみられた場合に EIA を疑う.
- 運動負荷試験で FEV_1 の最大低下率が 15% 以上を示せば診断は確定できる[5].

運動誘発喘息の治療・予防

- EIA が起こった際は運動を中止し,可能であれば短時間作用性 $β_2$ 刺激薬の吸入を行う.
- 薬物による予防は運動 15 分前に短時間作用性 $β_2$ 刺激薬の吸入を行う.
- 短時間作用性 $β_2$ 刺激薬の運動前投与で EIA が抑制できない場合や,日常的に使用を要する場合は,吸入ステロイド薬やロイコトリエン受容体拮抗薬による長期管理を行う.
- 薬物以外に EIA を予防する手段としては,ウォーミングアップ,インターバルトレーニング,マスク着用などがある.

*2
WADA(国際アンチ・ドーピング機構),JADA(日本アンチ・ドーピング機構)ともに喘息の長期管理薬は禁止薬物に指定されていない.発作治療薬も基本的に使用できるが,TUE(治療使用特例)が求められることもある.

TUE:Therapeutic Use Exemption

FEV_1:1 秒量

文献

1) Godfrey S, et al. Problems of interpreting exercise-induced asthma. J Allergy Clin Immunol 1973;52:199-209.
2) 平成 21 年度厚生労働科学研究費補助金総合研究報告書.気管支喘息の有病率,ガイドラインの普及効果と QOL に関する全年齢全国調査に関する研究.主任研究者:赤澤晃.2009.
3) 西間三馨.運動誘発喘息とエリート運動選手.喘息 2012;25:54-9.
4) Fitch KD, et al. Asthma and the elite athlete:summary of the International Olympic Committee's consensus conference, Lausanne, Switzerland, January 22-24, 2008. J Allergy Clin Immunol 2008;122:254-60.
5) 濱崎雄平ほか監修.日本小児アレルギー学会作成.小児気管支喘息治療・管理ガイドライン 2012.東京:協和企画;2011.

気管支喘息

Question
喘息治療薬へのアドヒアランスが悪いときはどうしたらよいですか？

時間を確保して喘息について教育を行います．母親だけでなく，患児に関わるできるだけ多くの家族に指導します．また，薬に関しては，服薬・吸入手技の助言やその家庭に合った薬の選択が必要です．患児と保護者を治療の主役にして，目標に向かってともに取り組みます．できなかったことを叱ることよりも，できたことをほめることが大切です．

大石　拓｜高知大学医学部小児思春期医学教室

ICS：inhaled corticosteroid

喘息発作による入院と背景

吸入ステロイド薬（ICS）が普及した現在，喘息発作による入院は激減した[1]．入院を要する児は，アドヒアランス不良の児が多くを占め，十分なコントロールがなされておらず，夜間や休日に時間外受診することが多い．アドヒアランスを向上させるには，患者教育が重要である．

小児科医は子どもの総合医といわれているように，幅広い疾患を診療しなければならず，教育に十分な時間をとることができない医療機関も多い．また，患者・保護者のモチベーションは，診療所，一般病院，アレルギー専門病院，さらに地域によっても異なる．

アレルギーを専門とする診療所などでは，夜間や休日を利用して個別に時間を設定して教育をしているところもある．また，小児アレルギーエデュケーター（日本小児難治喘息・アレルギー疾患学会）が指導・教育に当たっている施設もある．

*1
説明はできるだけ平易なことばで行い，文字だけでなく絵を利用したほうが理解されやすい．DVDや冊子を渡しただけでは見ない人がいるので注意する．一度にすべてを説明しても理解されにくいので，繰り返し説明，または日を変えながら少しずつ説明していく必要がある．

❶ アドヒアランスに影響する因子

定期吸入薬
① その有益性の理解
② 吸入スキルと管理の習得
③ 家族のサポート
④ 副作用の不安
⑤ 医師からの説明

定期内服薬
① 内服効果・有益性の理解
② 家族のサポート
③ 副作用の不安
④ 与薬スキル
⑤ 服薬の習慣

患者教育で重要なこと

- 患児・家族とパートナーシップを確立し，信頼関係を築くことが第一である．医療従事者が喘息についての知識を一方的に与えても効果はなく[2]，患児・保護者のモチベーションを上げるための教育が必要である[3]．
- 教育の内容は，喘息の症状，病態，増悪因子と環境整備，治療薬（効果と副作用），予後，日常の患児との関わり方（行動療法）が含まれる．そして時には喘息死もありうることを説明する*1．

アドヒアランスを向上させる方法

- アドヒアランスに影響を与える5因子（❶）[4]を考慮した患者教育が重要である．
- 日常生活が多忙な患者や保護者には習慣になっているものに組み込む（可

- 能な薬剤は食事の前に服用するなど)も一つの方法である.
- 同胞が多かったり, 共働きの場合は, どうしても対応できないこともある. そのようなときは, 夫婦間または家族同士によるサポートが欠かせない*2. したがって, 教育はできるだけ両親（できれば祖父母もともに）に行う必要がある.
- 良好なアドヒアランスを継続させるためには, 喘息管理の短期的, そして長期的目標を患児・保護者に示すことである. たとえば, すぐに達成できそうな目標を立て, 喘息日誌や肺機能, 呼気一酸化窒素濃度(可能な年齢の児)なども指標にしながら, 年齢に応じた行動療法を行い, できた場合はほめて, 自己効力感を与える. できていないことがあっても叱るのではなく, できたところをほめることが重要である. そして学校などのイベントに欠席せずに参加できることを次の目標として, さらに寛解・治癒を長期目標にしていく.
- 患児が発作で入院したときには, モチベーションが上がっており, 教育のチャンスでもある. また, 発作でなくても, 外来で十分アドヒアランスを上げることが難しければ, 教育入院が必要である.

*2 野球やサッカーにたとえると, 抜けたボールは仲間がカバーする精神である.

家族の協力が得られないとき
ネグレクトが疑われ命の危険性が考えられる場合には, 地域の保健師や児童相談所と連携して対応していく必要がある.

地域連携
喘息の管理はかなり容易にはなったが, 今後は, アドヒアランス不良な患児・家族にいかに対応するかが課題である. 患者教育の時間にゆとりがなければ, 教育を専門施設に依頼するのもよいと考える. 専門施設, 一般病院, 診療所のそれぞれの役割を重んじつつ連携していかなければならない.

吸入薬の選択

- 薬剤の選択は, 家庭背景, 仕事や育児, 同胞の数, 経済的な負担も含めて考えなければならない.
- 低年齢の場合, 時間的にも経済的にもゆとりのある人には, ネブライザーがあれば, 発作時にβ₂刺激薬, 長期管理薬として吸入ステロイド薬(ICS)も使用できる. しかし, 時間的に余裕がない人のICSには, スペーサー(吸入補助器具)を用いた加圧噴霧式定量吸入器(pMDI)が望ましい. 一方, 年長児では, ドライパウダー定量吸入器(DPI)などの選択肢も増える. また, β₂刺激薬のpMDIやDPIも用法・用量を正しく守ってくれる患児・家族には処方可能であるが, 簡易であるため受診のタイミングの遅れにならないように注意が必要である.

pMDI : pressurized metered dose inhaler

DPI : dry powder inhaler

年齢別教育方法[5]

- **乳児期**：この時期の対象は保護者である. 内服薬を上手に飲ませる方法や嫌がらずに吸入させる方法の助言が必要である(❷).
- **2～4歳**：吸入や服薬がかなり難しい年齢である. しかし, 好奇心が旺盛で, なんでもまねをしたい年齢でもある. まず, 道具を持たせて, 興味をもたせ, 上手にできたらほめる. 同胞がなにか服薬をしているときは, その同胞をほめることで, 自分もほめられたいと思い, 自ら進んで服薬するようになることもある.
- **5歳～小学校低学年**：喘息の継続的な治療の必要性が少しずつわかるようになる. 患児の好きなテレビヒーローを治療薬にたとえ, ダニやかぜなどを怪獣にたとえて説明すると容易に理解される. ピークフローや吸入補助器具(スペーサー)の使い方などは, 遊びを取り入れて, 好きなキャラク

❷ 吸入を嫌がる乳幼児への対応

- 保護者が怖い顔・不機嫌な顔で吸入させないことである．吸入とは嫌なものであるというイメージがさらに強化されるおそれがある．
- 上手に吸入できたら，カレンダーなどにシールなどを貼って楽しいイメージをつくるとよい．恐怖感をなくすためには，まず保護者や同胞が器具を楽しそうに使ってみせることも効果的である．とくにネブライザーでは，吸入中のみ好きなDVDを見せ，吸入が終われば消すというのも有用である．
- どうしても嫌がって泣いてしまう場合も，吸入が終わったときにほめることが必要である．

ターのシールを貼るなどして楽しく治療に取り組めるようにするとよい．

- **前思春期(小学校高学年)**：患児の理解度に合わせて病態生理と治療の必要性を少しずつ直接本人に行い，ほめながら治療意欲を導いていく．ただ単純に毎日ほめるのでは効果がなくなるため，時期を見計らって間欠的にほめることが有用である．
- **思春期(中学校以降)**：前思春期の段階で主体的に治療することの必要性が理解できていれば，主体はすみやかに保護者から患児に移行できる．一方，遅れた場合は，突然アドヒアランスが悪化することもある．反抗期でもあり，喘息死に注意が必要である．また，心理的因子も隠れている可能性があり注意が必要である．この時期も保護者から患児へのサポートは必要である．

⤴ 文献

1) 西間三馨．小児気管支喘息ガイドライン(JPGL)の再評価と展望 JPGLが果たしてきた役割．アレルギー・免疫 2015；22：1042-7.
2) Gibson PG, et al. Limited (information only) patient education programs for adults with asthma. Cochrane Database Syst Rev 2002；(2)：CD001005. DOI:10.1002/14651858.CD001005
3) Borrelli B, et al. Brief motivational interviewing as a clinical strategy to promote asthma medication adherence. J Allergy Clin Immunol 2007；120：1023-30.
4) 飯尾美沙ほか．喘息患児を養育している保護者の服薬アドヒアランスに影響を与える要因．アレルギー 2011；60：593-603.
5) 濱崎雄平ほか監修．日本小児アレルギー学会作成．小児気管支喘息治療・管理ガイドライン2012．東京：協和企画；2011.

難治性喘息と新規治療薬

Question
喘息が治りにくいのはどういう場合ですか？
その場合，どのように対応したらよいですか？

難治性喘息は，治療薬のコンプライアンスが不良，繰り返す抗原の曝露，受動喫煙，気道感染，胃食道逆流症，慢性副鼻腔炎などが影響します．これらの原因に対して介入しても改善効果を認めない場合には，現在使用している長期管理薬の治療効果不十分と考えて，ヒト化抗ヒトIgE モノクローナル抗体製剤であるオマリズマブの追加治療が効果的です．

吉原重美｜獨協医科大学医学部小児科学

難治性喘息の定義，原因

- 難治性喘息とは，「小児気管支喘息治療・管理ガイドライン2012（JPGL 2012）」[1]で定義される最重症持続型のアレルギー性喘息と診断され，❶に示すように高用量の吸入ステロイド薬に2剤以上の長期管理薬を追加しても，喘息症状を十分コントロールできない場合をいう．
- ❷に，小児難治性喘息の原因を示す．

難治性喘息の治療

- 難治性喘息を治療するうえで，❷に示す原因検索をしっかりと行い，その原因に対する適切な治療を早期に実施することが重要である．
- 原因検索を行って治療しても改善効果を認めず，治療薬が不十分と考えられる場合，吸入ステロイド薬の増量や長期管理薬の併用治療も必要となる．
- 2剤以上併用しても治療効果が得られない場合は，❶に示すような難治性喘息と診断され，体重20 kg 以上の小児にヒト化抗ヒトIgE モノクローナル抗体製剤であるオマリズマブの適応となる．

❶ 小児難治性喘息の定義

| JPGL2012 で定義される最重症持続型の
アレルギー性喘息と診断 |
|---|
| そのなかで |
| フルチカゾン＞200 μg/日（高用量）
または相当量の吸入ステロイド薬
および
2剤以上の喘息治療薬
（ロイコトリエン受容体拮抗薬，テオフィリン薬，
クロモグリク酸ナトリウム，長時間作用性 β_2 刺激薬，
経口ステロイド薬，Th2 サイトカイン阻害薬のなかから2剤以上）
を使用しても喘息症状を十分コントロールできない場合 |

❷ 小児難治性喘息の原因

- 治療薬のコンプライアンスが不良
- 治療薬が不十分
- 繰り返す抗原の曝露
- 受動喫煙
- 気道感染
- 胃食道逆流症
- 慢性副鼻腔炎

❸ 小児難治性喘息におけるオマリズマブの臨床効果

試験名	報告者	重症度（対象年齢）	患者数（人）	主要評価項目に対する成績	投与期間（週）
無作為化割付け試験	Lanier B, et al. J Allergy Clin Immunol 2009	中等症〜重症（6〜<12）	628	増悪回数減少	52
	Kulus M, et al. Curr Med Res Opin 2010	重症（6〜<12）	246	増悪回数減少	52
	Milgrom H, et al. Pediatrics 2001	中等症〜重症 コントロール良好（6〜12）	334	ステロイド減量効果あり	28
	Busse W, et al. N Engl J Med 2011	喘息の症状がある患者：すべての重症度（6〜20）	419	無症状日数増加	60
実臨床における試験	Brodlie M, et al. Arch Dis Child 2012	重症（5〜16）	34	ステロイド減量効果あり	16
	Deschildre A, et al. Eur Respir J 2013	重症（6〜18）	104	喘息コントロール改善	52
日本における第Ⅲ相試験	Odajima H, et al. Allergol Int 2014	重症（6〜15）	38	遊離IgE濃度減少	24

オマリズマブの臨床効果

- ❸に示すように，いずれもオマリズマブ投与によって，それぞれの主要評価項目である症状増悪の回避，ステロイド減量，無症状日数の延長，喘息コントロール，遊離IgE濃度減少に効果があったと示されている[*1]．

ガイドラインにおけるオマリズマブの位置づけ

- 現在，2017年の発刊に向けてJPGL2012の改定作業が行われている．その際，オマリズマブは，エビデンスに基づき位置づけが決定されるが，治療ステップ4の追加治療として推奨される可能性が高いと考えられる．現在，❹に示すような保険適用患児に対して使用されている[*2]．

*1 日本での報告[2)]は，第Ⅲ相臨床試験における効果をみたもので，主要評価項目である遊離IgE濃度減少とともに症状増悪の回避を認めた．

*2 オマリズマブを使用している児童は，小児（18歳未満）慢性特定疾患の申請が可能となり，経済的負担が軽減される．

❹ オマリズマブが使用できる小児喘息の患児選択フローチャート

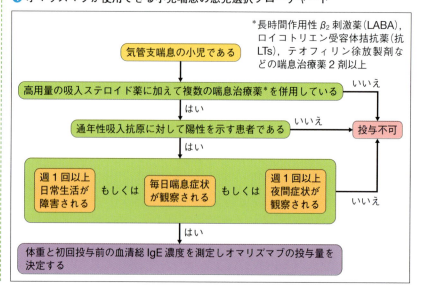

小児難治性喘息へのオマリズマブの使用

- 日本の小児喘息の特徴は，ダニによるアトピー性喘息の頻度が高いことである．小児喘息の重症・難治化は，IgE 依存性アレルギーによる Th2 系炎症の関与が強く[3]，難治性喘息にオマリズマブは効果的と考えられる[4]．
- リモデリングを起こす前に使用するのが重要なポイントである．

小児難治性喘息に期待される新規治療薬

　近年，IgE に依存しない自然型アレルギーの関与する喘息が話題になっている[5]．上皮細胞から産生された IL-25，IL-33，TSLP (thymic stromal lymphopoietin) がマスト細胞や好塩基球，2 型自然リンパ球 (ILC2) に作用して，Th2 サイトカインである IL-4，IL-5，IL-13 などの産生を誘導する．IL-25，IL-33，TSLP は気道上皮細胞に存在し，アレルゲンやウイルスの刺激によって産生され，自然型喘息を誘導する可能性が考えられている．

　これらの分子に対する抗体療法が現在治験中であり，臨床への応用が期待されているヒト化抗 IL-5 抗体 (mepolizumab) や IL-4Rα に対する完全ヒトモノクローナル抗体 (dupilumab) は，気管支喘息の増悪の頻度やリスクを有意に低下させ，抗 IL-13 抗体 (lebrikizumab) はプラセボ群と比較し有意に肺機能の改善を認めている．その他にも抗 IL-25 抗体，抗 IL-33 抗体，抗 TSLP 抗体の研究も進んでおり，小児の難治性喘息への効果が期待される．

文献

1) 濱崎雄平ほか監修．日本小児アレルギー学会作成．小児気管支喘息治療・管理ガイドライン 2012．東京：協和企画；2011．
2) Odajima H, et al. Omalizumab in Japanese children with severe allergic asthma uncontrolled with standard therapy. Allergol Int 2015；64：364-70.
3) Wenzel SE. Asthma phenotypes: the evolution from clinical to molecular approaches. Nat Med 2012；18：716-25.
4) 吉原重美ほか．喘息の薬物コントロール—小児気管支喘息の現状と今後の課題．Prog Med 2015；35：1581-8.
5) Barnes PJ. Approaches to asthma-chronic obstructive pulmonary disease overlap syndromes. J Allergy Clin Immunol 2015；136：531-45.

喘息はどの時点で治ったと判断すればよいですか？

無治療で喘息症状を認めない状態を「寛解」とよびますが，気道炎症は持続している可能性があります．小児喘息の多くが思春期ごろに明らかな発作をあまり認めなくなりますが，成人期における喘息寛解率は低いことが報告されています．とくに喘息の重症度が高い患者では，学童期〜青年期の呼吸器症状の有無にかかわらず，長期的な経過観察が必要と考えられます．

井上祐三朗｜東千葉メディカルセンター小児科

小児喘息の寛解と気道炎症

- 喘息の寛解や治癒についての国際的な基準はない．日本の「小児気管支喘息治療・管理ガイドライン2012」では，無投薬でも喘息症状がない状態を「寛解」と定義し，「寛解」が5年以上続いた状態を「臨床的治癒」，さらに呼吸機能と気道過敏性も正常な状態を「機能的治癒」と定義している．
- 喘息は気道の慢性炎症性疾患であり，症状がなく呼吸機能が正常でも，気道炎症が存在している可能性がある．
  - ▶ アトピー型喘息をもつ学童においては，少なくとも1年間寛解状態にあっても，気道の好酸球性炎症が存在していた[1]．
  - ▶ 小児喘息の既往がある成人において，気管支生検や呼気NOなどの検討を行った研究では，臨床的に寛解状態であっても好酸球を含めた炎症細胞の気道への浸潤と基底膜の肥厚を認めた．寛解状態であっても，潜在性の気道炎症による気道リモデリングの進行が懸念される（❶）[2]．

乳幼児喘息の寛解

- 乳幼児期に反復性喘鳴を呈する児の多くは乳幼児喘息と診断されるが，成

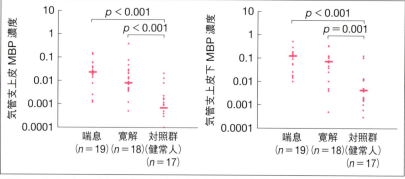

❶ 気管支生検（喘息，寛解，対照群）による上皮・上皮下MBP濃度

MBP：major basic protein（気道上皮の損傷を引き起こす蛋白質）

長に伴い喘鳴が消失し，学童期以降には喘息と診断されない児が存在する*1．
- 乳幼児期の反復性喘鳴から学童期以降の喘息への進展に関わるさまざまなリスク因子が明らかとなっている．これらのリスク因子をもつ場合は，喘息への進展を念頭においた長期管理を考慮すべきである．
  - 乳幼児期に喘鳴を呈する児において，将来の喘息を予測する方法として，mAPIなどの基準が提唱されている．mAPIの陽性的中率は35〜51％と高くはないが，陰性的中率は83〜93％と高い[4]．したがって，mAPIが陰性の乳幼児喘鳴の場合には，喘息へと進展しない可能性を念頭に診療にあたるとよい．
  - 米国の出生コホート研究であるCOAST studyでは，17q21領域の遺伝子多型をもつ児が，3歳の時点でのライノウイルス（HRV）感染による喘鳴が多く，学童期以降の喘息の有病率が高いことを明らかにしている．遺伝因子と環境因子の双方が，乳幼児喘鳴から学童期喘息への進展には重要であると考えられる[5]．

学童期喘息の寛解

- 乳幼児期から学童期に喘息症状を認めていても，10代には発作回数が減少し，一見すると治癒したようにみえることがある．しかし，成人期に発作回数が増加し，再燃する患者が存在することに留意する必要がある*2．
- 学童期において吸入ステロイド薬（ICS）による長期管理をしっかりと行っても，治癒には容易には至らないことが報告されている*3．
- 興味深いことに，小児期に重症持続型喘息だった児は，50歳の時点での慢性閉塞性肺疾患の有病率も高いことも明らかとなっている[6]．
- 小児期の喘息の重症度が高い患者においては，学童期〜青年期の呼吸器症状の有無にかかわらず，長期的な経過観察が必要と考えられる．

文献
1) Warke TJ, et al. Outgrown asthma does not mean no airways inflammation. Eur Respir J 2002；19：284-7.
2) Van Den Toorn LM, et al. Airway inflammation is present during clinical remission of atopic asthma. Am J Respir Crit Care Med 2001；164：2107-13.
3) To T, et al. Persistence and remission in childhood asthma: a population-based asthma birth cohort study. Arch Pediatr Adolesc Med 2007；161：1197-204.
4) Savenije OEM, et al. Predicting who will have asthma at school age among preschool children. J Allergy Clin Immunol 2012；130：325-31.
5) Calışkan M, et al. Rhinovirus wheezing illness and genetic risk of childhood-onset asthma. N Engl J Med 2013；368：1398-407.
6) Tai A, et al. The association between childhood asthma and adult chronic obstructive pulmonary disease. Thorax 2014；69：805-10.
7) Covar RA, et al. Predictors of remitting, periodic, and persistent childhood asthma. J Allergy Clin Immunol 2010；125：359-66.e3.

---

*1 カナダのオンタリオ州の地域住民を対象としたコホート研究では，6歳前に喘息と診断された34,216人の児の約半数が，11歳までに入院や外来通院で喘息の治療を必要としなくなっていた[3]．

mAPI：modified Asthma Predictive Index

HRV：human rhinovirus

*2 オーストラリアにおいて，7歳の喘鳴既往児を50歳まで観察しているMelbourne Asthma Studyでは，7歳の時点で持続型喘息と診断された児の50歳の喘息寛解率は35％，10歳の時点で重症持続型喘息と診断された児の50歳の喘息寛解率は15％と低かった．すなわち，小児喘息の寛解率はそれほど高くはなく，とくに学童期までの喘息重症度が高い患者においては，成人期に至るまでの慎重な管理が必要であることが示唆される[6]．

ICS：inhaled corticosteroid

*3 5〜12歳の軽症〜中等症持続型喘息患者を対象としてICSによる介入を行ったCAMP studyでは，ICS介入後の観察を行っているが，4年間の観察期間のなかで寛解を維持したのはわずか6％であり，残りの94％では喘息症状を認めていた[7]．

● 気管支喘息

Question
小児の喘息でリモデリングは起こりますか？
吸入ステロイド薬はリモデリングの抑制に有効ですか？

以前は長期間にわたる気道炎症の結果としてリモデリングに至ると考えられ、成人に認められるようなリモデリングの所見は小児、とくに低年齢児では認められないと考えられていました。しかし、最近の研究によって、すでに2歳ごろから気道のリモデリングが認められることが明らかとなり、リモデリングは気道炎症とは独立した喘息の基本病態と考えられるようになりました。一方、吸入ステロイド薬（ICS）のリモデリングへの効果については、成人喘息での臨床試験においても結論が出ておらず、小児ではいまだ十分なエビデンスがありません。

足立雄一｜富山大学大学院医学薬学研究部小児発達医学講座

リモデリングとは

気道リモデリングは、気道上皮細胞傷害、網状基底膜（RBM）肥厚、気道平滑筋（ASM）と杯細胞の肥大と増生、血管新生など気道の構造上の変化と定義される。Tsartsaliらは、呼吸器疾患以外で亡くなった47人の未熟児と新生児（在胎22週～8か月）、40人の小児（生後1か月～17歳）、23人の成人（17～90歳）の病理組織を用いて気道上皮下のRBMの成長を検討した。その結果、RBMは在胎30週ごろから認められ、その後17歳まで年齢が増すにつれてRBMの厚みが増すが、成人期には加齢とともにRBMの厚さは減少傾向になることが示されている[1]。

RBM : reticular basement membrane

ASM : airway smooth muscle

小児喘息におけるリモデリングの位置づけ

● リモデリングの概念が提唱され始めた1990年前後には、生検が比較的容易な成人喘息患者において検討が進められ、気道リモデリングは慢性の気道炎症の結果として生じ、喘息の重症化に関与すると考えられていた。そのため、日本の小児喘息のガイドラインにおいても、喘息の基本病態は気道炎症であり、それによる気道リモデリングと気道過敏性亢進の状態に種々の誘因が作用することによって気流制限をきたすと表されている（p.5 ❶参照）。

● その後、小児におけるデータが少しずつ示されるようになり、それらの結果は総説としてまとめられている[2]。

▶ 学童児（平均9.5歳）では、成人喘息と同様に、重症喘息児のRBMが軽症～中等症喘息や非喘息児に比して有意に肥厚していることが示されている。一方、喘鳴を繰り返す乳児（年齢の中央値：12か月）では、肺機能低下や気道可逆性があってもRBMの肥厚は明らかでないが、幼児期早期の喘鳴児（年齢の中央値：29か月）では非喘鳴児に比してRBMが有意に肥厚しており、発症早期から気道リモデリングが形成されることが示された。

▶ このことから、気道リモデリングは慢性的な気道炎症の結果として形成されるのではなく、気道炎症とは独立した喘息の病態であると考えられるようになってきている。

● どのような機序によってリモデリングが成立するのかは十分に明らかになっていないが、気道炎症を伴わないメサコリンによる単回の気道収縮だけでもリモデリングが誘導されるとのヒトでの報告があり[3]、さらにウイルス感染によってもリモデリングが形成されるとの実験結果がある。

● 発症早期の気道リモデリングがその後の状態にどのように影響するかについて、喘息の自然歴に影響を与える可能性があるとするいくつかの研究結

果が示されている*1.

リモデリングに対する吸入ステロイド薬の効果

- リモデリングに対する各種薬物の効果は，総説としてまとめられている[4]．まず，グルココルチコイドの作用としては，その抗炎症作用の結果として間接的にリモデリングを抑制する流れと，リモデリングの発症要因とされる細胞外基質，気道上皮細胞，ASM，血管へ直接的に作用する流れに分けられるが，実際の効果はこれらの複合した結果として現れる．
- 比較的軽症な成人喘息に対してフルチカゾン1日1,500 μgという高用量のICSを1年間用いる二重盲検の臨床試験で，ICS使用群でRBMの厚さが有意に減少したこと，RBMの肥厚の減少が気道過敏性の改善と有意に相関していることが報告されている[5]．そして，ICSの投与量をガイドラインに沿って症状を目安に調整した場合と気道過敏性の程度を指標として調整した場合とを比較した2年間の臨床試験では，後者のほうがICSの用量は高くなるが，RBMの肥厚程度は有意に低下したとの報告もある．一方，ICSのリモデリングに対する効果が認められなかったとの報告も少なくない*2．
- 小児喘息におけるICSのリモデリングに対する効果に関する臨床研究は，調べえた範囲では存在しない．小児では生検を繰り返し行うことは容易でなく，また成人で検討されているCTなどの画像を用いた解析方法も実用的ではない．今後は，リモデリングの存在や程度を評価するために新たなバイオマーカーの開発が望まれる．

文献

1) Tsartsali L, et al. Development of the bronchial epithelial reticular basement membrane: relationship to epithelial height and age. Thorax 2011; 66: 280-5.
2) Malmstrom K, et al. Remodeling, inflammation and airway responsiveness in early childhood asthma. Curr Opin Allergy Clin Immunol 2013; 13: 203-10.
3) Grange CL, et al. Effect of bronchoconstriction on airway remodeling in asthma. N Engl J Med 2011; 364: 2006-15.
4) Berair R, Brightling CE. Asthma therapy and its effect on airway remodelling. Drugs 2014; 74: 1345-69.
5) Ward C, et al. Airway inflammation, basement membrane thickening and bronchial hyperresponsiveness in asthma. Thorax 2002; 57: 383-7.

---

*1
繰り返す下気道症状（呼吸困難，咳嗽，喘鳴）を認める乳幼児（平均月齢12か月）では，その時点でのRBMの肥厚程度が大きかった児では3年後にICSを使用しているものが多かったことが報告されている．
リモデリングのほかの指標となるASMの肥厚について，幼児期早期の生検結果とその児が学童期になったときの状態を比較すると，学童期に喘息となっている児では，喘息を発症していない児に比較して，幼児期のASMが有意に肥厚していることが示されている．

ICS: inhaled corticosteroid

*2
グルココルチコイド以外のロイコトリエン受容体拮抗薬，キサンチン製剤，抗コリン薬，抗IgE抗体などの薬剤のリモデリングに関する効果についていくつかの報告があるが，臨床的な意義についてはさらなる検討が必要である．

● 気管支喘息

Question

喘息は何歳まで小児科で診るのが適切ですか？

Answer

年齢で決定するよりも，患者の特徴と立場をとらえて判断するのが適切です．
高校生以降に真の重症度が改善せず，むしろ悪化している場合は，積極的に内科への転科を考慮すべきでしょう．一方，発達障害を合併しているなど，対人関係の構築に問題を抱えているような場合には，あまり慌てずに移行への準備を進めることが肝要です．

亀田　誠｜大阪府立呼吸器・アレルギー医療センター

*1
具体的には，二次性徴に代表される身体的変化と自我の目覚めから自立に向かう内的な変化である．

❶ 英国，オランダでの小児喘息の自然経過についての調査

- 英国での7歳までに反復する喘鳴があった児を対象とした研究では，16〜23歳の時点で喘鳴が継続してあった割合が8％，いったん症状を認めなくなったが再発した割合が11％，合計19％であった[1]．
- オランダでの5〜14歳の喘息児を対象とした30年間追跡調査では，臨床的に長期管理薬を用いずに症状を認めなくなったのは約52％であった[2]．

*2
オーストラリアでの，7歳から35年間の観察研究によると，最終3年間長期管理薬なしで症状がなかった患者の割合は，7歳時点で喘息と診断がついている児で29％，重症であった場合は11％にすぎない[3]．

思春期と移行期医療

- 近年，小児期で治癒しない疾病を患っている患者を，どのような形で内科へ移行するかが問題となっている．
- 思春期は，身体的にも精神的にも成人へと急速に向かう時期である[*1]．この時期を経て成熟した成人へ向けた大きな発展が期待されるのであるが，同時に未熟さを残した不安定かつ脆弱な時期でもあり，それゆえに生じるさまざまな問題も引き起こされる時期である．
- 思春期には病態や治療の必要性の理解と適切な症状把握が期待できる一方，種々要因からアドヒアランスが低下し，コントロールの悪化，難治化，生命の危機にさらされる危険性が高まることもある時期でもある．

小児喘息の自然経過

- ❶に示すように小児期の喘息は，臨床的には思春期にある程度の割合で寛解が期待できる．一方で寛解しない場合には，非発作時にも呼吸機能で閉塞性変化を示すようになり，気管支拡張薬による改善の程度（気道可逆性）も低下する．すなわち，慢性の経過から不可逆性の変化であるリモデリングが進行すると考えられる．
- 一般に，小児期に重症であったほうが寛解は得にくい[*2]．
- 前思春期から成人期に喘息を持ち越すリスクが高い児として，閉塞性呼吸機能，気道過敏性が高い，アトピー素因，前12か月に発作がある，女児の5つが指摘されている[4]．
- 11歳の時点で喘息，あるいは喘鳴を有する児が，16歳の時点で喘息あるいは喘鳴を有することへの独立したリスク因子として，呼吸器関連因子，アレルギー関連因子のほかに，両親の喫煙，思春期早期発来，肥満，活動性副鼻腔炎の存在が報告されている[5]．
- 肥満は喘息の有症率の増加や難治化，さらに重症度に関係するという報告が多数あり，小児期からの注意が必要である．

思春期における小児喘息

- 思春期まで喘息を持ち越した患者では，症状に対する慣れが生じる場合がある．このため積極的に症状を確認する必要がある．とくに身体活動が活発になる時期であることから，運動誘発喘息の有無には十分注意する．
- アレルギー性鼻炎などの合併症の治療や，vocal cord dysfunction などの心理的要因の関与が疑われる疾患の鑑別がより重要となる．
- 成人に特有の病態として，とくに30歳以降に増加するアスピリン喘息などがある．また女子では，小児科だけでは対応できない妊娠の機会が生じる．

> ▶学齢期に喘息症状を有している，あるいは喘息治療が必要な症例は，成人期に移行する率が高いことから，小児科医としては，これら症例に対しては常に移行を意識した治療的対応が必要であるといえる．ただし，すべての患者を年齢だけで内科に移行するのが適切というわけではない．

喘息長期管理

- 思春期あるいは若年成人の喘息の病態は，一般に学童期以降の喘息と同様に好酸球性炎症が主体である．したがって吸入ステロイド薬（ICS）が有効であると考えられる．
- 日本では，16歳以降は成人の喘息治療ガイドラインに準じた治療が推奨されるが，ICS の推奨投与量や併用薬の推奨が大きく異なることを知っておく必要がある[*3]．
- この時期の喘息が十分コントロールできない背景に，多忙な生活（クラブ活動や受験），喫煙（受動喫煙の機会増加も含む），生活リズムの乱れ，飲酒などが関連する場合がある．家庭基盤が脆弱である場合には，より問題が顕性化しやすい．
- さらに医療社会的な問題として，医療費助成の終了や学校や職場における理解不足が原因で医療機関から足が遠のく可能性が高くなる．
- これら問題の有無の確認の必要性はいうまでもないが，小児科医としてはより早期から問題が顕性化，遷延化しないような対応を心がけたい．

内科への移行に関して

- 内科への移行は，転居などにより意図せず生じることもある．したがって基本的な姿勢としては，年齢と喘息のコントロール状態などを考慮しつつ，段階的に内科的診療を意識した診療内容に変化させることが望ましい[*4]．
- 移行にあたり，小児科と内科との違いを具体的に知らせておく必要がある[*5]．また，より患者主体の診療となるため，患者の立場からも積極的に関係を構築する必要性も伝えるとよい．
- 小児科から内科に転科するタイミングとして，高校生以降の転居，大学進

ICS : inhaled corticosteroid

[*3] 詳細は日本アレルギー学会の「喘息予防・管理ガイドライン2015」（東京：協和企画；2015）を参照されたい．

[*4] 具体的には，患者本人が病態や治療の必要性とそのメリットを理解できるよう，本人に説明し，治療を支援する必要がある．このような診療姿勢は，患児がより低年齢である時期からもっておくとよい．

[*5] 具体的には，薬物治療内容の違いや，医師の認識として，小児科医が喘息は治る可能性があると考えているのに対し，内科医は治癒は困難で治療は中止できないと考えていることなどである．

❷ 転科(移行)を慎重に考慮すべき症例

心理社会的な問題が大きい
患者が心理社会的な問題に直面している場合は，その問題が解決，あるいは少なくとも一段落するまでは，転科を待つべきと考える．

患者が強く転科を望まない
転科を望まない場合には，その理由を問わず強制はできない．しかし，いずれは転科する必要があること，なぜ転科が必要なのかを同時に伝える必要がある．

発達障害を合併している
発達障害のなかでも，とくに自閉症圏の場合には，対人関係の障害がある．転科は新たな関係の構築を意味するので，十分な配慮と対応が必要である．また学習障害の場合も，患者本人が自分の特性を理解して相手に伝えられる状態であること，あるいは内科医への連絡と理解があることの確認を，移行の条件として考えるべきである．

学，就職，結婚などがあげられる．とくにコントロールが十分とはいいがたい場合は，このようなタイミングを逃すべきではない．一方で患者が妊娠したことを知って慌てて転科させるようなことはすべきでない．
●❷に示すような場合は，転科(移行)を慎重に考慮すべきである．

まとめ

思春期まで持ち越された喘息は，成人期にも持ち越す可能性が高い．
患者の立場に立てば，小児科，内科といった区別は意味がない．
シームレスな治療を提供する体制づくりとともに，小児から思春期を経て成人に至る一人の患者の成長を，医療者のチームとして支えるという共通認識をもつことが，移行期医療を成功に導くと考える．

⮕ 文献
1) Strachan DP, et al. Incidence and prognosis of asthma and wheezing illness from early childhood to age 33 in a national British cohort. Br Med J 1996；312：1195-9.
2) Vonk JM, et al. Childhood factors associated with asthma remission after 30 year follow up. Thorax 2004；59：925-9.
3) Horak E, et al. Longitudinal study of childhood wheezy bronchitis and asthma：outcome at age 42. BMJ 2003；326：422-3.
4) Toelle BG, et al. Childhood factors that predict asthma in young adulthood. ERJ 2004；23：66-70.
5) Guerra S, et al. Persistence of asthma symptoms during adolescence：role of obesity and age at the onset of puberty. Am J Respir Crit Care Med 2004；170：78-85.

⮕ 参考文献
- 亀田誠．気管支喘息．田原卓浩総編集．総合小児医療カンパニア 移行期医療．東京：中山書店；2015．p.80-7．
- 日本アレルギー学会 喘息ガイドライン専門部会監修．喘息予防・管理ガイドライン2012．東京：協和企画；2012．

Question & Answer

PM2.5と黄砂の喘息への影響

❓ Question
PM2.5と黄砂は喘息発作に影響しますか？

💡 Answer

PM2.5とは
- 大気汚染物質として喘息など気道に影響するものに窒素化合物(NO_x)，硫黄酸化物(SO_x)，オゾン，浮遊粒子状物質(suspended particulate matter：SPM)などがある．SPMのうち，その径が2.5 μm以下のものをPM2.5と称する．

日本でのPM2.5の状況
- 日本ではPM2.5の濃度はこの10〜15年間で減少してきた．環境省の基準の日平均値35 μg/mL，年平均値15 μg/mLも達成し始めた(❶)．越境汚染などから，一過性に濃度の高い日も認められるが，以前と比べれば比較にならないくらいに低下している(❷)．むしろ喫煙による高濃度のほうを心配すべきである．黄砂はその平均が4 μmを中心とする粒子で，春から初夏を中心に高い日がみられる．
- PM2.5に関しては，1960〜70年代の日本でも高い濃度の時代があり，明らかに喘息発作との関連が認められている．したがって，環境省から出された基準を超える場合には注意が必要であるが，そうでなければ，すなわち現在の濃度の範囲内であれば大きな心配はいらないと考えられる．
- しかし，現在の濃度であっても，24時間以内の肺機能に対する短期的影響はごくわずかではあるが認められている．その値はピークフローで1〜2 L/分ぐらい．身長140 cm，11歳の子どもの平均値が約300 L/分とすると，その値は小さいことがわかる．しかし，影響は喘息の重症度，気道の過敏性によっても異なる．また，長期的影響に関してはまだ明らかではない．動物実験からもアジュバント効果が認められている．
- 黄砂に関しても飛散時には喘息発作，鼻炎，結膜炎，皮膚炎に対し，重症度に応じて同様の影響が認められている．

対策
- 以上から，気道の過敏性の強い場合，すなわち喘息が重症な場合には注意が必要ということになる．しかし，一般的には環境省の基準を参考にして，あまり神経質になる必要はないと考えてよい．

❶ 注意喚起のための暫定的な指針

レベル	暫定的な指針となる値 日平均値($\mu g/m^3$)	行動の目安	備考 1時間値($\mu g/m^3$)[*3]
Ⅱ	70超	不要不急の外出や屋外での長時間の激しい運動をできるだけ減らす．(高感受性者[*2]においては，体調に応じて，より慎重に行動することが望まれる．)	85超
Ⅰ (環境基準)	70以下 35以下[*1]	特に行動を制約する必要はないが，高感受性者では健康への影響がみられる可能性があるため，体調の変化に注意する．	85以下

[*1] 環境基準は環境基本法第16条第1項に基づく人の健康を保護する上で維持されることが望ましい基準．
環境基準の短期基準は日平均値35 μg/m³であり，日平均値の年間98パーセンタイル値で評価．
[*2] 高感受性者は，呼吸器系や循環器系疾患のある者，小児，高齢者等．
[*3] 暫定的な指針となる値である日平均値を一日の早めの時間帯に判断するための値．

❷ 現時点での状況
- PM2.5はジーゼル排気中，タバコの煙にも含まれる2.5 μm以下の粒子状物質．日本ではこの10年間で減少している．
- PM2.5濃度の高い場所，時は越境汚染でなくとも存在する．
- 免疫学的作用，感染持続などに影響する可能性が高い．
- 感受性の強い者(小児，喘息・鼻炎患者など)では，濃度の上昇によって症状の増悪がみられる．自覚症状としては，咳，鼻汁，眼や喉の痒みなどがみられる．
- 今後，より高濃度の日が多くなった場合，また含まれる成分によっては，より注意が必要となる可能性もある．
- 濃度の高い日には，薬を使用するのも対策として重要．
- 長期的影響に関しては今後の検討結果による．

小田嶋　博(国立病院機構福岡病院)

アトピー性皮膚炎

　これから，臨床を診るようになる小児科医にとって，アトピー性皮膚炎は，その疾患名を知ってはいるけれども皮膚科の教科書で見ていたり，多くは成人のアトピー性皮膚炎として勉強してきていると思います．ほとんど入院治療を要することがないため，研修医時代にも病棟では診ることの少ない疾患です．しかし，一般小児科の外来では，多くの小児患者がアトピー性皮膚炎を合併しているという事実があります．乳幼児期の本疾患の有病率は数%から30%と報告されていますから，聴診，触診をする際にその皮疹をみることはしばしばです．軽症のアトピー性皮膚炎は，放置されていることも多く，保湿剤や一時的なステロイド外用薬で対処されていることがほとんどです．中等症以上の患者さんは，実にさまざまな指導を受けています．治療ガイドラインが作成され，15年以上が経ちますが，スキンケアの概念とステロイド外用薬の使い方に大きな幅がありました．

　最近のガイドラインになりようやく，フィンガーチップユニット(FTU)という軟膏使用量の目安とプロアクティブ療法という治療薬の使用方法が強く推奨されました．また，治療目標とする皮膚の状態も小児ではかゆくないつるつるの状態を目指すべきであることがわかってきました．

　これらを実現するためには，患者への教育が大切で，どのようにして患者や家族のアドヒアランスを向上させるかが重要であり，そのためのメディカルスタッフである小児アレルギーエデュケーターも登場してきました．

　病態的にも，皮膚バリア機能の障害に関係する保湿因子であるフィラグリンのこと，免疫に関係する樹状細胞の機能が少しずつ解明され，アレルゲン皮膚感作の重大性も示されました．皮膚バリア機能の障害が食物アレルギー発症と大きく関わっていることが証明されてきました．

　しかし，アトピー性皮膚炎治療の歴史の中で残念なことはステロイド軟膏が不適切に使用されてた時代に，十分な治療がされずに改善しなかった患者，副作用を起こしたと考えている患者が増えました．ステロイド外用薬の使用を否定する医療者や拒否する患者が現在も多くいることも事実です．しばしば，乳児の重症アトピー性皮膚炎患者が適切な治療を受けることができず，滲出性の皮疹から体液損失によるショックに陥る症例が報告されています．アトピー性皮膚炎は社会的対応も大切な疾患です．

　　　　　　　　　　　　　　　赤澤　晃（東京都立小児総合医療センター）

Question
アトピー性皮膚炎があると他のアレルギー疾患を合併しやすくなりますか？

Answer
アレルギーマーチの始まりは湿疹などの皮膚症状が多いので，アトピー性皮膚炎があると気管支喘息やアレルギー性鼻炎など他のアレルギー疾患を合併しやすくなるといわれています．

山口公一｜同愛記念病院小児科

アトピー性皮膚炎とアレルギーマーチ

- アレルギー体質を有する者において，原因（抗原）と発現臓器（疾患）と発症時期を異にしながらアトピー性皮膚炎や気管支喘息，アレルギー性鼻炎などのアレルギー疾患が次から次へと出現してくる現象を，馬場[1]はアレルギーマーチ（❶）とよび，予防の重要性と可能性を指摘した．
- 馬場は1970年代に約450例のアレルギー疾患の発症を観察・分析し，約80％がアトピー性皮膚炎を初発疾患として始まっていることを指摘したが，その20年後の1991年に改めて370例のアレルギー疾患児を検討した結果をまとめた[2]．
  ▶ その結果，アトピー性皮膚炎から初発した例は268例（72.4％）とやや減少し，気管支喘息から始まった例は86例（23.2％），アレルギー性鼻炎から始まった例は16例（4.3％）で，約20年でアレルギー性鼻炎の低年齢化が目立つようになってきたとすでに指摘しており，アレルギーマーチの流れは時代によって変化することを示していた．
  ▶ しかし初発はアトピー性皮膚炎に代表される皮膚アレルギーが多いことに変わりはなく，皮膚アレルギーが気道アレルギーよりも先行する可能性を指摘している．

アレルギーマーチのメカニズム

- アレルギーマーチのメカニズムについては不明な点も多く，遺伝的要因と，免疫系だけでなく，神経系や内分泌系，さらに皮膚や気道，消化管などの標的臓器の成熟度あるいは過敏性などが成長・発育とともに変化していく生体側の要因と，食物やダニ，花粉などの抗原やウイルス・細菌などの感染，そして気象，大気汚染などの変わりゆくさまざまな環境因子が複雑に絡み合ってアレルギー疾患が発症し，多くは寛解・治癒するが，一部は成人へ持ち越されていくと考えられていた（❷）[3]．
- Dharmageら[4]は小児期の湿疹を起点としてアレルギーマーチの流れについて図に示しており，経皮感作から経気道感作，気道炎症へと流れていくことを指摘し，アトピー性皮膚炎によって気管支喘息などのアレルギー疾患を合併する可能性を示唆している（❸）．

❶ アレルギーマーチ

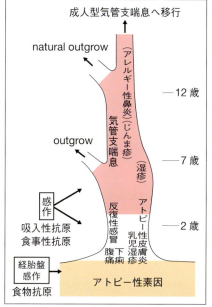

（馬場実．1989[1]）

❷ 各臓器の過敏性と神経・免疫・内分泌系

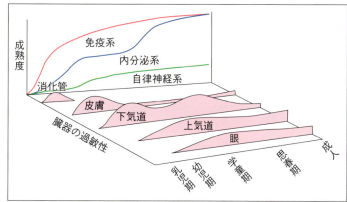

（山口公一．1993[3]）

❸ 小児期の湿疹を起点としたアレルギーマーチの流れ

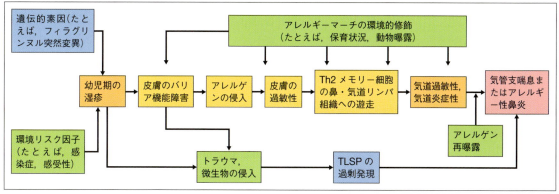

（Dharmage SC, et al. 2014[4]）

TLSP：thymic stromal lymphopoietin

文献

1) 馬場　実．アレルギー疾患の発症と展開—予知と予防の可能性について．アレルギー 1989；38：1061-9.
2) 馬場　実．アレルギーマーチ事始め．アレルギー・免疫 2004；11：14-21.
3) 山口公一．アレルギーマーチとアウトグロー．喘息 1993；6：69-74.
4) Dharmage SC, et al. Atopic dermatitis and the atopic march revisited. Allergy 2014；69：17-27.

親がアトピー性皮膚炎の場合，子どもに遺伝しますか？

遺伝する確率は高いといわれていますが，アトピー性皮膚炎の発症は遺伝子だけで決まるものではなく，環境などのさまざまな後天的因子の役割も大きく，出生後のケアによって発症は左右される可能性があります．

山口公一｜同愛記念病院小児科

アトピー性皮膚炎に関わる遺伝子

- 一般にアレルギー疾患の発症は，アトピー素因を有する個体において，環境の影響によってもたらされると考えられている．湿疹の遺伝率は70〜80％と推定されており[1]，アトピー素因に関わる遺伝子はこれまでの報告では多岐にわたり，根幹となる遺伝子はまだ同定されていないが，家族歴とアレルギー疾患発症との関連についての報告は以前からみられている[*1]．

- アトピー性皮膚炎は皮膚のバリア機能障害が発症の重要な危険因子として指摘されており，バリア機能障害に関わる遺伝子異常としてフィラグリン（FLG）遺伝子異常が注目されている[*2]．そしてFLG遺伝子異常の母親から生まれた児におけるアトピー性皮膚炎の発症のリスクは1.5倍であったという報告があり[5]，さらにFLG遺伝子異常がアレルギーマーチの引き金であるという報告もある．

- しかし，バリア機能障害に関わる遺伝子はFLGのほかに，SPINK5[5]やSPRR3，CLDN1，FLG-2，TMEM79などがあり，すべてアトピー性皮

＊1
たとえば，ピーナッツアレルギーについては両親や兄弟にみられる場合，そのリスクは7倍に増加し[2]，一卵性双胎の場合では片方にピーナッツアレルギーがあればもう一人にもある確率は64％になるといわれている[3]．

＊2 日本人におけるFLG遺伝子変異の頻度
健常者（$n=268$）では3.7％，喘息を伴わないアトピー性皮膚炎患者（$n=198$）では26.3％，喘息を伴うアトピー性皮膚炎患者（$n=146$）では27.4％という報告[4]があり，日本人アトピー性皮膚炎患者の約27％にFLG遺伝子変異がみられると推測される．

FLG：filaggrin

SPINK5：serine protease inhibitor Kazal-type

❶ アトピー性皮膚炎の発症メカニズム（遺伝子，エピジェネティクス）

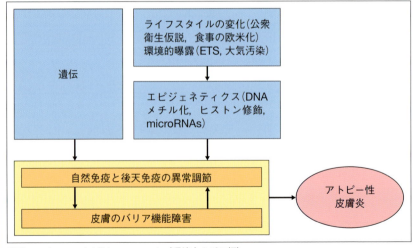

ETS：environmental Tobacco smoke（環境中タバコ煙）

炎発症にリンクしており，自然免疫系ではTLRsやNLRsなどのPRRsやAMPs，TSLPとTSLPR，IL-1-familyサイトカインとレセプター遺伝子，ビタミンD経路遺伝子，FCER1AとTh2や他のサイトカイン遺伝子など，アトピー性皮膚炎に関わる因子は非常に多岐にわたる[6]．

後天的な危険因子

- 一方，後天的な危険因子として，最新のライフスタイルや大気汚染，タバコの煙などの環境要因がTSDRやFCER1A，TSLP，DNAなどのメチル化(metylation)を誘導する，いわゆるエピジェネティクスとして指摘され，注目されている(❶)．
- また，出生後のスキンケアによってアトピー性皮膚炎の発症は抑制される可能性も示されており[7]，今後の研究に期待が寄せられている．

TLRs：Toll-like receptor

NLRs：nucleotide-binding oligomerization domain-like receptor

PRRs：pattern-recognition receptors

AMPs：antimicrobial peptides

TSLP：thymic stromal lymphopoietin

FCER1A：α-chain of the high-affinity receptor for IgE

TSDR：Treg-specific demethylated region

文献

1) Rodríguez E, Weidinger S. Genetics of atopic eczema：an update. Hautarzt 2015；66(2)：84-9.
2) Hourihane JO, et al. Peanut allergy in relation to heredity, maternal diet, and other atopic diseases：results of a questionnaire survey, skin prick testing, and food challenges. BMJ 1996；313：518-21.
3) Sicherer SH, et al. Genetics of peanut allergy：a twin study. J Allergy Clin Immunol 2000；106：53-6.
4) Osawa R, et al. Japanese-specific filaggrin gene mutations in Japanese patients suffering from atopic eczema and asthma. J Invest Dermatol 2010；130：2834-6.
5) Esparza-Gordillo J, et al. Maternal filaggrin mutations increase the risk of atopic dermatitis in children：an effect independent of mutation inheritance. PLoS Genet 2015；11(3)：e1005076.
6) Liang Y, et al. The genetics and epigenetics of atopic dermatitis-filaggrin and other polymorphisms. Clin Rev Allergy Immunol 2015 Sep 18.［Epub ahead of print］
7) Horimukai K, et al. Application of moisturizer to neonates prevents development of atopic dermatitis. J Allergy Clin Immunol 2014；134：824-30.

Question

アトピー性皮膚炎の皮膚ではどのようなことが起きていますか？

アトピー性皮膚炎患者の皮膚では，病変部のみではなく無疹部でも，皮膚のバリア機能が低下しています．角質細胞間脂質（セラミドなど）が低下しているため経皮的水分喪失が多く，水分保持量が少なくなっています．このバリア機能の低下には，表皮の角化に必要な蛋白質であるフィラグリン遺伝子変異が関わっており，フィラグリンの産生低下のため皮膚が乾燥しアトピー性皮膚炎発症へとつながることが明らかにされています．また，アトピー性皮膚炎の皮膚は易刺激性であるため，患者の多くは通常では誘発されない刺激でも強いかゆみが誘発され，掻破を繰り返しています．掻破により，さらに皮膚バリア機能が破壊され，かゆみのメディエーターの放出が亢進し，さらに掻破することになり，その結果として慢性的な湿疹が形成されることになります．

矢上晶子 | 藤田保健衛生大学医学部皮膚科学

バリア機能が低下し慢性的な湿疹がつくられる

- アトピー性皮膚炎は，湿疹・皮膚炎群に含まれる疾患であり，左右対称性にかゆみが強い皮疹がみられる．
- 従来，アトピー素因としてアレルギー学的側面が強調されてきたが，近年，バリア機能の低下が免疫やアレルギー以上に発症に関与していると考えられるようになっている．以前より，アトピー性皮膚炎患者の皮膚では，とくに病変部においてセラミドなど角層に存在する脂質バリアの機能障害が指摘されてきたが，2006年に英国のグループから，バリア機能障害の原因として先天性魚鱗癬に関連するフィラグリン遺伝子の異常がアトピー性皮膚炎の発症に関与する可能性があると報告された[2]．この発見により，本疾患は，フィラグリン遺伝子変異などにより皮膚バリア機能が低下し，IgEを産生しやすい素因をもった状態を基礎として，後天的にさまざまな刺激因子（ダニ，ハウスダスト，皮膚常在菌，真菌，精神的ストレス，湿度など）が作用して慢性の湿疹・皮膚炎を形成したものととらえられるようになった（❷）．フィラグリン[*1]に遺伝子変異が起こり，皮膚バリア機能の産生が低下し皮膚が乾燥することがアトピー性皮膚炎発症へとつながる．
- アトピー性皮膚炎の皮疹部では，抗菌活性を有する抗菌ペプチド産生が低下しているため，黄色ブドウ球菌やカンジダ，ヒトパピローマウイルスなどが繁殖しやすくなり，とくに黄色ブドウ球菌はアトピー性皮膚炎を増悪させることが示されている[3,4]．

アトピー性皮膚炎とは[1]

アトピー性皮膚炎は，「増悪寛解を繰り返す，瘙痒のある湿疹を主病変とする疾患であり，患者の多くはアトピー素因をもつ」と定義される．湿疹を生じやすい遺伝性の体質をアトピー素因とよび，「①家族歴，既往歴（気管支喘息・アレルギー性鼻炎・結膜炎，アトピー性皮膚炎のうちいずれか，あるいは複数の疾患）または，②IgE抗体を産生しやすい素因」と定義されている．
診断基準としては，①瘙痒，②特徴的な皮疹と分布，③慢性・反復性経過（乳児期で2か月以上，その他では6か月以上）の3項目が基本項目としてあげられる．②の特徴的な皮疹とは，湿疹病変のことであり，紅斑，丘疹，漿液性丘疹，鱗屑，浸潤性紅斑，苔癬化病変，痒疹，痂皮などで構成される（❶）．

アトピー性皮膚炎の皮膚はなぜ痒いのか―かゆみへの過敏性と掻破によるかゆみの増悪

- かゆみに対する過敏性もアトピー性皮膚炎の特徴としてあげられる．患者は，衣服が擦れたときや布団に入った際など，通常では誘発されない刺激により強い痒かゆみを感じることがある．掻くことで，さらにかゆみが増し掻破を繰り返すことになり，その悪循環を繰り返している患者は少なくない．
- アトピー性皮膚炎における強いかゆみの原因として，免疫を司る Th2 細胞が産生する IL-31 の関与が報告されている[4]．また，かゆみを認識する末梢神経（C 線維）終末が表皮内に浸潤していることがかゆみの閾値の低下に関与しており（❸），その原因として神経反発因子であるセマフォリン 3A の上皮細胞からの産生低下によることが報告されている[1]．
- 掻破により，皮膚バリア機能が破壊され，ダニや細菌などの各種抗原の侵入が増加し，表皮由来の炎症性サイトカインの産生，肥満細胞の脱顆粒，神経末端からのかゆみのメディエーター放出が亢進し，その結果としてかゆみが増悪し，さらに掻破を誘導することになる．

❶ アトピー性皮膚炎

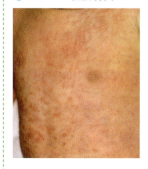

*1 フィラグリン
角化に必要な蛋白質で，最終的にアミノ酸などに分解されて天然保湿因子となる．

❷ バリア機能が低下した皮膚への刺激因子の作用

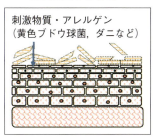

フィラグリン遺伝子変異があると皮膚バリア機能の産生低下するため，アレルゲン感作が成立しやすくなる．また，皮膚が乾燥する．

❸ 掻破によるかゆみの悪循環の機序

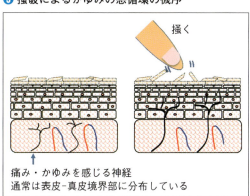

痛み・かゆみを感じる神経
通常は表皮-真皮境界部に分布している

アトピー性皮膚炎の皮膚や乾燥肌では，掻くことや刺激により C 線維の成長を促進する物質（NGF）が出て角層直下まで侵入するため，かゆみに対して敏感になる．

NGF：nerve growth factor

文献

1) 加藤則人ほか．アトピー性皮膚炎ガイドライン 2016 年版．日皮会誌 2016；126：121-55．
2) Palmer CN, et al. Common loss-of-function variants of the epidermal barrier protein filaggrin are a major predisposing factor for atopic dermatitis. Nat Genet 2006；38：441-6.
3) Schroder JM. Antimicrobial peptides in healthy skin and atopic dermatitis. Allergol Int 2011；60：17-24.
4) Nomura I, et al. Evaluation of the staphylococcal exotoxins and their specific IgE in childhood atopic dermatitis. J Allergy Clin Immunol 1999；104：441-6.

Question: 湿疹ってなんですか？

湿疹は，日常生活に存在するあらゆる刺激物質により誘発される．湿疹の症状の推移は「湿疹三角」として示され，紅斑から丘疹，小水疱などが形成され，痂皮となって治癒に向かう．湿疹には，原発疹と続発疹があり，紅斑，紫斑，色素斑，丘疹，結節などは原発疹，表皮剥離，びらん，潰瘍，瘢痕は続発疹とよばれる．また，湿疹は，慣用的には病因や形状に基づき，接触皮膚炎，アトピー性皮膚炎，脂漏性皮膚炎，貨幣状湿疹などに分類される．

矢上晶子 | 藤田保健衛生大学医学部皮膚科学

湿疹とは

- 湿疹は，健常者の皮膚に生じることもあれば，角層のバリア異常や経皮吸収の亢進，皮脂・発汗の異常，接触皮膚炎，アトピー性皮膚炎，感染アレルギーなどがある状態の皮膚に誘発される．
- 湿疹を起こす外来刺激物としては，日用品，化粧品，金属，薬物，花粉，真菌・細菌，ハウスダストなどがあげられ，これらが直接もしくはアレルギー機序を介して作用し，湿疹を誘発する．
- 臨床的には，かゆみを伴う浮腫性の紅斑を形成し，その後，紅斑上に丘疹ないしは漿液性丘疹を生じる．さらに症状が進むと小水疱，膿疱，びらん，痂皮，鱗屑を形成し，治癒に向かう．これらの湿疹反応の症状の推移は，日本では，「湿疹三角」として示される（❶）．急性期では，これらの症状が個々にみられることが多く（❷❸），慢性期に移行すると，皮膚の肥厚や苔癬化，色素沈着，色素脱失を伴う（❹❺）．

❶ 湿疹三角

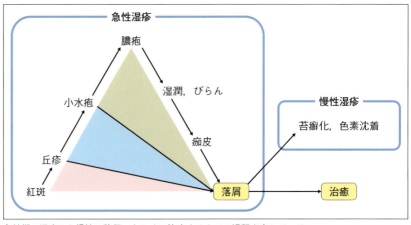

急性期の湿疹から慢性に移行，もしくは治癒するまでの過程を表している．

❷ 急性湿疹の臨床所見　　❸ 急性湿疹の病理所見

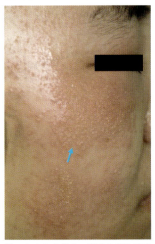
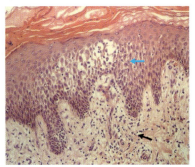

角化細胞間の浮腫（海綿状態，➡）が基本的な特徴であり，これにリンパ球が主体の表皮内浸潤や水疱を伴う．真皮にもリンパ球を主体とした炎症細胞浸潤を認める（➡）．

強いかゆみを伴う，顔面の急性湿疹病変．浮腫性紅斑上に漿液性丘疹を伴っている（➡）．

❹ 慢性湿疹の臨床所見

❺ 慢性湿疹の病理所見

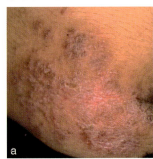
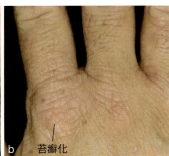
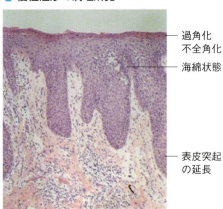

慢性的に搔破を繰り返している腹部(a)と手背(b)の湿疹．

過角化（角質肥厚）や不全角化（角化層の細胞内に核の遺骸があるもの，本来核は認めない），表皮の不規則な肥厚や表皮突起の延長を認める．海綿状態や表皮内水疱は急性期に比べると軽度である．

湿疹（発疹）の種類

原発疹

- 一時的に発生する発疹が「原発疹」である．皮膚の限局性の皮膚色の変化を「斑」とよび，原則として立体的変化はない．
- 色調から紅斑，紫斑，色素斑あるいは色素沈着，白斑に分けられる．「紅斑」は，真皮乳頭および乳頭下層の血管拡張と充血により生じる．そのため，指やガラス板で圧迫すると紅色調は消退する．一方，紫斑は真皮の出血によるため圧迫してもその色調は消退しない．
- 限局性の触知しうる皮膚の変化で5mm以下のものを「丘疹」という．通常は充実性丘疹であるが，頂点に微小水疱を有するものを「漿液性丘疹」といい，湿疹・皮膚炎によって生じる．
- 皮膚より盛り上がった充実性の限局性の隆起を「結節」という．およそ0.5cm以上3cm以下のものをいう．

- その他，腫瘤，水疱，膿疱，囊腫，膨疹(皮膚の限局性の浮腫：じんま疹)が原発疹とされる．

続発疹
- 原発疹から，またはほかの続発疹から生じる発疹を「続発疹」とよぶ．びらんなどの皮膚の欠損，表面からの隆起・陥凹，発疹上に付着した変化および膿瘍などが「続発疹」とされる．
- 搔破や外傷などにより生じた表皮の欠損を「表皮剥離」とよび，搔破による皮膚の欠損を「搔痕」とよぶ．また，表皮基底層に及ぶ表皮の欠損で，一般的に漿液を伴うものを「びらん」という．さらに深く真皮や皮下組織に達する深い組織欠損を「潰瘍」という．また，潰瘍などの組織欠損が肉芽組織と薄い表皮によって修復され生じたものを「瘢痕」という．角層が皮膚面に異常に蓄積した状態が「鱗屑」で，これが剥がれて脱落する状態を「落屑」という．

湿疹の分類

- 慣用的には病因に基づいて分類されている．しかし，病因が複雑であり病態も多様であるため，必ずしも明確ではない．

接触皮膚炎
- **刺激性接触皮膚炎**：おむつ皮膚炎，主婦湿疹，シャンプーなど日用品による湿疹などがあげられる．おむつ皮膚炎は，乳児のおむつ装着部位に一致して生じる．尿などによる刺激性接触皮膚炎である．また，主婦(手)湿疹は，水仕事を頻繁に行う者の手に生じる，いわゆる"手荒れ"である．洗剤や水が関与する刺激性皮膚炎と考えられている．
- **アレルギー性接触皮膚炎**：金属(ニッケル，クロム，コバルト，金など)，化粧品，ゴム製品に残留している化学物質(加硫促進剤など)，ヘアカラー剤(パラフェニレンジアミンなど)，植物(ウルシ，プリミンなど)，医薬品(NSAIDs 貼付剤，外用剤)などが主な原因物質とされる．検査はパッチテストを行う．

アトピー性皮膚炎
- 増悪寛解を繰り返す，瘙痒のある湿疹を主病変とする疾患であり，かゆみや頸部，肘窩，膝窩に繰り返し皮疹が出現する．皮疹は，主に湿疹病変であり，紅斑，丘疹，漿液性丘疹，鱗屑，浸潤性紅斑，苔癬化病変，痒疹，痂皮などで構成される．

その他
- 脂漏性皮膚炎，貨幣状湿疹，慢性単純性苔癬，自家感作性皮膚炎，うっ滞性皮膚炎，皮脂欠乏性湿疹，異汗性湿疹なども湿疹・皮膚炎群とされる．
- しかしながら，臨床的にいわゆる"湿疹"と診断されるが，原因が明らかでない皮膚炎が多い．湿疹にはさまざまな段階の病変が混在していることが多く，病変のみで急性，慢性と分けることが難しいため，この場合には経過で両者を区別している．「急性湿疹」は，発症後数日しか経過していないものであり，「慢性湿疹」は，発症してから1週間以上経過しているものが

多い．いずれにせよ，なんらかの原因に基づいて湿疹が誘発されており，多くの場合は，なんらかの外来性物質による刺激性接触皮膚炎とされている．

湿疹の治療

- 治療は，ステロイド外用薬や抗ヒスタミン薬の内服が用いられる．
- 手荒れや刺激性の皮膚炎を予防することを目的に，日ごろから保湿剤を塗布し，皮膚のバリア機能の維持に努めるよう指導する．
- 湿疹は，慢性に経過すると苔癬化や色素沈着を招き，治療に難渋するため，慢性期に移行しないよう，急性期にしっかりと治療することが大切である．

Question & Answer

伝染性軟属腫の摘除

❓ Question
アトピー性皮膚炎に合併した伝染性軟属腫はとるべきですか？

❗ Answer
- 伝染性軟属腫（mollusum contagiosum：MC）は良性疾患であり，6か月から3年程度で自然治癒するとされているが，集団生活やプールでほかの子への感染源となることを考えると，早めに治療したほうが適切と考える．まして，アトピー性皮膚炎（AD）があると皮膚のバリア機能低下がみられるためMCが増加しやすく，ADの皮疹のかゆみがあるために掻き壊して全身に播種され，短期間に驚くほど増加することになりかねない．ADに合併したMCは，増えないうちにできるだけ早く全摘除し，完治させることが原則と考える．

病因，病態
- MCは，ポックスウイルス科に属するMCウイルスが表皮角化細胞に感染して，変性した表皮角化細胞の集塊から成るモルスクム小体とよばれる小丘疹を生じる．乳幼児から学童にかけて皮膚に多発する常色丘疹として最も頻度が高いcommon diseaseで，俗に"ミズイボ"とよばれる．
- ウイルスはヒトからヒトへ，基本的には感染者皮膚からの直接接触で感染し，プール，入浴，水遊びなどの際には，タオルやビート板などを介して感染することもありうる．通常では10歳以上になるとある程度皮膚のバリア機能が強くなり感染しにくくなると考えられるが，まだバリア機能の未熟な乳幼児やADでは感染しやすい．
- AD患児が感染すると，皮膚のバリア機能低下があるために，容易に掻破によって全身に播種されやすい．また，ADの皮疹のかゆみのため掻破すると，MCの皮疹そのものも掻破することとなり，モルスクム小体がつぶれて，中のMCウイルスが周囲に播種され多発しやすい．さらに，AD治療のステロイド外用薬やタクロリムス軟膏は免疫抑制作用があるため，ウイルス感染症であるMCを悪化させるおそれがあるので，MCの皮疹部を避けて塗らなければならず，十分な治療ができなくなりADの皮疹が悪化することにつながる．つまり，ADとMCが相乗効果で悪化する可能性がある．したがって，ADに合併するMCは，よりいっそう注意が必要で，できるだけ早期の完治をめざすべきと考える．

治療
- 数が少ないうちに専用の器具で摘み取るのが最も確実で早く治す方法である．
- トラコーマ鑷子の輪状の先で水いぼの基部を挟み取るようにして，中身のモルスクム小体を取り出す．その際に表皮も一緒にちぎり取られるため，痛みと少量の出血を伴う．多少の痛みはあるものの，10個以内なら小さい子どもでも通常は何とか取れる．しかし何十個となると，痛みはがまんできず，嫌がって泣き，抵抗する．
- 処置のおよそ1時間前に局所麻酔薬の入ったリドカイン（ペンレス®）テープを貼っておくと，痛みを緩和できる．テープは個々の軟属腫がすべて覆われる大きさに分割して切り，しっかりと基部に密着させるように貼り，4歳以上では1回に2枚まで，4歳未満では1枚までにとどめるのが目安である．
- しかし，すでに摘除した経験があり，痛みよりも押さえられたり処置台に寝かせられる恐怖心から抵抗する子どもに対しては効果が少なくなる．
- 摘除以外にも，サリチル酸[1]（スピール膏®），硝酸銀液（またはペースト）[2]，グルタルアルデヒド[3]，イミキモド，カンタリジン，トリクロロ酢酸などの外用薬，ヨクイニン，シメチジンなどの内服薬，液体窒素療法，レーザー治療などもあるが，いずれも効果が不確実で副作用も多いため，第1選択とはいえない．

▶文献
1) 西岡　清．皮膚科診療のコツと落とし穴④ 治療．東京：中山書店；2006. p.57.
2) 新関寛二．皮膚科診療のコツと落とし穴④ 治療．東京：中山書店；2006. p.58-9.
3) 奥　知三．皮膚科診療のコツと落とし穴④ 治療．東京：中山書店；2006. p.61.

馬場直子（神奈川県立こども医療センター皮膚科）

アトピー性皮膚炎では年齢による臨床像の違いはありますか？

小児期のアトピー性皮膚炎（AD）は成人と異なる臨床像を示しますが，小児の間でも乳児期，幼児期，思春期で症状・経過が異なるため，3期に分けて考えます．乳児期は頭頸部に始まり湿潤性の急性湿疹が主体となり，幼児期は乾燥性皮膚がベースにあり関節周囲に搔破痕や苔癬化を伴う慢性湿疹がみられます．思春期には再び顔面をはじめ上半身の病変が主体となり，痤瘡と混在することも多くなります．しかし，いずれの時期であれ最重症型は正常皮膚がまったく残っていないアトピー性紅皮症になります．

馬場直子｜神奈川県立こども医療センター皮膚科

乳児期の皮疹の特徴

- 乳児期の AD は，生後 2 か月ごろから 1 歳ごろまでの時期に発症し，2 か月以上続く[1]．はじめは顔，頭に落屑を伴う紅斑，丘疹ができ，次第に増加し融合して浮腫性の紅色局面をつくり，表面がびらんとなり滲出液や出血を伴う湿潤性の病変となる（❶）．とくに頬，下顎，耳とその周辺など，凸部で刺激されやすい部位に好発する．一方，鼻翼や口囲の窪んだ部位は刺激されにくく正常皮膚が残っている点が特徴的である[1]（❶）．

- 額や目の周囲，頬，頭皮には手が届きやすいためかひっかき傷がよくできる．この最初の臨床像は，まさに乳児脂漏性皮膚炎の臨床とよく似ており，初診ではどちらに診断すればいいか迷うことがある．しかしその後の経過をみていると，症状が 2 か月以上続き，次第に顔だけでなく頸，体幹，四肢のとくに関節部にも広がっていくと，確かに AD だと診断できる

AD：atopic dermatitis

❶ 乳児アトピー性皮膚炎（5 か月女児）

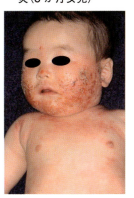

❷ 乳児アトピー性皮膚炎（8 か月男児）

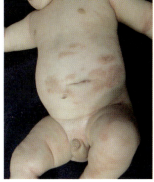

体幹，四肢に鱗屑を伴う小丘疹，紅斑が拡大している．激しい瘙痒を伴う．

❸ 乳児アトピー性皮膚炎（8 か月男児）

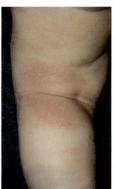

膝窩のびらん，落屑を伴う紅斑．

乳児が示すかゆさの表現

乳児期はかゆいと口では言えない代わりに態度でかゆさを示す．手で容赦なく顔や耳，頭を掻きむしることはもちろん，抱かれると大人の肩や胸に顔をこすりつけ，寝かせると体をよじらせて床との摩擦で背中を掻き，下腿を床にこすりつけたり，両足をすり合わせて下腿や足を激しく掻くなどのしぐさが目立つ．

*¹
2歳を過ぎ，思春期が始まる前の10～11歳までの幼児から学童前期に相当する．

*²
耳切れ
耳の付け根の上下が衣類の着脱の際の刺激で切れて血がにじむ現象．

*³
ふだんどのくらい慢性的に掻く習慣があるかは，爪を見れば一目瞭然である．掻くことが癖になっている患児の爪は，自分の皮膚で研がれてなめらかにピカピカ光っており，ひどい場合は指先と爪が短縮・変形し，爪が伸びる暇がない．

ようになる¹⁾．
- 顔よりやや遅れて，頸，上胸部，腋窩，肘窩，手首，鼠径部，膝窩，足首などの関節屈曲部にも，紅斑，丘疹，びらんなど湿潤性病変ができ始め，次第に広がってくる（❷❸）．

幼児期*¹の皮疹の特徴

- 乳児期の湿潤性の病変から，乾燥性の皮疹に移行する．全身の皮膚は乾燥し，白い粉を吹いたようになり，体幹を中心に毛穴が鳥肌様に目立つ，いわゆるアトピー性乾燥肌（atopic dry skin）がみられる（❹）．爪や定規の角などで軽く擦ると，赤い膨疹ができる代わりに白い貧血反応がみられる「白色皮膚描記症」が観察されるのも特徴的で，診断に役立つ．いわゆる「耳切れ」*²がしばしばみられる．
- 四肢や関節周囲の湿疹は慢性的となり，次第に厚みを増し硬くなり，色素沈着を伴う苔癬化病変となる（❺）．下腿，前腕，肘窩，膝窩，手首，足首などが好発部位である．肘頭や膝蓋などの伸側に径1～2mmの硬い白色小丘疹が集簇・多発する現象も時々みられるが，これも慢性的に掻き続けた結果の一種の痒疹と思われる*³．

思春期の皮疹の特徴

- 10歳以降，年齢に個人差はあるがいわゆる二次性徴が始まるころになると，再び上半身に症状が強く出る傾向がみられる．顔面，頸部，上胸部，上背部，上肢などは好発部位で，潮紅，紅斑，丘疹，苔癬化，色素沈着などが目立つ（❻❼）．とくに顔面の鱗屑と色素沈着を伴う著明な潮紅（アトピー性赤ら顔；❻）を認めることも多い．
- 思春期は血中の性ホルモンの増加により皮脂腺が発達し，皮脂分泌が亢進するため痤瘡が出始める年齢である．こうなると皮膚表面を覆う皮脂が増

❹ アトピー性乾燥肌（2歳9か月女児）

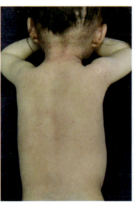

アトピー性乾燥肌をベースに掻き傷が目立つ．

❺ 色素沈着を伴う苔癬化病変（4歳男児）

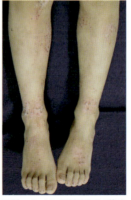

四肢，とくに関節周囲に苔癬化を伴う紅斑，掻破による痂皮が目立つ．

❻ アトピー性皮膚炎（14歳男子）

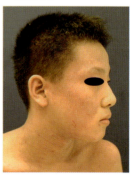

皮疹は上半身に著明で，アトピー性赤ら顔もみられる．

❼ アトピー性皮膚炎（15歳男子）

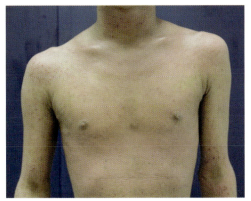

上半身中心の紅斑と，まんべんなく広範囲に掻破痕がみられる．

❽ アトピー性紅皮症（5歳男児）

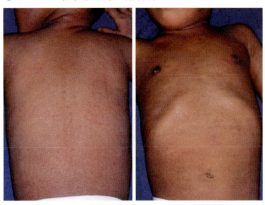

ステロイドフォビアの保護者による不適切な治療の結果であった．

ステロイドフォビア（忌避）

　1990年代から，複数のメディアからのステロイド外用薬に対するバッシングが始まり，それに付け込んだ様々な民間療法や，脱ステロイド療法と称して，ステロイド外用を否定し中止する医師も少数ながら現れた．そのため，アトピー性皮膚炎の治療に不可欠である消炎，鎮痒が得られず，皮膚炎が悪化し，全身に拡大し紅皮症となってしまう患児が増加した．

　その後，日本皮膚科学会や日本アレルギー学会がアトピー性皮膚炎ガイドラインを作成し，アトピー性皮膚炎の炎症と痒みを速やかに鎮静するには，ステロイド外用薬が主体となることを標準的治療法として明記した．これに基づいて診療する医師が大半を占めるため，ステロイドフォビアの保護者は以前よりは少なくなったが，依然としてステロイドの副作用を恐れるあまり，少数派ながらステロイドフォビアは根強く残っている．

　標準的な治療が適切な時期になされないと，炎症が遷延・慢性化し，皮膚の肥厚・苔癬化，色素沈着をきたし，それが全身に及ぶと紅皮症という最重症型となってしまう．

えるため乾燥肌が解消され，全般にADの皮疹が良くなるケースも多い．一方で，顔面，上胸部，上背部に痤瘡とAD皮疹が混在している例もみられる．

- 小児の年齢別の皮疹の特徴を述べたが，これらはすべてに当てはまるわけでなく，適切な治療が施されていない重症例では，どの年齢でも全身に症状がみられ，正常皮膚がまったく残っていないアトピー性紅皮症（❽）となりうる．

↪ 文献
1) 馬場直子．乳児アトピー性皮膚炎．五十嵐隆総編集．馬場直子専門編集．小児科臨床ピクシス17 年代別小児の皮膚疾患．東京：中山書店；2008．p.70-3．

Question

乳児湿疹とアトピー性皮膚炎をどのように区別したらよいですか？

乳児期には，乳児脂漏性皮膚炎，刺激性もしくはアレルギー性接触皮膚炎，汗疹（いわゆる"あせも"），新生児痤瘡，おむつ皮膚炎，乳児寄生菌性紅斑など，さまざまな湿疹が誘発されます．これらの疾患はアトピー性皮膚炎に類似した症状を呈することがあるため，それぞれの疾患ごとの特徴を把握し，正しく診断し，適切な治療を行う必要があります．

矢上晶子 | 藤田保健衛生大学医学部皮膚科学

❶ アトピー性皮膚炎の特徴

- かゆみが強い
- 皮疹が2か月以上持続する
- 全身に皮膚炎がみられる
- 苔癬化や乾燥した皮膚が混在する
- アトピー素因を伴う

乳児湿疹とアトピー性皮膚炎を鑑別するには

- 乳児湿疹は生後2〜3週から出現する．口囲，頬，顎，額，耳の周囲などに紅色丘疹が多発する．表面がびらんとなり，ジクジクした湿潤性・滲出性の湿疹となることもある．顔面以外は皮疹がないことが多い．しかしながら，この臨床像で，乳児脂漏性皮膚炎と乳児アトピー性皮膚炎を鑑別することは難しい．

- 乳児期のアトピー性皮膚炎[1]（❶）は，早ければ生後1か月ごろから始まり，乳児湿疹と同様に顔面，頭部に紅斑，丘疹が出現し，浮腫性紅斑，湿潤病変となる．特徴としては，頬，下顎，耳など凸部で刺激されやすい部位に出現しやすく，鼻翼や口囲のくぼんだ部位は正常皮膚が残っているという傾向がある．その後，アトピー性皮膚炎の場合は症状が2か月以上続き，顔面からやや遅れて頸部，上胸部，腋窩，四肢の関節部などに皮疹（丘疹，紅斑）が拡大する．アトピー素因の家族歴を問診することも診断の参考となる．

乳児湿疹（乳児期に誘発される湿疹・皮膚炎）の特徴

乳児脂漏性皮膚炎

- 生後2〜3週から，前頭部に乳痂とよばれる黄白色の痂皮様で鱗屑を伴う湿疹が出現し，額部，眉毛部には黄白色の鱗屑を付着する毛孔一致性の紅色丘疹が多発する．前額，頬部では毛孔一致性紅色丘疹が散在し，頂点に膿疱を伴うこともある．かゆみは，ないかあっても軽微である．

- 発症は，皮脂分泌量と関連し，新生児は皮脂腺がよく発達し，皮脂の生成も成人なみであるため脂漏性湿疹が発症しやすく，生後3か月ごろより脂腺が縮小し，皮脂の分泌が減少するに伴い，次第に減少してくる．脂漏部位以外に，体幹，四肢などに紅斑を伴う場合はアトピー性皮膚炎の初期症状との区別が難しい．

- 脂漏性皮膚炎は数か月以内に軽快するが，皮疹が持続し，拡大する場合はアトピー性皮膚炎を考慮すべきである．

- 脂漏性皮膚炎は，洗い流すことが第一である．顔面は石けん，頭皮はシャ

ンプーを用いて洗浄する．紅斑などの炎症を伴っている場合は，ステロイド外用薬を短期間使用する．付着している脂漏が軽度の場合は，オリーブ油を塗布し，しばらく時間をおいた後に入浴時にガーゼなどで洗い落とす．厚く付着している場合は，亜鉛華軟膏やワセリンを塗布したリント布で覆い，一昼夜置いてから，くしなどで痂皮を除去する．

接触皮膚炎

- 接触皮膚炎は，外因性の物質が皮膚に接触することにより生じる皮膚炎で，原因を除去すれば根治可能な疾患である[2]．
- 乳幼児は皮膚バリア機能が低いため刺激性接触皮膚炎が起こりやすく，またアレルゲンが皮膚から侵入しやすいためアレルギー性接触皮膚炎を起こすこともある．シャンプー，石けん，外用薬，スキンケア製品など日常生活で触れるものにより誘発される．
- ほとんどが刺激性接触皮膚炎であるが，なかにはゴムアレルギーや金属アレルギー，また非ステロイド性抗炎症薬含有の外用薬によるアレルギー性接触皮膚炎が存在するため，必要であればパッチテストを行う（❷）．

❷ パッチテスト

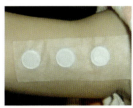
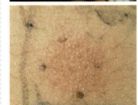

陽性所見．紅斑，丘疹を認める．

乾燥性湿疹（ドライスキン）

- 乳幼児の皮膚は，構造的にも機能的にも未発達で成人に比べ薄くて柔らかく，弱い．さらに皮脂が少なく皮膚バリア機能が十分でないため，外的な刺激に対して反応しやすい．よって，アトピー性皮膚炎ではない乳幼児でも乾燥症状が誘発されやすい．
- アトピー性皮膚炎の患児の場合は，アトピックスキンとよばれるザラザラしたり，かさついた乾燥皮膚を呈するが，湿疹の程度や範囲のみでは両者を鑑別することはできない．

汗疹性湿疹・汗疹

- いわゆる"あせも"である．汗管の閉塞により汗が貯留し，流出できなくなった汗が汗管外に漏出することにより周囲組織に影響を及ぼして生じる．
- 新生児の顔面に生じやすい汗疹は，"水晶様汗疹"とよばれ，発赤や腫脹，かゆみなどは伴わず，数日で消退し，わずかに鱗屑を残す．これは，汗管が角層内あるいは角層直下で閉塞するため，角層内に貯留する汗を透見している．一過性であるため，経過観察としてよい．
- 一方，乳児の頸部や肘窩，腋窩などの間擦部や高温多湿の環境で生じる汗疹は，"紅色汗疹"とよばれ，発赤と強いかゆみを伴う．しばしば湿疹化や細菌感染を合併し毛包炎や膿痂疹を合併するため，ステロイド外用薬や二次感染に対しては抗菌薬の使用も考慮する．
- いずれにせよ，汗をかいたらやわらかいタオルで拭き取り，シャワー浴で汗を流し，清潔を保つよう指導する．

新生児痤瘡

- 生後まもなく〜1か月の新生児期に額や頬に丘疹や膿疱などの痤瘡様の皮疹がみられることがある．これは，母体由来の残存するアンドロゲンによるものと考えられている．
- 生後2〜3か月の乳児期にみられる場合は，面皰をもつ痤瘡を生じ，これ

> **乳児のおしりのスキンケア**
>
> 　日常的に行うスキンケアとしては，① おむつ交換をまめに行う．紙おむつ，布おむつに限らず，濡れていれば交換する．② 便などでおしりが汚れた場合は，できるだけシャワー浴を行う．その際は，擦らず，ぬるめの湯で優しく洗浄する．毎回洗浄剤を使用する必要はなく微温湯で洗うだけでも十分であり，洗浄した後は静かに水分を拭き取る．
>
> 　洗浄や清拭をした後は，おむつによる蒸れや洗浄により浸軟した角層を整えるためにも，おしりの皮膚を乾燥させるとよい．
>
> 　また，皮脂の低下が生じているため，ワセリンなどの油脂性軟膏を塗布すると便やおむつによる刺激を防御できる．

は副腎由来のアンドロゲンが増加するためとされており，男児に多くみられる．石けん洗顔をしていれば1～3か月で消退する．

おむつかぶれ
- 長時間日常的におむつに覆われている皮膚は高温多湿で，排泄物や清拭の刺激が加わるため，かぶれや感染症を生じやすい[3]．乳児のおしりは，「高温多湿」という環境のなかで皮膚のバリア機能が低下し，さらに尿中のアンモニアや便中の酵素，さらに洗浄などにより皮膚炎は容易に生じる状態にある．

乳児寄生菌性紅斑（おむつ部カンジダ症）
- おむつに覆われる股部や殿部に紅色丘疹や小膿疱あるいは鱗屑を付着する紅斑が多発し，間擦部では融合して紅斑を生じることがある．
- おむつ皮膚炎との鑑別を要し，水疱内容や鱗屑から直接鏡検によりカンジダ菌を証明すれば確定診断となる．治療は抗真菌薬を使用する．
- 本疾患のように真菌感染症が疑われた際は皮膚科専門医に検査・治療を依頼する．

文献
1) 加藤則人ほか．アトピー性皮膚炎ガイドライン2016年版．日皮会誌 2016；126：121-55.
2) 日本皮膚科学会接触皮膚炎診療ガイドライン委員会．接触皮膚炎診療ガイドライン．日皮会誌 2009；119：1757-93.
3) 馬場直子．おむつかぶれのスキンケア．MB Derma 2004；95：12-8.

アトピー性皮膚炎の重症度はどのように評価したらよいですか？

経験のある医師は主観的な評価でアトピー性皮膚炎の重症度をある程度把握できますが，評価スケールを活用することで客観的な評価が可能となります．また，血清TARC値も重症度の評価として日常診療で頻用されています．

吉田幸一｜東京都立小児総合医療センターアレルギー科

- 現在，重症度を評価する多くのスケールが存在するが，本項では国内外の代表的なスケールを紹介する．
- 簡便なスケールとして，アトピー性皮膚炎診療ガイドライン2015に提案されている重症度の目安[1]があり，詳細な検討ができるものとして，日本皮膚科学会によるアトピー性皮膚炎重症度分類[2]がある．国際的に評価されている重症度の評価スケールとしては，SCORAD，EASIがある[3]．それぞれの評価スケールの特徴を理解し，用途に応じて適切なスケールを選択する．

TARC：thymus and activation regulated chemokine

SCORAD：Severity Scoring of Atopic Dermatitis

EASI：Eczema Area and Severity Index

代表的な評価スケール

重症度の目安（❶）

- 特徴は，簡便であっても皮疹の程度と広がりの両方を使用して判定していることである．ガイドラインに写真が提示してある利点があり，日常診療においてはこの「重症度の目安」を利用し，簡便に判定し治療の選択をすることが可能である．

❶ 重症度の目安

軽症	面積にかかわらず，軽度の皮疹のみみられる
中等症	強い炎症を伴う皮疹が体表面積の10％未満にみられる
重症	強い炎症を伴う皮疹が体表面積の10％以上，30％未満にみられる
最重症	強い炎症を伴う皮疹が体表面積の30％以上にみられる

軽度の皮疹：軽度の紅斑，乾燥，落屑主体の病変
強い炎症を伴う皮疹：紅斑，丘疹，びらん，浸潤，苔癬化などを伴う病変

（アトピー性皮膚炎診療ガイドライン2015[1]）

日本皮膚科学会アトピー性皮膚炎重症度分類（❷）[2]

- 統計学的信頼性と妥当性が検証されており，一般公開されているアトピー性皮膚炎診療ガイドライン2016年版に示されている．全身を5つの部分に分け，皮疹3要素[*1]の重症度を4段階で評価し，皮疹の広がりの4段階評価と合わせて判断する．
- 皮疹の3要素を分類せずに評価する簡便版もある．

[*1] 皮疹の3要素
紅斑・急性期の丘疹，湿潤・痂皮，慢性期の丘疹・結節・苔癬化．

SCORAD（❸）

- 1993年にEuropean Task Force on Atopic Dermatitisにより提唱された評

❷ 日本皮膚科学会のアトピー性皮膚炎重症度分類

本重症度分類はアトピー性皮膚炎の診断が確実なものについてのみ適応される.
3つの皮疹の要素を5つの身体部位の最も重症な部分で評価(計15回)
別に皮疹の面積も5部位で評価(計5回). 両者を合計(総計20回).
部位ごとの皮疹の重症度は, 皮疹の要素ごとにそれぞれが最も重症と思われるところを選んで行う.
皮疹の面積だけは皮疹の3要素全部をまとめて身体の全部位について行う.

評価法
Ⅰ 皮疹の要素の評価基準
　0：なし　1：軽症　2：中等症　3：重症
　　※皮疹の説明
　　　紅斑：すべての発赤, 潮紅, 浮腫を含む.
　　　急性期の丘疹：掻破の影響を受けていない丘疹.
　　　湿潤・痂皮：掻破による糜爛を含む.
　　　慢性期の丘疹：掻破の影響を受けている丘疹.
　　　結節・苔癬化：慢性期の丘疹が更に進展したもの.
Ⅱ 皮疹の面積の評価基準
　0：なし　1：〜1/3　2：1/3〜2/3　3：2/3〜

頭頸 0, 1, 2, 3
前体幹 0, 1, 2, 3
上肢 0, 1, 2, 3
後体幹 0, 1, 2, 3
下肢 0, 1, 2, 3

	頭頸	前体幹	後体幹	上肢	下肢	計
紅斑・急性期の丘疹						
湿潤・痂皮						
慢性期の丘疹・結節・苔癬化						
皮疹の面積						

統計

(アトピー性皮膚炎診療ガイドライン. 2016[2])

価スケールで, 国内外で現在最も広く使用されている[4]. 自覚症状も評価の対象であり, 皮疹の広がり：皮疹の重症度：自覚症状を2：6：2の重みをつけて評価している[*2].

- Objective SCORAD として自覚症状のない皮疹の広がりと重症度のみでの評価方法もある.

EASI(❹)

- 2001年にHanifinらにより提唱された評価スケールで[5], 乾癬の重症度分類である Psoriasis Area and Severity Index(PASI)をもとに作成されている.
- 評価方法は日本皮膚科学会の重症度分類に近く, 全身を4つの部分に分け, 皮疹4要素の重症度を4段階で評価し, 皮疹の広がりの7段階評価と合わせて判断する. そして, 実際の体表面積が評価に反映されるように係数をかけて合計する.

血清 TARC

- TARC は Th2 ケモカインで, Th2 リンパ球を遊走させる作用があると考えられ, 血清TARC値はアトピー性皮膚炎の短期的病勢を反映する. 患者や保護者にとっても病勢を把握しやすく, 認識を共有するのに有用である. ただし, 血清TARC値は年齢が低いほど高くなるため, 基準値に違いがあることに注意が必要である(❺).

[*2] インターネットのホームページを利用すると重症度判定に利用できる写真が示され, 数値を入力すると簡便に計算できる(http://adserver.sante.univ-nantes.fr/Scorad.html).

❸ SCORAD による重症度分類

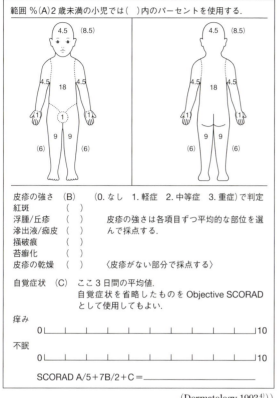

範囲 %（A）2歳未満の小児では（ ）内のパーセントを使用する．

皮疹の強さ　（B）　（0．なし　1．軽症　2．中等症　3．重症）で判定
紅斑　　　　　（　）
浮腫/丘疹　　（　）　　皮疹の強さは各項目ずつ平均的な部位を選
滲出液/痂皮　（　）　　んで採点する．
掻破痕　　　　（　）
苔癬化　　　　（　）
皮疹の乾燥　（　）　〈皮疹がない部分で採点する〉

自覚症状　（C）　ここ 3 日間の平均値．
　　　　　　　　　自覚症状を省略したものを Objective SCORAD
　　　　　　　　　として使用してもよい．

痒み
0 |─┴─┴─┴─┴─┴─┴─┴─┴─┴─| 10

不眠
0 |─┴─┴─┴─┴─┴─┴─┴─┴─┴─| 10

SCORAD A/5＋7B/2＋C＝_____

（Dermatology 1993[4]））

❹ EASI による重症度分類（8 歳以上＊）

頭頸部	
紅斑	
浸潤/丘疹	
掻破痕	
苔癬化	
小計	①
面積	②
合計①×②×0.1	③

スコア	
0＝なし	
1＝軽症	
2＝中等症	
3＝重症	

面積	
0＝0％	
1＝1〜9％	
2＝10〜29％	
3＝30〜49％	
4＝50〜69％	
5＝70〜89％	
6＝90〜100％	

上肢	
紅斑	
浸潤/丘疹	
掻破痕	
苔癬化	
小計	④
面積	⑤
合計④×⑤×0.2	⑥

体幹	
紅斑	
浸潤/丘疹	
掻破痕	
苔癬化	
小計	⑦
面積	⑧
合計⑦×⑧×0.3	⑨

下肢	
紅斑	
浸潤/丘疹	
掻破痕	
苔癬化	
小計	⑩
面積	⑪
合計⑩×⑪×0.4	⑫

総計＝　③＋⑥＋⑨＋⑫

＊7 歳以下の場合，頭頸部の合計は①×②×0.2，下肢の合計は⑩×⑪×0.3 とする

（Hanifin JM, et al. 2001[5]））

❺ 血清 TARC の基準値

年齢	血清 TARC 値
6〜12 か月＊1	1,367 pg/mL 未満
1〜2 歳＊1	998 pg/mL 未満
2 歳以上＊1	743 pg/mL 未満
成人＊2	450 pg/mL 未満

＊1 藤澤隆夫ほか．日小ア誌 2005；19：744-57.
＊2 玉置邦彦ほか．日皮会誌 2006；116：27-39.

まとめ

どの評価スケールを使用するかは，状況に合わせて判断すればよい．アトピー性皮膚炎の診療は長期間の治療が必要で，時には症状が増悪する．主観や記憶に頼らず客観的な重症度評価に基づき治療を行うことで良好なコントロールや寛解へつながることを期待したい．

文献

1) 片山一朗ほか．アトピー性皮膚炎診療ガイドライン 2015．東京：協和企画；2015. p. 28-31.
2) 日本アトピー性皮膚炎診療ガイドライン作成委員会．アトピー性皮膚炎診療ガイドライン 2016 年版．日皮会誌 2016；126：121-55.
3) Schmitt J, et al. Assessment of clinical signs of atopic dermatitis：a systematic review and recommendation. J Allergy Clin Immunol 2013；132：1337-47.
4) Severity scoring of atopic dermatitis：the SCORAD index. Consensus Report of the European Task Force on Atopic Dermatitis. Dermatology 1993；186：23-31.
5) Hanifin JM, et al. The eczema area and severity index（EASI）：assessment of reliability in atopic dermatitis. EASI Evaluator Group. Exp Dermatol 2001；10：11-8.

アトピー性皮膚炎の診断にアレルギー検査は必須ですか？

アトピー性皮膚炎（AD）かどうかは、視診でほぼ診断できます。アレルギー検査は、その患者にとってとくに悪化因子となっているアレルゲンは何かを調べ、対処するうえで参考にするためには必要ですが、診断に必須ではなく、治療や生活指導上の参考にします。

馬場直子｜神奈川県立こども医療センター皮膚科

AD：atopic dermatitis

- 診断にアレルギー検査は必須ではないが、治療や生活上の指導から、アレルギー機序の関与などを調べるために各種の検査が行われる。
- ADの検査には、アレルギー機序がどのくらい関与しているのかを調べる好酸球数や総IgE値、患者が特定のアレルゲンに感作されているかどうかを調べる血清中の特異的IgE抗体検査や皮膚テスト、また現在の病勢をみるための血清TARC値などが行われる。

TARC：thymus and activation-regulated chemokine

ADにアレルギー機序がどの程度関与しているかの検査

- ADをはじめ喘息などのアレルギー性疾患では、好酸球数や血清総IgE値の上昇がみられることが多い。出生直後の新生児ではこれらの上昇は通常みられず、生後さまざまな抗原にさらされ感作されることによってはじめて上昇してくるため、月齢が上がるほど正常値も高くなる（❶）[1]。したがって、あまり早く検査しても意味がなく、生後4～5か月以降、通常6か月以降に行うと有為な所見が得られる*1。

*1 例外的に生後3～4か月でも湿疹がかなり重症で、バリア機能が破壊されていることが予想されるような場合、食物アレルギーの関与が疑われる場合には、すでに経皮感作されている可能性を考えて、特異的IgE値とともに早めに検査することもある。

個々のアレルゲンへの感作の程度を調べる検査

血清特異的IgE抗体検査

- とくに乳児ADでは食物アレルギーを合併するケースが多く、その診断のために血清中の食物特異的IgE抗体を測定する。アレルゲンとなる食物を摂取することにより即時型アレルギー反応でじんま疹を生じたり、非即時型反応としてかゆみが増し、皮疹が悪化する可能性があるからである。とくに乳児では鶏卵、牛乳、小麦の関与が多いが、これらは年齢とともに自然寛解し、代わって甲殻類、果物、そばなど新たな食物アレルギーの合併率が高くなる。すなわち、年齢によってIgE抗体価が高値を示しやすい食物が異なり、同じ値を示しても年齢によって解釈が異なり、特異的IgE抗体が陽性だからといって、それだけで本当に皮膚症状が出るとは限らない。
- 卵白と牛乳の特異的IgE抗体価と経口負荷試験の即時型反応の陽性率の関係を年齢別に示したグラフが❷[2]である。IgE抗体価が高いからという理由だけで制限食を指示するのは過剰な除去をしてしまうことになる。また、年齢による自然寛解がみられることがほとんどであるので、6か月～

❶ 年齢別総IgE正常値

年齢	血清（総）IgE抗体（IU/mL）
6か月未満	＜5
1歳未満	＜10
1歳以上～3歳未満	＜20
3歳以上～5歳未満	＜40
5歳以上	＜100
成人	＜170

（小林茂俊．2005[1]）

❷ 卵白と牛乳の特異的 IgE 抗体価と経口負荷試験の陽性率の関係

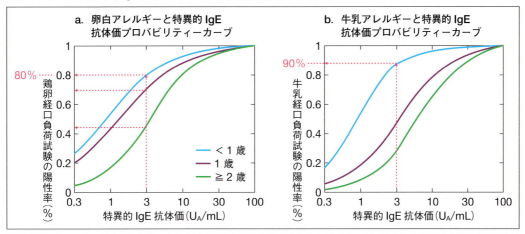

プロバビリティーカーブの読み方は，たとえば卵白の IgE 抗体価 3.0 U$_A$/mL の場合，経口負荷して症状を誘発する可能性は 1 歳未満では約 80％，1 歳では約 70％，2 歳以上では 45％以下となることを表している．

（食物アレルギー診療ガイドライン 2012[2]）

1 年ごとに再検査して，寛解の可能性を探りながらできる限り早く制限食解除に導くべきである．

皮膚プリックテスト

- 偽陽性率が高いことが知られている[*2]．したがって皮膚テスト陽性だからといって，実際にアレルゲンとなっているとは限らず，単に感作されているだけで，食物アレルギーや AD を悪化させている原因とは限らない．

[*2] プリックテスト陽性だったもののうち，1/3 しか実際の経口負荷試験では陽性にならなかったという報告[3]もある．

AD の病勢を調べる検査

- 血清 TARC 値が AD の炎症活動性を高い感度で測定し，短期的な病勢を鋭敏に反映するため，重症度の指標として活用されている．皮疹の視診・触診による診断だけでなく，TARC 値の改善度を患者に示すことによって，具体的に治療のゴールをめざした患者指導にも活かすことができる．
- TARC 値の正常値は正確には求められていないが，成人では 450 pg/mL 以下が正常値[4]とされており，小児ではそれよりも高くなり，1 歳未満の乳児では 1,000 pg/mL を超えることも多い．また成人 AD の血清 TARC 値が 700 pg/mL を超えると中等症以上[4]と判定される．また絶対値だけでなく個人の治療の前後での変化をみることが有用である．

原因かどうかの判断

特異的 IgE 抗体検査と皮膚プリックテストはあくまで感作されていることを示すだけで，本当に原因かどうかの判断は，アナフィラキシー症状の既往などがなければ，慎重に食物を経口負荷してみて確かめる必要がある．
食物以外で AD の悪化因子であるかどうかをみるには，環境抗原であればダニ，ハウスダスト，動物の毛，花粉などは環境の改善を図り，曝露を可能な限り少なくしてみて，それで改善が得られるかどうかを確かめる必要がある．

文献

1) 小林茂俊. そこが知りたい小児臨床検査のポイント. 免疫・アレルギー検査. IgE および特異 IgE 抗体. 小児内科 2005；37（増刊号）：289-92.
2) 日本小児アレルギー学会食物アレルギー委員会. 診断と検査. 宇理須厚雄ほか監修. 食物アレルギー診療ガイドライン 2012. 東京：協和企画；2011. p.53.
3) Sampson HA. The immunopathogenic role of food hypersensitivity in atopic dermatitis. Acta Derm Venerol (Stockh) 1992；Suppl 176：34-7.
4) 玉置邦彦ほか. アトピー性皮膚炎の病態指標としての病勢指標としての血清 TARC/CCL17 についての臨床的検討. 日皮会誌 2006；116：27-38.

じんま疹の原因をどう探り，どう患者に説明しますか？

じんま疹は，活性化されたマスト細胞から放出されるヒスタミンにより引き起こされます．マスト細胞の活性化には食物摂取などによるアレルギー機序が有名ですが，アレルギー性のじんま疹は5～20％程度にすぎず，60～70％は直接原因のない特発性のじんま疹とされています．

アレルギー性のじんま疹を含めた刺激誘発型のじんま疹では食物や薬剤などの原因刺激後，数分～数十分でじんま疹が出現しますが，原因刺激が入らないと症状が出現することはありません．抗ヒスタミン薬の治療効果は限定的で，アレルギー検査などで原因を特定し，刺激原因を避けることが治療の主体となります．

一方，特発性のじんま疹は，感染症，疲労，ストレスなどの間接的な背景因子が関与し，食事の内容やタイミングなどには関係なくほぼ毎日症状が繰り返されます．特発性のじんま疹には特定の検査はありませんが，抗ヒスタミン薬を用いて活性化したマスト細胞を沈静化することで治癒が期待できます．

三原祥嗣｜三原皮ふ科アレルギー科

じんま疹の発症メカニズム

じんま疹は，真皮のマスト細胞が活性化して，ヒスタミンを中心とした化学伝達物質により引き起こされる．放出されたヒスタミンは，真皮毛細血管の高親和性ヒスタミンⅠ型レセプター（FcεRⅠ）に結合すると血管の拡張と血漿成分の血管外漏出が起こり，紅斑と膨疹が形成される．また，末梢神経端末のFcεRⅠに結合するとかゆみが生じる．このため，マスト細胞を直接的・間接的に活性化することができる要因が，じんま疹の直接原因や悪化・背景因子となる．

- すべてのじんま疹がアレルギー，とくに食物アレルギーによると思い込んで，採血により原因食物を調べてほしいと訴える患者は多い．しかし，日常診療ではアレルギー性のじんま疹よりも，誘発原因のない特発性のじんま疹が多くを占めている．
- 特発性のじんま疹は採血で原因抗原を特定できないが，感染症や疲労，ストレスなどが背景因子となりマスト細胞が活性化してじんま疹が発症あるいは増悪すること，抗ヒスタミン薬への反応性は良好で，治療を継続することにより活性化したマスト細胞が沈静化し治癒に至るといった治療過程を丁寧に説明すると安心してもらえることが多い．
- 一方，刺激誘発型のじんま疹では，原因抗原をはじめとする誘発因子を検索・特定して，その因子を除去・回避することが重要となる．
- このように病型により診療方針が大きく異なるため，診療初期の段階で患者からの臨床情報をもとに，患者のじんま疹がどの病型に属するかの判断が求められる．
- 本項ではじんま疹の病型分類と各病型の特徴，診断方法について解説する．

じんま疹の病型分類と病型別頻度

じんま疹の病型分類

- 臨床的にじんま疹は，①直接原因が特定され皮疹を誘発することができ

❶ じんま疹の主たる病型

Ⅰ．特発性の蕁麻疹
1. 急性蕁麻疹
2. 慢性蕁麻疹

Ⅱ．刺激誘発型の蕁麻疹
3. アレルギー性の蕁麻疹
4. 食物依存性運動誘発アナフィラキシー
5. 非アレルギー性の蕁麻疹
6. アスピリン蕁麻疹（不耐症による蕁麻疹）
7. 物理性蕁麻疹（機械性蕁麻疹，寒冷蕁麻疹，日光蕁麻疹，温熱蕁麻疹，遅延性圧蕁麻疹，水蕁麻疹，振動蕁麻疹〈振動血管性浮腫〉）
8. コリン性蕁麻疹
9. 接触蕁麻疹

Ⅲ．血管性浮腫
10. 特発性の血管性浮腫
11. 外来物質起因性の血管性浮腫
12. C1エステラーゼ阻害因子（C1-esterase inhibitor：C1-INH）の低下による血管性浮腫（遺伝性血管性浮腫（hereditary angioedema：HAE），自己免疫性血管性浮腫など）

Ⅳ．蕁麻疹関連疾患
13. 蕁麻疹様血管炎
14. 色素性蕁麻疹
15. Schnitzler症候群
16. クリオピリン関連周期熱（cryopyrin-associated periodic syndrome：CAPS）

（秀　道広．2011[1]）

る刺激誘発型のじんま疹と，②直接原因がなく自発的に皮疹が出現する特発性のじんま疹に大別される．両者は診療の方針が大きく異なっており，どちらのタイプに該当するじんま疹かを判断することが，診療上重要となる[*1]．
- 日本皮膚科学会のガイドラインでは，この2つに加えて血管性浮腫[*2]，じんま疹関連疾患の4群（16病型）に分類されている[1]（❶）．

じんま疹の病型別頻度

- 日常診療の現場では，原因として食物アレルギーを疑って来院する患者は多いが，成人例を含めた解析では，アレルギー機序のじんま疹の頻度は5％程度とされ，約70％が特定原因のない特発性のじんま疹とされている[2]．
- 一方，15歳未満の小児じんま疹患者の解析では，アレルギー機序のじんま疹が約20％と成人よりも多く，その半数がアレルギー性のじんま疹で，残りの半数が食物依存性運動誘発アナフィラキシーであった[2]．しかし，小児じんま疹患者の約60％が特発性のじんま疹であり，いずれの年代においても，明らかな誘因がなくほぼ毎日症状が出現する特発性のじんま疹の割合が高い．

じんま疹の特徴と診断方法

刺激誘発型のじんま疹

- 刺激誘発型のじんま疹の診断[*3]には，じんま疹の性状や持続時間，出現前の食物や薬物摂取時間との関係や，出現場所，出現頻度などを重点的に問診して誘発原因を推定する．
- 刺激誘発型のじんま疹では，特定の原因刺激が加わった数分〜数時間（多くの場合は数十分以内）後より皮疹が誘発され，原因刺激が回避されると皮疹は誘発されない特徴がある．このため，症状の出現頻度は刺激の有無により，1日のうち何度も出没することもあるが，数日〜数か月間現れないこともある．

[*1] じんま疹治療の基本的な考え方は，次項「じんま疹の初期対応と注意点は？」の❶（p.112）も参照．

[*2] 血管性浮腫の病型分類
じんま疹の分類と同様に直接原因の有無によって，直接原因が特定されずに自発的に生じる特発性の血管性浮腫，薬物など原因が特定される外来物質起因性の血管性浮腫に分けられ，さらに遺伝子異常が報告されているエステラーゼ阻害因子（C1-INH）の低下による血管性浮腫に分類されている[1]．

C1-INH：C1-esterase inhibitor

ポイント
原因があるタイプのじんま疹は誘発することができる．

[*3] 刺激誘発型のじんま疹は，過去に症状が出現したときと同様の負荷を加えて症状を再現することで診断が確定できるが[3]，機械性じんま疹を除きショックを生じることがあるため，どこまでの負荷を行うかは症例の重症度あるいは医療施設の設備により異なる．

- **物理性じんま疹**：このなかで最も多い機械性じんま疹では，皮膚の掻破や擦過刺激によって刺激部位にすみやかに線状の膨疹が出現するが，診察室でも患者の皮膚をペン軸などでやや強めに擦過すると線状の膨疹が誘発される．
- **コリン性じんま疹**：運動や入浴，精神的な緊張などによる発汗刺激数分〜数十分後より比較的小型な皮疹が出現する．小児〜青年に多い．
- **アレルギー性じんま疹**：このうち，アニサキスによるじんま疹・アナフィラキシー，納豆[4)]や牛肉[5)]による遅発型アナフィラキシーは，例外的に原因食物摂取後，数〜10時間程度で生じることが多く，通常の食物アレルギーによるじんま疹とは発症時間が異なる[*4]．
- **食物依存性運動誘発アナフィラキシー**：小麦や魚介類による場合は，原因食物摂取後1〜2時間以内に運動負荷が組み合わされた場合に生じる．

特発性のじんま疹

- 特発性のじんま疹は，とくに誘因なく毎日または毎日のように自発的に出現し，医療機関を受診するじんま疹のなかでは最も多い(❶)．
- 特発性のじんま疹は夕方，夜間に悪化するなど日内変動がみられることも多い．
- 感染，疲労，ストレスなどが背景・悪化因子となりうるが，いずれの因子も皮疹を直接誘発することができない．また，これらの因子が除去されてもしばらく症状が続くことも少なくない[*5]．
- 特発性のじんま疹のための特異的な検査はなく，臨床経過から責任抗原の当てもなくスクリーニング的にアレルギー検査などを行うことは，意味をなさないどころか，患者の不安が増強することもあり慎むべきである．
- 特発性のじんま疹は，とくに誘因なくほぼ毎日のように症状の出没を繰り返すという臨床症状に加えて，刺激誘発型のじんま疹を除外することにより診断される．

[*4] アレルギー機序が疑われた場合は，血清特異的IgE抗体検査や皮膚テストなどが原因物質の特定のために有用である．

ポイント
原因のないタイプのじんま疹はほぼ毎日自発的に出現する．

[*5] 急性じんま疹の背景因子としては，その頻度は約3〜8割と報告者により異なるが，感染によるものが多いとされる．合併する感染症には細菌感染，ウイルス感染の両者の可能性がある．

文献

1) 秀　道広ほか．蕁麻疹診療ガイドライン．日皮会誌 2011；121：1339-88．
2) 三原祥嗣, 秀　道広. 外来における皮膚アレルギー診療—小児のじんま疹．小児科診療 2007；70：1313-8．
3) 三原祥嗣．蕁麻疹の誘発試験（物理性蕁麻疹，アスピリン蕁麻疹，食物依存性運動誘発アナフィラキシー）．アレルギー 2009；58：760-5．
4) 猪又直子．納豆アレルギー．Derma 2015；229：49-55．
5) 千貫祐子ほか．牛肉アレルギー患者20例の臨床的および血清学的解析．日皮会誌 2013；123：1807-14．

じんま疹の初期対応と注意点は？

じんま疹は，アナフィラキシーショックなど生命の危険にさらされる例から，機械性じんま疹のように擦過部にのみ膨疹が生じる程度の症例まで，幅広い疾患です．病型や重症度によって治療の目的や対処法，予後が異なるため，各症例の重症度や緊急性，じんま疹の病型を的確に把握することが大切です．

三原祥嗣｜三原皮ふ科アレルギー科

- じんま疹は，救命が必要となる救急対応，耐えがたいかゆみなど当座の症状の軽減が必要となる臨時処置，じんま疹が発症して数日以内の初期診療，数か月〜数年に及ぶ中・長期診療に分けて対応するのがよい[1,2]．

救急対応と臨時処置

- アナフィラキシーショックや診察の時点で現れている症状が激しい場合などは，症状のすみやかな回復・緩和が目標となる．
- 血圧低下や呼吸困難などを伴っている場合は，気道確保，酸素吸入，アドレナリンの筋注，静脈ラインの確保，クロルフェニラミン静注，ステロイド静注などの救急救命処置が必要となる[*1]．
- 耐えがたいかゆみが出現している場合や，皮疹が全身の30％以上に及ぶなど広範囲に出現している場合は，症状に応じて抗ヒスタミン薬（例：クロルフェニラミン）静注，作用発現の早い抗ヒスタミン薬の内服[*2]，ステロイド薬（例：ベタメサゾン）静注[*3]などが推奨されている．

初期診療の注意点

- じんま疹診療において，刺激誘発型のじんま疹であるのか，特発性のじんま疹であるのかの病型を確定することが，患者への発症要因の説明のみならず，治療方針の策定上でも重要になる[*4]．しかし，発症直後の初期診療では，両者の鑑別が困難なことも少なくないため，薬物投与により症状の緩和を図りながら，詳細な問診と必要に応じて検査を行い，病型の確定を行うことになる．
- じんま疹治療の基本は，原因・悪化因子の除去・回避と抗ヒスタミン薬を中心とした薬物療法である（❶）．
- 刺激誘発型のじんま疹では，症状の緩和に抗ヒスタミン薬が用いられるが，発症を抑制する効果は不十分なことが多く，治療上も原因・悪化因子の特定とその除去・回避が重要となる．
- 一方，特発性のじんま疹では，明らかな原因を特定することができないにもかかわらず，抗ヒスタミン薬の内服により症状出現が抑制され，また内服を継続することで皮疹の出現を完全に予防できることも多い．

*1 アナフィラキシー時のステロイドの使用に関しては効果発現に数時間を要するため，遅延性のアレルギー反応を抑制する可能性はあるがその効果は立証されていない．

*2 抗ヒスタミン内服薬の最高血中濃度到達時間については，別項「じんま疹，アトピー性皮膚炎における飲み薬の位置づけについて教えてください」の❶（p.150）を参照．

*3 ステロイド薬の使用に関しては，気道感染症やウイルス性肝炎などの感染症の合併の有無に注意する必要がある．

*4 じんま疹の病型分類とその診断方法については，前項「じんま疹の原因をどう探り，どう患者に説明しますか？」を参照．

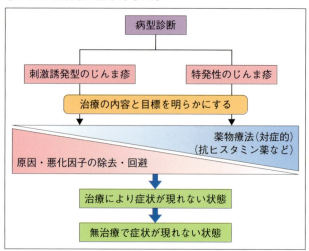

❶ じんま疹治療の基本的考え方

（秀　道広ほか．2011[1]）

初期診療の検査と治療

- 急性じんま疹では通常，採血検査は不要とされているが，感染症が疑われた場合は全身状態の把握のため必要に応じて末梢血白血球数や CRP などの採血検査，細菌検査を行うこともある．
- 薬物や食物などのアレルギー性のじんま疹では末梢血好酸球数が上昇することがある．急性感染症，ステロイド内服・注射後では末梢血好酸球が消失することがある[3]．
- 食物などのアレルギー性のじんま疹が疑われた場合には，血清特異的 IgE 抗体検査や皮膚テストが有用である．
- 使用する抗ヒスタミン薬は，効果の強さと副作用の少なさから鎮静性の低い第 2 世代抗ヒスタミン薬が推奨されている*5．
- 急性じんま疹の診察時に症状がない，または軽度であって，かつ薬剤，食物などのなんらかの直接的誘因の関与が疑われる場合は，必ずしも薬物治療の必要はなく，直接的誘因を避けそのまま経過を観察してもよい．疑わしい誘因を避けることで症状の出現が完全に抑制される場合は，直接原因となっている可能性が高く，必要に応じてアレルギー検査，再投与試験などを行って原因を確定することができる．
- 診察時に強い症状が出現している場合や，すでに消退していてもその程度が大きい場合には，予防的に 2 〜 3 日間抗ヒスタミン薬の内服とする．
- 診察時までに，2 〜 3 日以上症状の出没を繰り返している場合は予防的に抗ヒスタミン薬の内服とし，数日以上完全に皮疹出現を抑制した後中止とする．
- 通常量の抗ヒスタミン薬内服により十分な症状抑制ができなかった場合は，慢性じんま疹に準じて，抗ヒスタミン薬の変更や追加・増量，さらには補助的治療薬の追加などを行う．なお，ステロイドの使用は症状が重篤

*5
鎮静性の低い第 2 世代抗ヒスタミン薬については，別項「じんま疹，アトピー性皮膚炎における飲み薬の位置づけについて教えてください」の ❶ (p.150) を参照．

❷ 急性じんま疹の治療手順

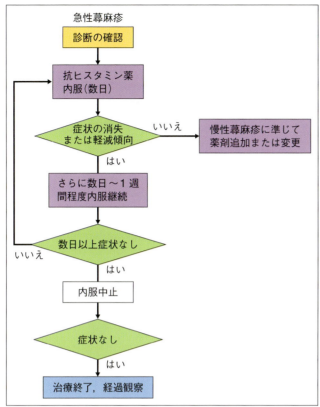

（秀　道広ほか. 2011[1]）

で抗ヒスタミン薬および補助的治療薬だけで制御することが困難な場合に限り，できる限り短期間にとどめる*6.
● ❷に急性じんま疹の治療手順を示す[1].

*6
特発性のじんま疹の治療手順については，別項「じんま疹，アトピー性皮膚炎における飲み薬の位置づけについて教えてください」の❷(p.151)を参照.

🔗 文献
1) 秀　道広ほか. 蕁麻疹診療ガイドライン. 日皮会誌 2011；121：1339-88.
2) 秀　道広ほか. プライマリケア版 蕁麻疹・血管性浮腫の治療ガイドライン. 厚生労働科学研究 2007. http://www.jaanet.org/pdf/guideline_skin04.pdf
3) 伊豆津宏二. 白血球像，白血球分類. 高久文麿監修. 臨床検査データブック 2013-2014. 東京：医学書院；2013.

アトピー性皮膚炎

Question

体の洗い方，石けんの選び方は？
保湿剤の塗り方，軟膏の適切な量は？

適切なスキンケアの方法を評価した客観的データは少なく，専門家のコンセンサスによる推奨がほとんどです．洗浄剤は刺激の少ないものを選択し，頭皮はシャンプーを用い，顔や体は石けんを泡立てて素手で軽く揉むように洗います．保湿剤は年齢，季節，使用感などを考慮して選択し，1日2回の塗布が推奨されています．保湿剤はたっぷり塗ることが大切であり，1FTUという量を目安にできるだけ具体的に指導します．

古川真弓 | 東京都立小児総合医療センターアレルギー科

小児アトピー性皮膚炎の皮膚の特徴

- アトピー性皮膚炎の皮膚では角層の水分保持能や皮膚バリア機能が低下しており，一般的に乾燥肌であることが知られている．
- さらに小児の皮膚は構造的にも機能的にも次のような特徴がある．
  - ▶皮膚の厚さが成人に比べ薄いため，機械的刺激に対して弱い．
  - ▶生後1か月までは皮脂の分泌量は多いが，2か月を過ぎたころから皮脂量は減少するため乾燥しやすい．
  - ▶小児では成人に比べ体表面積は小さいが汗腺の数は成人と同じ数あるため，単位面積あたりの汗腺が多く発汗量も多い．
- 加えて乳幼児では食物や排泄物による汚れのほか，幼児期〜学童期では屋外の遊びが増えるため，さまざまな汚れが皮膚に付着することに留意する必要がある．

洗浄

皮膚の洗い方

- 顔や身体の皮膚は，石けんや身体用洗浄剤などをしっかり泡立てて，手のひら全体を使い軽くもむように洗うことが基本である．しっかり泡立てることで，洗浄効果を上げるとともに摩擦による刺激を減らすことができる．素手で洗うことが基本であるあるが，泥汚れなど汚れがひどい場合は，木綿素材の柔らかいタオルで洗うこともある．決してナイロン製のタオルなどでゴシゴシこすってはいけない．
- 乳児を洗うときは，バスマットを利用しその上に座らせたり寝かせたりして行うとよい．
- 乳児では頸部や腋窩，鼠径部など関節部などにしわの深い部分があるため，その部位にも指を入れながらていねいに洗う．顔を濡らしたガーゼで拭き取るだけですませている場合もよく見かけるが，他の体の部位と同様に泡で洗ってお湯をかけて洗い流すように指導する．

石けんと身体用洗浄剤などの選び方

- 身体用洗浄剤の選択についての臨床研究はほとんどされていないが，一般的には低刺激性，弱酸酸性で香料や着色料などが入っていないものが勧められている[1].
- 皮膚のpHは弱酸性であり，アルカリ性に傾くことにより角層の障害や常在菌の減少などをきたす．石けんの多くは弱アルカリ性[*1]のため，洗浄剤が残らないようにしっかり洗い流すことが大切である．

入浴とシャワーとどちらがよいのか

- アトピー性皮膚炎において入浴とシャワーのどちらが効果的か，あるいは適切な入浴時間や頻度についての研究はない[1]．しかし入浴の習慣がないと思われる欧米のアトピー性皮膚炎診療ガイドラインにおいて「1日1回，ぬるま湯に5～10分間浸かる」[1]や「27～30℃のお湯に5分間浸かる」[2]などといった入浴方法が推奨されている．
- 石けんを用いた洗浄は一般的には1日1回でよいとされているが，二次感染を疑う場合は1日2回を指示する場合もある．
- 汗や汚れの機会が多い学童期には，適宜下校後や外遊びの後に臨時でシャワー浴を行ったり，それができない場合には濡れたタオルでの清拭や着替えなどを提案するのもよい[*2].

📋 保湿

- 保湿剤を塗布することで，角層に水分を保持してバリア機能の回復と維持をもたらし，炎症の再燃を予防する効果がある．

塗布回数と塗布するタイミング

- 日本のガイドラインでは保湿剤の塗布回数は1日2回を推奨している[4]．保湿剤を効果的に塗布するタイミングは，角層が水分を含み，角層への浸透も良い入浴後5～15分以内とされている．

塗布量の目安[4]

- 保湿剤の必要量は個人差があるが，適切な軟膏量を具体的に指導することが重要である．その量の目安として，FTUという単位がある．1FTUは5mm口径のチューブから人さし指の指腹側末節部に押し出された軟膏量であり，おおむね0.5gに相当する(❶)．この量で両手掌分の範囲の皮膚をカバーするのが適切な軟膏量と考えられている．その他に，ティッシュペーパーが貼りつくくらいしっかり塗るという指導などもよい．
- 受診時の皮膚の保湿状態の確認や，軟膏の残量を確認したり，実際に軟膏を塗布してもらったりするなどして適切な軟膏量が塗布できているのか確認する．

保湿剤の選択

- 保湿剤にはさまざまな種類と剤型があるため，年齢，季節，使い心地などを考慮し選択する．(p.118 参照)

[*1] **石けん**
石けんとは脂肪酸のアルカリ塩のことで，固形石けんの主成分は脂肪酸ナトリウム塩，液体石けんの主成分は脂肪酸カリウム塩である．

[*2] 望月らはアトピー性皮膚炎の児童に対して6月から6週間，学校で昼休みに石けんは使用せずシャワー浴のみを実施し，シャワー浴を行わなかった児よりもアトピー性皮膚炎のコントロールが良好であったと報告している[3]．

FTU : finger-tip unit

❶ FTU

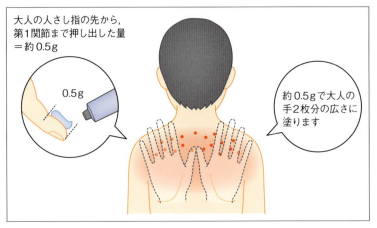

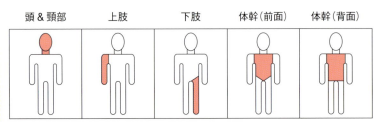

軟膏使用量 FTU（1 FTU＝0.5 g：5 g チューブの場合）(g)

小児	顔＆頸部	上肢	下肢	体幹（前面）	体幹（背面）
3～6か月	1（0.5 g）	1（0.5 g）	1.5（0.75 g）	1（0.5 g）	1.5（0.75 g）
1～2歳	1.5（0.75 g）	1.5（0.75 g）	2（1 g）	2（1 g）	3（1.5 g）
3～5歳	1.5（0.75 g）	2（1 g）	3（1.5 g）	3（1.5 g）	3.5（1.75 g）
6～10歳	2（1 g）	2.5（1.25 g）	4.5（2.25 g）	3.5（1.75 g）	5（2.5 g）
成人	顔＆頸部	上肢（腕＆手）	下肢（大腿～足）	体幹（前面）	体幹（背面）
	2.5（1.25 g）	3＋1（2 g）	6＋2（4 g）	7（3.5 g）	7（3.5 g）

（アトピー性皮膚炎診療ガイドライン 2012）[4]

📋 年齢に応じたスキンケア

- **乳児期～幼児期**：乳児期～幼児期早期は保護者主体でスキンケアを行うが，幼児期後期からは子ども自身がスキンケアに参加するように促す．具体的には，子ども自身がスキンケアを行っている指導用の動画を見せたり，子どもに対しても指導するのが効果的である．また，スキンケアの一部を任せるなどその子にも役割を与え，自主性を育てていくことも大切である．スキンケアに関する約束ごとを決め，しっかりできたら報酬を与えるなどの工夫をして，スキンケアを習慣づけることが大切である．
- **学童期**：できるだけ本人主体で行うようにし，保護者は塗り残しがないかなどの監視役やサポート役になるのが望ましい．学童期後半になっても保護者がすべて軟膏を塗布していることは珍しくないが，最終的には自分自身ですべてを行えるように子どもの自主性を伸ばしながら自立をめざした

ブリーチバス療法─黄色ブドウ球菌とアトピー性皮膚炎

アトピー性皮膚炎の急性増悪の原因として黄色ブドウ球菌が関与していることが知られており，欧米のガイドラインでは細菌感染の抑制と症状の緩和を目的にブリーチバス，つまり次亜塩素酸ナトリウム（漂白剤）を用いた入浴（❷）[5]が推奨されている．

小規模ながらブリーチバスを評価したランダム化比較試験が2009年のPediatricsに掲載されている（Huang JT, et al. Pediatrics 2009；123：e808-14）．対象は二次細菌感染の徴候がある中等症から重症のアトピー性皮膚炎6か月〜17歳の31症例．

対照群：通常のスキンケアと抗炎症薬による外用治療に加えて抗菌薬の内服

介入群：対照群の治療法に加え，鼻腔内へのムピロシン軟膏塗布と週に2回のブリーチバス．

3か月間にわたり湿疹の重症度スコアを比較したところ，ブリーチバス群で有意に低下していた．また耐性菌の検出率増加やブリーチによる有害事象は認められなかった．

日本のアトピー性皮膚炎の診療ガイドラインにブリーチバスについての記載は今のところなく，あまり一般的ではない．ただ細菌感染の関与が疑われる急性増悪を反復する症例には，通常の抗炎症薬の外用療法と併用することでコントロールを改善する可能性がある．

❷ ブリーチバス療法

- 浴槽にぬるめのお湯をいっぱいになるまで張る（約150L）
- 浴槽の大きさに応じて，市販の漂白剤を60〜120mL加え（市販の次亜塩素酸6%の漂白剤[*3]であればなんでもよい），濃度が0.005%程度になるようにする．よくかき混ぜて十分に希釈する．
- 浴槽に5〜10分つかった後に乾燥や刺激を予防するために，ぬるま湯で十分に体を流す．
- その後すぐに水分をこすらずに軽くふきとり，処方された外用剤を塗布する
- ブリーチバスを週に2〜3回あるいは医師の指示通りの頻度で行う．

注意点として漂白剤を原液のまま直接皮膚に使用しないこと，傷が多く刺激が強いような状態や塩素のアレルギーがある場合には使用できない．

（Krakowski AC, et al. 2008[5]より抜粋）

いものである．
- 年齢によらず，スキンケアに集中できる環境づくりも大切である．

▶文献

1) Eichenfield LF, et al. Guidelines of care for the management of atopic dermatitis：section 2. management and treatment of atopic dermatitis with topical therapies. J Am Acad Dermatol 2014；71：116-32.
2) Ring J, et al. Guidelines for treatment of atopic eczema（atopic dermatitis）Part I. J Eur Acad Dermatol Venereol 2012；26：1045-60.
3) Mochizuki H, et al. Effects of skin care with shower therapy on children with atopic dermatitis in elementary schools. Pediatr Dermatol 2009；26：223-5.
4) 片山一郎，河野陽一監．アトピー性皮膚炎診療ガイドライン2012．東京：協和企画；2012.
5) Krakowski AC, et al. Management of atopic dermatitis in the pediatric population. Pediatrics 2008；122：812-24.

*3
次亜塩素酸濃度は日本の通常の台所用漂白剤では5〜6%，乳児の哺乳瓶の消毒液は1%．哺乳瓶を消毒する際には0.0125%程度で使用するよう記載されている．

保湿剤にはどのような種類がありますか？市販の保湿剤を使用してもよいですか？

Answer

保湿剤にはヘパリン類似物質や尿素製剤など保湿効果が高いものと，油脂性軟膏のように保護作用の高いものがあります．皮膚の炎症改善後も，皮膚バリア機能の回復・維持や再燃予防のために保湿剤を継続することが重要です．保湿剤は皮膚の状態や部位のほか，使用感や季節にも配慮して選択します．市販の保湿剤を使用する場合は添加物に注意するとともに，経皮感作の予防という観点から食物蛋白質を含むものは避けたほうがよいでしょう．

成田雅美｜国立成育医療研究センターアレルギー科

*1
経皮感作
炎症のある湿疹部位では，外部から侵入した抗原が表皮内のランゲルハンス細胞により認識され，皮膚からの感作が成立しやすい（別項「経皮感作」p.146参照）．

*2
プロアクティブ療法
別項 p.132 参照.

保湿剤使用の目的

- **皮膚の保湿・保護**：アトピー性皮膚炎では皮膚からの水分喪失が多いうえに，天然保湿因子の異常により角質水分量が少ないため，乾燥して皮膚バリア機能が低下した状態になっている．このような皮膚はアレルゲンの侵入により経皮感作[*1]やアレルギー炎症が惹起されやすく，非特異的刺激にも敏感になる．アトピー性皮膚炎の治療に保湿・保護を目的に外用剤を塗布することは，皮膚バリア機能の回復・維持に効果的であり，ガイドラインでも強く推奨されている[1,2]．
- **寛解状態の維持**：ステロイド外用薬やタクロリムス軟膏による寛解導入後に保湿剤外用を継続することにより，皮膚炎の再燃を予防し，かゆみを軽減して寛解状態を維持する効果がある．また最近では再燃を繰り返すアトピー性皮膚炎患者に対して，寛解導入後も定期的にステロイド外用薬を週に2, 3回使用することで寛解を維持するプロアクティブ療法[*2]が推奨されているが，ここでも保湿剤の併用が必要である．
- **ステロイド外用薬の使用量減少**：ステロイド外用薬と保湿剤を併用することにより，ステロイド外用薬の使用量や回数を減らせる可能性がある[2]．これは，ステロイド外用薬の長期連用による副作用の回避に役立つ．

保湿剤の種類

- 保湿剤には性状や成分などによりさまざまな種類がある．

剤形による分類

- 保湿剤として用いられる外用剤には，軟膏，クリーム，ローション，ゲルなどの剤形がある．
- **軟膏**：ワセリンなど油性成分を主成分とする油脂性軟膏が主に用いられる．刺激が少なく，掻破痕がある部位にも使用しやすいが，べたつきやすいという欠点がある．
- **クリーム**：油性成分と水性成分が分離しないよう界面活性剤により乳化さ

れている．水が外相で油を含む水中油型（O/W型）と油が外相で水を含む油中水型（W/O型）がある（❶）．両者とも比較的皮膚になじみやすく使用感が優れている．
- **ローション**：有効成分を水性の液に溶解または乳化もしくは懸濁させたもので，使用感がよく，少量で広い範囲に塗布しやすい．毛髪部位の使用にも適している．乾燥の強い部位では保湿効果が持続しにくい．
- **ゲル**：水性の基剤がゼリー状に固化したもので，べたつきにくいが，やや刺激感がある．

主な目的による分類
- 外用剤の主な目的による分類がガイドラインに掲載されている（❷）[1]．同じ成分のものでも剤形により効果や使用感が異なることがある．

保湿剤の使い分け
- 保湿剤は皮膚の状態，部位，年齢などを配慮して，最も適した剤形や成分の製品を選択する．
- **保湿を主としたスキンケア（❷）**：ドライスキンには保湿性の高い親水性軟膏（O/W型），吸水性軟膏（W/O型）が適しており，ヘパリン類似物質含有製剤，尿素製剤などがある[*3]．
- **保護を主としたスキンケア（❷）**：皮膚のバリア機能を補強するためには保護作用の強い油脂性軟膏が適しており，白色ワセリン[*4]，亜鉛華軟膏などがある．

保湿剤選択の工夫
使用感
- 個々の患者がどの保湿剤を使用すればよいかについて，日本アレルギー学会のアトピー性皮膚炎診療ガイドライン2015には，「患者ごとに使用感[*5]のよい保湿・保護を目的とする外用薬を選択する」と記載されている[1]．
- 保湿剤の副作用[*6]の頻度は低いが，接触皮膚炎などが起こらないとも限

O/W：oil in water

W/O：water in oil

❶ クリームの水中油型と油中水型の模式図

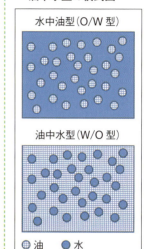

*3
尿素製剤や親水性軟膏（O/W型）で刺激感がある場合には，吸水性軟膏（W/O型）が使用される．

*4
白色ワセリンは皮膚を覆う効果があり水分蒸散を防ぐため，結果として保湿効果が認められる．

*5
使用感は外用アドヒアランスに影響する重要な要素であり，可能な範囲で患者本人に選ばせるのがよい．

❷ 保湿・保護を目的とする主なスキンケア外用薬（医薬部外品を含む）

一般名		代表的な製品名
1）皮表の保湿を主としたもの	ヘパリン類似物質含有	ヒルドイド®クリーム[*1]，ヒルドイド®ソフト軟膏[*2]，ヒルドイド®ローション0.3％，ヒルドイド®ゲル0.3％
	尿素製剤	ケラチナミンコーワクリーム[*1] 20％，パスタロン®ソフト軟膏10％，パスタロン®ソフト軟膏20％[*2]，パスタロン®クリーム10％，パスタロン®クリーム20％，パスタロン®ローション10％，ウレパール®[*1]クリーム10％，ウレパール®ローション10％
2）皮表の保護を主としたもの	白色ワセリン 亜鉛華軟膏	局方白色ワセリン，サンホワイト®（精製ワセリン），プロペト®（精製ワセリン）サトウザルベ（軟膏10％，20％），ボチシート（リント布に10％亜鉛華軟膏塗布）
	その他	アズノール®軟膏0.033％[*3]（ジメチルイソプロピルアズレン含有）

*1 基剤はバニシングクリーム型親水軟膏（O/W型）．
*2 基剤はコールドクリーム型吸水軟膏（W/O型）．
*3 基剤は精製ラノリン・白色ワセリン含有．

（アトピー性皮膚炎診療ガイドライン2015[1])

*6
保湿剤の副作用
アトピー性皮膚炎の患者が「保湿剤の副作用で皮膚が赤くなり湿疹が悪化した」ということがある．しかし実は「もともとのアトピー性皮膚炎が保湿剤の塗布だけでは改善せず，症状が悪化した」だけであることが多い．ステロイド外用薬で寛解導入後であれば，同じ保湿剤でも問題なく使用できることがある．

*7
セラミド
セラミドは細胞間脂質として皮膚のバリア機能に関わる成分であるが，処方薬には含まれていない．

*8
ピーナッツオイル
Lackらは英国の小児を対象としたコホート研究で，ピーナッツアレルギー発症のリスク因子として，乳児期のピーナッツオイル塗布がオッズ比6.8倍（95％信頼区間1.4〜32.9）であることを報告した[3]．

らない．刺激感がある場合は無理に継続せずに変更する．

季節や時間帯による使い分け
- 秋から冬の乾燥する季節には軟膏が適しており，発汗しやすい夏にはローションタイプが好ましい．クリームタイプは年間を通して使用できるが，皮膚状態により適宜変更する．
- また一日のなかでも夜は軟膏やクリームタイプでしっかりと保湿し，朝はのびのよいローションにするなどの工夫も必要である．

市販の保湿剤
- 市販の保湿剤が処方薬の保湿剤よりも劣るとは限らない．市販薬でもセラミド[*7]などが配合されたものや，敏感肌用の刺激性の低いものなどを実際に使用して問題がなければ，処方薬にこだわる必要はない．
- ただしピーナッツオイル[*8]やアーモンドオイルなど食物成分を含む保湿剤は，湿疹部位への塗布により食物抗原に対する経皮感作が惹起されるリスクがあるため，とくに乳児のアトピー性皮膚炎患者への使用は避けるほうが無難であろう．

文献
1) 片山一朗，河野陽一監修．日本アレルギー学会アトピー性皮膚炎ガイドライン専門部会作成．アトピー性皮膚炎診療ガイドライン2015．東京：協和企画；2015．
2) 日本皮膚科学会アトピー性皮膚炎診療ガイドライン作成委員会．アトピー性皮膚炎診療ガイドライン2016年版．日皮会誌 2016；126：121-55．
3) Lack G, et al. Factors associated with the development of peanut allergy in childhood. N Engl J Med 2003；348：977-85．

ステロイド外用薬の種類と使い方について教えてください．

Answer ステロイド外用薬は，強さから5段階のランクに分かれており，剤形も軟膏，クリーム，ローション，貼付剤などがあります．皮疹の性状や重症度，部位，年齢などを勘案して，適切なランクのものを選ぶことが大切です．ステロイド外用薬は，皮膚炎のある部位に塗り，皮膚炎が治ったらやめるのが基本です．

加藤則人｜京都府立医科大学大学院医学研究科皮膚科学

ステロイド外用薬の種類と経皮吸収度

- ステロイド外用薬は優れた抗炎症効果をもち，湿疹・皮膚炎をはじめとする炎症性皮膚疾患の治療に広く用いられている．一方で，とくに長期に外用することによって，局所性副作用の出現が懸念される．

ランク
- ステロイド外用薬の効果の高さと局所性の副作用の起こりやすさは，一般的には並行することから，必要以上に強いステロイド外用薬を選択することなく，目的に見合ったランクの薬剤を適切に選択することが重要である[1]．
- 日本では，ステロイド外用薬のランクを5段階に分類するのが一般的である（❶）[1]．

剤形
- ステロイド外用薬の剤形（基剤）には，軟膏，クリーム，ローション，貼付剤などがある．
- クリームやローションは乾燥を助長する可能性があり，掻破痕や湿潤・びらん面には刺激感のもとにもなるので，アトピー性皮膚炎の治療では軟膏を選択するのが一般的である．
- 一方で，軟膏はべとべとした使用感のため，広範囲への使用に際してはアドヒアランスの低下が懸念される．
  - ▶夏季にはアドヒアランスを考慮して，掻破痕やびらんのない紅斑や丘疹に対してクリーム基剤を選択することもある[2]．
  - ▶被髪頭部にはローションが用いやすい．
- ステロイドを含有した貼付剤は，ステロイド外用薬の経皮吸収を高めるのに加えて，掻破による悪化を防ぐことから，苔癬化した皮疹や痒疹結節に対して用いられることがある．

部位による吸収度の違い
- 外用薬は，部位ごとに経皮吸収度が異なる（❷）[3]．
  - ▶外用薬は，主に毛包を経由して吸収されるため，毛包が多い部位ほど経皮吸収度が高まる．

❷ ステロイド外用薬の経皮吸収

部位	比率
頭皮	3.5
前額部	6.0
頬部	13.0
腋窩	3.6
背中	1.7
前腕屈側*	1.0
前腕伸側	1.1
手掌	0.83
陰嚢	42.0
足関節部	0.42
足底	0.14

* 前腕屈側の経皮吸収を1.0とした場合の比率.
(Feldmann RJ, et al. 1967[3])

❶ ステロイド外用薬のランク

ストロンゲスト
0.05% クロベタゾールプロピオン酸エステル（デルモベート®）
0.05% ジフロラゾン酢酸エステル（ジフラール®，ダイアコート®）

ベリーストロング
0.1% モメタゾンフランカルボン酸エステル（フルメタ®）
0.05% 酪酸プロピオン酸ベタメタゾン（アンテベート®）
0.05% フルオシノニド（トプシム®）
0.064% ベタメタゾンジプロピオン酸エステル（リンデロンDP®）
0.05% ジフルプレドナート（マイザー®）
0.1% アムシノニド（ビスダーム®）
0.1% 吉草酸ジフルコルトロン（テクスメテン®，ネリゾナ®）
0.1% 酪酸プロピオン酸ヒドロコルチゾン（パンデル®）

ストロング
0.3% デプロドンプロピオン酸エステル（エクラー®）
0.1% プロピオン酸デキサメタゾン（メサデルム®）
0.12% デキサメタゾン吉草酸エステル（ボアラ®，ザルックス®）
0.12% ベタメタゾン吉草酸エステル（ベトネベート®，リンデロンV®）
0.025% フルオシノロンアセトニド（フルコート®）

ミディアム（マイルド）
0.3% 吉草酸酢酸プレドニゾロン（リドメックス®）
0.1% トリアムシノロンアセトニド（レダコート®）
0.1% アルクロメタゾンプロピオン酸エステル（アルメタ®）
0.05% クロベタゾン酪酸エステル（キンダベート®）
0.1% ヒドロコルチゾン酪酸エステル（ロコイド®）
0.1% デキサメタゾン（グリメサゾン®，オイラゾン®）

ウィーク
0.5% プレドニゾロン（プレドニゾロン®）

（2015年9月現在）

▶ 皮膚の厚さも吸収度に影響を及ぼす.
- 顔面や頸部，外陰部の皮膚は薄く毛包が多いため，ステロイド外用薬の吸収がよく，効果が得られやすい．その一方で，皮膚萎縮や毛細血管拡張などの局所性副作用が出現する可能性への配慮が必要である．
- 反対に，手掌や足底のような皮膚の厚い部位では，経皮吸収度は低くなる．

📋 ステロイド外用薬の使用法

使用するステロイド外用薬のランクの決め方
- 使用するステロイド外用薬のランクは，皮疹の性状や重症度や部位，年齢などの要素を勘案して決める[1,2].
- 成人アトピー性皮膚炎患者の個々の皮疹の重症度と第1選択のステロイド外用薬のランクを❸[1]に示す．
  ▶ 軽度の紅斑がみられる場合や，アトピックドライスキン*1を触れる場合には，ミディアム（マイルド）クラス以下のステロイド外用薬を用いる．

*1 **アトピックドライスキン**
鱗屑を主体とし触診でザラザラした変化.

❸ 成人アトピー性皮膚炎患者の皮疹の重症度と外用薬の選択の目安

	皮疹の重症度	第1選択の外用薬
重症	高度の腫脹/浮腫/浸潤ないし苔癬化を伴う紅斑，丘疹の多発，高度の鱗屑，痂皮の付着，小水疱，びらん，多数の掻破痕，痒疹結節などが主体	ベリーストロングないしストロングクラスのステロイド．痒疹結節でベリーストロングクラスでも十分な効果が得られない場合は，その部位に限定してストロンゲストクラスを使用することもある
中等症	中等度までの紅斑，鱗屑，少数の丘疹，掻破痕などが主体	ストロングないしミディアムクラスのステロイド
軽症	乾燥および軽度の紅斑，鱗屑などが主体	ミディアムクラス以下のステロイド
軽微	炎症症状に乏しく乾燥症状が主体	ステロイドを含まない外用薬(保湿外用薬)

(アトピー性皮膚炎診療ガイドライン．2009[1])

❹ 慢性皮疹

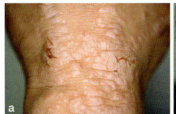 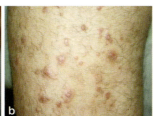

a：苔癬化，b：痒疹結節．

- ▶中等度までの紅斑，鱗屑，少数の丘疹，掻破痕などを主体とする場合には，ストロングないしミディアムクラスのステロイド外用薬を用いる．
- ▶高度の腫脹，浮腫，浸潤ないし苔癬化(❹ a)を伴う紅斑，丘疹の多発，高度の鱗屑，多数の掻破痕，痒疹結節(❹ b)あるいは痂皮の付着，小水疱，びらんなど，炎症が強い急性期の皮疹や慢性に経過した頑固な皮疹に対しては，ベリーストロングクラスを用いる．
- ▶ベリーストロングクラスでも十分な効果が得られない痒疹結節へは，短期間，ストロンゲストクラスを使用することもある[1]．
- ●顔面や頸部，外陰部の皮疹に対しては，一般的にミディアムクラス以下のステロイド外用薬を選択する[1]．
- ●小児へは，年齢に応じて弱めのランクのものを用いる[1,2]．
- ●小児も含めたアトピー性皮膚炎患者の重症度・年齢に応じた，ステロイド外用薬のランクと使用法の目安を❺[2])に示す．

使用する目的
- ●アトピー性皮膚炎では，皮膚炎があるために皮膚炎がさらに悪化する悪循環が，悪化要因として臨床上きわめて重要である．
  - ▶アトピー性皮膚炎では，かゆみと掻破による皮膚炎の悪化に加えて，皮膚炎による皮膚の被刺激性の亢進のために軽微な刺激さえも皮膚炎を悪

❺ アトピー性皮膚炎患者の重症度・年齢に応じたステロイド外用薬の使用法の目安

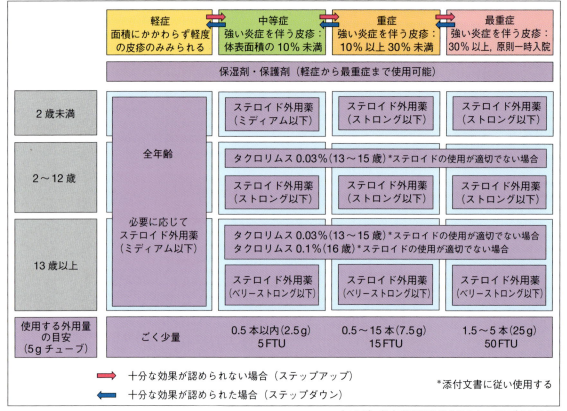

(アトピー性皮膚炎診療ガイドライン 2015²⁾より抜粋)

▶皮膚炎に伴う皮膚バリア機能の低下は，皮膚の易刺激性に加えて，アレルゲンの経皮感作にもつながることが懸念される⁴⁾．

●アトピー性皮膚炎の治療に抗炎症外用薬を用いる主な目的は，かゆみや見た目の赤さなどを軽快させる対症療法の側面，皮膚の炎症による悪循環を防ぐため，の２つがあるが，とくに後者が重要である*²．

●アトピー性皮膚炎は慢性に経過する疾患だが，炎症が十分にコントロールされた状態に維持されると自然寛解も期待できること¹⁾，皮膚の炎症が制御されていない状況では悪循環によって皮膚の炎症がさらに悪化しやすくなることなどを，治療の開始時に伝えておくことが大切である．

いつまで塗るか

●ステロイド外用薬は，皮膚炎のある部位に塗り，皮膚炎が治ったらやめるのが基本である．

●皮膚炎の有無は，"皮膚が赤い"，"搔き傷がある"などの外見だけでなく，皮疹を触診して浸潤（ブツブツ，ザラザラ，ゴワゴワなどの立体的な変化）を触れるか否かで判断する*³．

●皮疹が軽快すれば，皮疹の重症度に応じたステロイド外用薬のランク分け

*² アトピー性皮膚炎において，ステロイドなどの抗炎症外用薬で炎症を十分に制御することは，単なる対症療法にとどまらず，悪化因子を減らすことにもなる．

*³ 皮膚炎の部位を触診すると，真皮に浸潤している炎症細胞や表皮の変化を浸潤として触知できる．

に関する情報(❸❺)などを参考に,外用回数を漸減するか低いランクのステロイド外用薬あるいはタクロリムス外用薬(2歳以上の場合)に移行する.

- ▶患者には,抗炎症外用薬は,「皮膚の赤みやかゆみがなくなるまで」ではなく,皮疹の浸潤がなくなるまで,すなわち「芯がなくなって周りの皮膚と同じくツルツルになるまで」外用するよう指導する.
- ▶抗炎症外用薬の中止によって再燃を繰り返す場合には,プロアクティブ療法の導入を検討する[*4].

*4
別項「プロアクティブ療法とは?」(p.132)参照.

- ●軽症から中等症のアトピー性皮膚炎患者での検討では,ステロイド外用2週間後には真皮の炎症細胞の浸潤が健常なレベルになっていたという報告がみられる[5)].
- ●一方で,苔癬化や痒疹などの慢性皮疹や浸潤の強い紅斑では,触診で浸潤がなくなるまでに2週間以上の外用を必要とすることをしばしば経験する.

◯ 文献

1) 古江増隆ほか.アトピー性皮膚炎診療ガイドライン.日皮会誌 2009;119:1515-34.
2) 片山一朗監修.日本アレルギー学会アトピー性皮膚炎ガイドライン専門部会作成.アトピー性皮膚炎診療ガイドライン 2015.東京:協和企画;2015.
3) Feldmann RJ, Meibach HI. Regional variation in percutaneous penetration of 14C cortisol in man. J Invest Dermatol 1967;48:181-3.
4) Matsumoto K, Saito H. Eczematous sensitization, a novel pathway for allergic sensitization, can occur in an early stage of eczema. J Allergy Clin Immunol 2014;134:865-6.
5) Bangert C, et al. Clinical and cytological effects of pimecrolimus cream 1% after resolution of active atopic dermatitis lesions by topical corticosteroids:a randomized controlled trial. Dermatology 2011;222:36-48.

Q ステロイド外用薬の副作用について教えてください．

A 臨床的に主に問題となるのは，皮膚萎縮，毛細血管拡張，皮膚萎縮線条，多毛や痤瘡，皮膚感染症の悪化など，外用局所への副作用です．一般にはステロイド外用薬のランクが高いほど，また外用期間が長いほどみられやすくなります．アトピー性皮膚炎の治療では，期間を限定して皮膚の炎症を十分に制御しうるランクのステロイド外用薬を用い，炎症が沈静化したらステロイド外用薬の強さや外用回数を減らすか，タクロリムス外用薬に切り替えることで寛解を維持するのが基本的な方策です．

加藤則人 | 京都府立医科大学大学院医学研究科皮膚科学

---

❶ 皮膚萎縮と毛細血管拡張

*1
皮膚感染症の悪化は，ステロイド外用後数週間以内と比較的早期にみられることが多い．
色素沈着は，ステロイド外用薬の副作用ではなく，ステロイドによって炎症が沈静化した後に生じる炎症後の反応である[2]．

*2
日本で販売されている 0.12% 吉草酸ベタメタゾンはストロングクラス．

❷ ステロイド外用薬による主な局所性副作用

- 皮膚萎縮
- 皮膚萎縮線条
- ステロイド紫斑
- 毛細血管拡張
- 酒皶様皮膚炎，口囲皮膚炎
- 色素脱失
- ステロイド痤瘡
- 多毛
- 皮膚感染症（細菌，真菌，ウイルス）の悪化

ステロイド外用薬の局所性副作用

- 副腎皮質ステロイドは，抗炎症作用だけでなく，さまざまな細胞の機能に影響を及ぼし，臨床的には副作用として問題になる．
- ステロイド外用薬による副作用で臨床的に問題になるのは，主に外用局所への副作用である．
- ステロイド外用薬の主な局所性副作用には，① 表皮角化細胞の増殖抑制や線維芽細胞の線維産生抑制などの作用に基づく皮膚萎縮，毛細血管拡張（❶），皮膚萎縮線条など，② ホルモン作用による多毛や痤瘡，③ 免疫抑制作用による白癬菌症などの皮膚感染症の悪化がある（❷）[*1]．
- これらの局所性副作用は，一般にはステロイド外用薬のランクが高いほど，また外用期間が長いほどみられやすくなる．
- 健康ボランティアの前腕に 0.05% プロピオン酸クロベタゾールクリーム（ストロンゲスト）や 0.1% 吉草酸ベタメタゾンクリーム[*2]を 1 日 2 回連日 6 週間外用したところ，皮膚の菲薄化がみられた[1]．
- 小児アトピー性皮膚炎患者に 0.1% 吉草酸ベタメタゾン軟膏を 1 日 2 回週 3 日 18 週外用しても皮膚の菲薄化はみられなかった[3]．

▶ 期間を限定して皮膚の炎症を十分に制御しうるランクのステロイド外用薬を用い，炎症が沈静化したらステロイド外用薬の強さや外用回数を減らして寛解を維持することで，皮膚萎縮などの副作用のリスクを減じて治療できると考えられる．

▶ ステロイド外用薬の使用が長期に及ぶと，皮膚萎縮や毛細血管拡張などの副作用が生じやすくなるため，ステロイドのランクや使用量，副作用の有無をモニターしながら処方する．

▶ ステロイド外用で皮疹が軽快した後に，皮膚萎縮の副作用のないタクロリムス外用薬（2歳以上の場合）に切り替えるのも一法である．

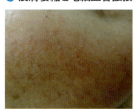

顔面や頸部は局所性副作用が生じやすい

- 顔面や頸部，外陰部などの皮膚は薄く，毛包が多いため，ステロイド外用薬の吸収がよく，皮膚萎縮や毛細血管拡張などの局所性副作用が出現しやすい．
- 顔面や頸部では短期間のステロイド外用で皮疹を軽快させた後に，外用回数を減らすか中止，あるいは皮膚萎縮や眼圧上昇の懸念のないタクロリムス軟膏（2歳以上の場合）に切り替えるのが基本的な方策である[2]．
- やむをえずステロイド外用が長期に及ぶ際には，皮膚萎縮や毛細血管拡張，口囲皮膚炎・酒皶様皮膚炎など，局所性副作用の出現に細心の注意を払う．
- 眼周囲へのステロイド外用が長引く場合には，眼圧上昇の可能性も念頭におき，眼科に紹介して定期的な診察と眼圧測定などの検査をしてもらうようにする．

ステロイド外用薬の全身性副作用

- 広範囲に皮疹がある場合，強力なステロイドを長期間外用する場合や広範囲の密封療法，乳幼児など小児へのステロイド外用では，全身性副作用の可能性にも配慮が必要である．
- 日本皮膚科学会の「アトピー性皮膚炎診療ガイドライン」によれば，「ベリーストロングクラスのステロイド外用薬の長期使用試験結果より，皮疹の面積にも左右されるが通常の成人患者では十分量である1日5gないし10g程度の初期外用量で開始し，症状に合わせて漸減する使用法であれば，3カ月間までの使用では一過性で可逆性の副腎機能抑制は生じうるものの，不可逆性の全身的副作用は生じない」とされる[2]．
- 小児アトピー性皮膚炎患者にミディアム（マイルド）クラスのステロイド外用薬を数週間使用した症例対照研究では，副腎抑制や成長障害はみられなかった[4]．

> ▶期間を限定して皮膚の炎症を十分に制御しうるランクのステロイド外用薬を用いて皮疹の面積を減らし，炎症が沈静化したらステロイド外用薬を塗る範囲を縮小するとともに，強さや外用回数を減らして寛解を維持することが大切である．

文献

1) Korting HC, et al. 0.25% prednicarbate cream and the corresponding vehicle induce less skin atrophy than 0.1% betamethasone-17-valerate cream and 0.05% clobetasol-17-propionate cream. Eur J Clin Pharmacol 1992；42：159-61.
2) 古江増隆ほか．日本皮膚科学会アトピー性皮膚炎診療ガイドライン．日皮会誌 2009；119：1515-34.
3) Thomas KS, et al. Randomised controlled trial of short bursts of a potent topical corticosteroid versus prolonged use of a mild preparation for children with mild or moderate atopic eczema. BMJ 2002；324：768.
4) 大矢幸弘ほか．ステロイド外用療法．古江増隆編．アトピー性皮膚炎―よりよい治療のためのEBMデータ集．第2版．東京：中山書店；2011. p.14-24.

アトピー性皮膚炎

Q ステロイド外用薬が効かなくなるというのは本当ですか？

A ステロイド外用薬の長期使用による効果の減弱（タキフィラキシー）について詳細に検討した報告はほとんどみられず，頻度や機序は明らかではありません．ステロイド外用薬が効かない場合には，ランクを上げる，あるいは使用を中止する前に，診断は正しいか，悪化因子に対する対策はできているか，を検討するとともに，適切な量，適切な期間，適切な範囲に外用しているかを再確認することが大切です．

加藤則人｜京都府立医科大学大学院医学研究科皮膚科学

❶「ステロイド外用薬を塗っても効かない」ときにチェックすべき項目

診断は正しいか
- 皮膚感染症
- 接触皮膚炎
- 酒皶様皮膚炎
- その他の皮膚疾患

悪化因子に対する対策はできているか
- 環境アレルゲン
- 接触アレルゲン
- 精神的ストレス　など

ステロイドの外用は適切か
- 適切な量
- 適切な期間
- 適切な範囲

*1
ステロイド外用薬の密封療法がヒスタミンによる膨疹形成に与える影響を検討した報告では，外用開始14日目にはステロイドによる膨疹抑制作用の低下がみられ，皮膚炎の存在下では，より早期に効果の減弱を認めた[2,3]．しかし，これらはヒスタミンによる膨疹形成をステロイドの密封療法で抑制する実験であり，アトピー性皮膚炎にそのまま当てはめることはできない．

*2
鱗屑の苛性カリ法による直接鏡検を行う．

ステロイド外用薬によるタキフィラキシーはあるか

- ステロイド外用薬を用いた治療中に，いったん改善していた皮疹が再燃することや，ステロイドを塗っているのに効かないと言う患者は少なくない．このような現象の背景に，ステロイド外用薬の長期使用に伴う効果の減弱（タキフィラキシー）を指摘する声も聞かれる．しかし，ステロイド外用薬によるタキフィラキシーについて詳細に検討した報告はほとんどみられず，そのような現象の存在や機序は今のところ明らかでない．
- ステロイド外用薬を使用し続けていると炎症性皮膚疾患に対する効力が弱まることや，ステロイド外用薬を連続して使用するよりも間欠的に使用するほうが効果が高いことを示した臨床研究論文はみられない[1]・*1．

「ステロイドを塗っているけど効かない」場合の対応

- 「ステロイドを塗っているけど効かない」と言われたら，ステロイド外用薬のランクを上げる，あるいは中止する前に，診断は正しいか，悪化因子に対する対策はできているかを検討するとともに，ステロイド外用薬を適切な量，適切な期間，適切な範囲に外用しているかを再確認することが大切である（❶）．
- 疥癬，白癬菌症などの感染症*2では，ステロイド外用薬が奏効せず，むしろ感染症による皮疹が悪化・拡大していく．

❷ ステロイド外用薬による接触皮膚炎

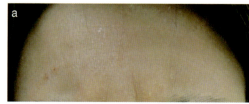
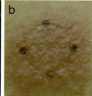

ステロイド外用薬が効かなくなったとのことで紹介．a：額の臨床像．苔癬化を伴う紅斑がみられる．b：使用していたステロイド外用薬の主剤によるパッチテストで陽性．

❸ アトピー性皮膚炎でステロイド外用薬の効果が得られない場合の注意点・対応

- 慢性炎症性皮膚疾患である乾癬では，ステロイド外用薬による治療中の症状の再燃はステロイド外用薬に対するタキフィラキシーの結果ではなく，アドヒアランス低下によるものであったことが報告されている[5]．
- 外用量が十分でないため軽快しない例では，finger tip unit（p.116 ❶ 参照）について指導する．
- 皮膚炎が十分に軽快する前にステロイド外用薬を中止している例では，ステロイド外用薬をはじめとする抗炎症外用薬を，やめる時期は「皮膚の赤みやかゆみ」で決めずに，皮膚炎による浸潤がなくなるまで塗るよう指導する．
- 丘疹や掻破痕など目立つ皮疹のみにステロイドを外用している例では，患者や養育者と皮膚を一緒に触診しながらステロイド外用薬を塗るべき部位を確認する．

- ステロイド外用薬による接触皮膚炎（❷）では，ステロイド外用部位の皮疹の悪化がみられる．当初は効いていたが途中から効かなくなった，顔だけ治らないなど，ある部位の皮疹だけがステロイド外用薬による治療に抵抗する場合や，成人してから発症し難治な場合などには，ステロイド外用薬による接触皮膚炎を疑ってパッチテストを行う．
- ステロイド外用薬による酒皶様皮膚炎では，外用によって潮紅と毛細血管拡張が悪化していく．そのほかにも，膠原病や皮膚リンパ腫，光線過敏症など，アトピー性皮膚炎と鑑別すべき皮膚疾患[4]がいくつもある[*3]．
- 露出部の皮疹が難治な場合には，ダニやペットなどの環境中のアレルゲンや，化粧品，石けん，香粧品などのアレルゲンが悪化因子になっていることも少なくない[*4]．
- 精神的ストレスが悪化要因になっていることもある．ストレスによる皮膚の掻破行動は，無意識に行われていることも多い．
- アトピー性皮膚炎の治療で，処方したステロイド外用薬で期待した効果が得られない場合は，適切にステロイドが外用されているかを確認することも大切である（❸）．
- 外用療法のアドヒアランスを高めるためには，患者や養育者が外用療法を続けていることをねぎらい賞賛することも大切である[*5]．

*3 ステロイド外用薬に抵抗する場合には，皮膚科の診療を専門とする医師へのコンサルトを考慮する．

*4 詳細な問診，パッチテストやプリックテスト，アレルゲン特異的IgE抗体価などを総合して判断する．
頭皮や額などのいわゆる脂漏部位の皮疹が難治な例では，皮膚の常在真菌であるマラセチア（ピチロスポルム）に対するアレルギーが関与していることもある．

*5 皮疹が良くなり，ステロイド外用薬の処方量が減ってきたのは，すべて患者や養育者の努力のたまものであることを言葉にして伝える．

⤵ 文献

1) Taheri A, et al. Tachyphylaxis to topical glucocorticoids：what is the evidence? Dermatol Online J 2013；19：18954.
2) Singh S, et al. Tachyphylaxis to histamine-induced wheal suppression by topical 0.05％ clobetasol propionate in normal versus croton oil-induced dermatitis skin. Dermatology 1996；193：121-3.
3) Singh G, Singh PK. Tachyphylaxis to topical steroid measured by histamine-induced wheal suppression. Int J Dermatol 1986；25：324-6.
4) 古江増隆ほか．日本皮膚科学会アトピー性皮膚炎診療ガイドライン．日皮会誌 2009；119：1515-34.
5) Miller JJ, et al. Failure to demonstrate therapeutic tachyphylaxis to topically applied steroids in patients with psoriasis. J Am Acad Dermatol 1999；41：546-9.

Question

タクロリムス(プロトピック®)軟膏の使い方のコツや注意点は？

タクロリムス軟膏は，2歳以上のアトピー性皮膚炎の治療に用いられるカルシニューリン阻害薬で，成人用の0.1％タクロリムス軟膏はストロングクラスのステロイド外用薬と同等の効果を示します．まず十分な強さのステロイド外用薬で皮疹を軽快させた後に，タクロリムス軟膏に切り替えて寛解を維持する方法が一般的です．外用初期の刺激感，外用量の制限など，タクロリムス軟膏の開始前の説明が重要です．

加藤則人｜京都府立医科大学大学院医学研究科皮膚科学

タクロリムス軟膏の効果

- タクロリムス軟膏は，T細胞をはじめとする免疫担当細胞に比較的選択的に作用して機能を抑制し抗炎症効果を発揮するカルシニューリン阻害薬で，2歳以上のアトピー性皮膚炎の治療に用いられている．
- 成人用の0.1％タクロリムス軟膏は0.12％吉草酸ベタメタゾン軟膏(ストロング)と同等の効果を示す[1]．
- 2歳以上15歳未満の小児アトピー性皮膚炎患者に使用できる0.03％タクロリムス軟膏の臨床効果は，ストロングとミディアム(マイルド)の間くらいに相当するとされる[*1]．
- タクロリムス軟膏には，ステロイド外用薬を長期に使用した際にみられる皮膚萎縮の副作用がみられない．
  - ▶顔や頸部など皮膚が薄くステロイド外用薬の副作用が懸念される部位の皮疹にとくに有用である．
  - ▶眼圧上昇の懸念がないため，眼周囲の皮疹の治療にもきわめて有用である．
  - ▶皮膚バリア機能を低下させる作用がないため，部位を問わずステロイド外用薬で軽快したあとの寛解維持に有用である．
- 重症の皮疹に対しては，まず十分な強さのステロイド外用薬で軽快させた後に，タクロリムス軟膏に切り替えて寛解を維持する治療法がしばしば行われる．

使用法と注意点

タクロリムスの刺激感

- タクロリムス軟膏をアトピー性皮膚炎患者に用いると，成人の約8割，小児の約半数に外用初期にほてり感やヒリヒリ感，痛みやかゆみなどの刺激症状がみられる．この刺激感は，皮疹の改善とともに通常数日から1週間程度で軽快するので，あらかじめ説明しておくようにする[*2](❷)[4]．
- 急性病変や掻破痕があると刺激感が強く現れる可能性があるため，ステロ

[*1] 小児に使用する際は，年齢や体重によって外用量の制限がある(❶)．

❶ 小児の0.03％軟膏タクロリムス軟膏の外用量の制限

- 1回あたりの最大塗布量の目安(1日1〜2回塗布)
- 2〜5歳(20 kg未満) 1 g
- 6〜12歳(20 kg以上50 kg未満) 2〜4 g
- 13歳以上(50 kg以上) 5 g

[*2] 刺激感が出現する可能性をあらかじめ説明しておかないと，患者は自己判断で外用を中止することが多い．

タクロリムス軟膏と発癌

国内では添付文書に警告として，「マウス塗布がん原性試験において，高い血中濃度に基づくリンパ腫の増加が認められている」と記載されている．

マウスのがん原性試験では，皮膚バリア機能の低さのため25 ng/mLという高い血中濃度が18か月以上持続したが，実際のアトピー性皮膚炎患者では，高い血中濃度が持続する例は成人，小児ともにみられていない．また，タクロリムスを外用している患者にみられたリンパ腫の頻度は一般人口でみられるリンパ腫の頻度（自然発生率）と差がない[1,2]．

タクロリムス軟膏を使用する際は，血中濃度を上昇させないために，成人では1回5g以内，1日2回まで（小児は❶を参照）という外用量を守ることが重要である．

- 潰瘍や明らかな局面を形成しているびらん面への塗布は，経皮吸収が高まることが懸念されるため行わない．
- 魚鱗癬様紅皮症（Netherton症候群など）の患者では，経皮吸収が高まることが懸念されるため使用しない．

本剤が免疫抑制作用を有することをふまえ，紫外線療法との併用は禁忌である．念のため，日光浴，海水浴，登山などに出かける前の外用は避け，夜のみに使用するよう指導する．日常の生活で浴びる程度の紫外線は問題ないと考えられている．

イド外用薬を数日外用して，急性病変や掻破痕をいったん軽快させてからタクロリムス軟膏に切り替えるのが，上手に使う最大のポイントである．

その他の注意点

- タクロリムス軟膏は免疫抑制作用をもつため，伝染性膿痂疹などの細菌感染症，単純疱疹などのウイルス感染症，白癬菌症などの真菌感染症の患者には使用しないことを原則とするが，やむをえず使用する場合には，感染部位を避けて使用するか，感染症に対する治療をあらかじめ行う，または併用することを考慮する．
- 高度の腎障害，高度の高カリウム血症のある患者では，それらが増悪する可能性があるため使用しない．
- 妊婦または妊娠している可能性のある女性には使用しない．また，母乳中に移行する可能性があるので，本剤使用中の場合には授乳は中止とする．

❷ タクロリムス軟膏の刺激感への対処法の例

- 刺激症状がみられる可能性と，通常は1週間程度で軽快することを，あらかじめ説明しておく．
- 入浴直後に外用せず時間をあけてから外用するよう指導する
- 刺激感がでた部分を冷やす
- 小範囲・少量から開始し徐々に塗布範囲を広げる
- 事前に保湿剤を外用しておく

（大槻マミ太郎監修．2015[4]）

文献

1) FK506軟膏研究会．FK506軟膏第Ⅲ相比較試験―アトピー性皮膚炎（躯幹・四肢）に対する吉草酸ベタメタゾン軟膏との群間比較試験．西日本皮膚科 1997；59：870-9．
2) 日本皮膚科学会，アトピー性皮膚炎治療問題委員会．タクロリムス軟膏（プロトピック軟膏）使用中およびこれから使用される患者さんへ．日皮会誌 2003；113：2078-83．
3) Arellano FM, et al. Risk of lymphoma following exposure to calcineurin inhibitors and topical steroids in patients with atopic dermatitis. J Invest Dermatol 2007；127：808-16．
4) 大槻マミ太郎監修．プロトピック軟膏適正使用マニュアル．大阪：マルホ；2015．

プロアクティブ療法とは？

近年，国内外のアトピー性皮膚炎診療ガイドラインにおいて，高いエビデンスレベルで推奨される寛解維持療法です．寛解導入後のサブクリニカルな炎症に対して，抗炎症外用薬を間欠的・予防的に塗布して湿疹の再燃を防ぎ，とくに中等症以上の症例において有用とされます．

福家辰樹｜国立成育医療研究センターアレルギー科

プロアクティブとは

"proactive"とは「先回りして事前に，予測に基づいて計画的に行動を起こすこと」であり，反対に"reactive"は「受け身的に，後から行動すること」という意味である[1]．この比較的新しい治療概念の推奨度は海外のガイドラインで高く，とくに米国皮膚科学会ガイドライン(2014年)[2]では推奨度A，エビデンスレベルIの評価で推奨されている．

*1
ただし，吸入薬と異なりステロイド外用薬の長期連用は局所副作用をもたらすため(p.126参照)，間欠的に塗布することで副作用を抑えながら寛解維持させる．

リアクティブ療法とプロアクティブ療法の違い

- アトピー性皮膚炎は喘息などと同様の慢性炎症性疾患であり，抗炎症外用薬によって見た目は改善した病変部にも，組織学的にはサブクリニカルな炎症やバリア機能低下状態が残存する(❶)[3]．そのため，治療の基本は喘息発作時に相当する治療と喘息発作をゼロレベルに予防する治療のように，皮疹増悪時の寛解導入療法と，「湿疹ゼロレベル作戦」とでも名づけるような長期的な寛解維持療法に分けて治療戦略を立てるべきである*1．
- リアクティブ療法は，寛解維持期に保湿剤のみ使用し皮疹の再燃時にのみステロイド外用薬を塗布する方法であり，プロアクティブ療法は，保湿剤を基本としつつも，皮疹が再燃する前に定期的にステロイド外用薬の間欠塗布を行い長期に寛解維持を狙う方法である．

プロアクティブ療法の実際

プロアクティブ療法の適応

- 「アトピー性皮膚炎診療ガイドライン2015」[4]では，寛解導入するが症状が維持できない，あるいは頻回に再燃を繰り返す場合は，寛解維持療法へと移行し，かつて皮疹のあった部位にプロアクティブ療法として定期的にステロイド外用薬(週1〜2回)やタクロリムス軟膏(週2〜3回)を外用する

❶ リアクティブ療法とプロアクティブ療法の違い

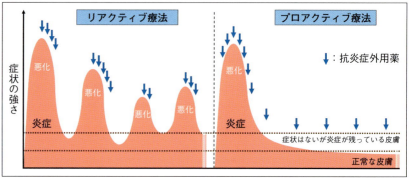

(福家辰樹ほか．2011[3])

ことを推奨している*2.

プロアクティブ療法の進め方

- プロアクティブ療法はあくまで後療法であり，まず寛解導入を確実に行うことが前提である．
- 多くの臨床研究で週2回のアプローチを用いているが，実際の臨床現場では患者の重症度はさまざまであり，2回という数字にこだわらず，症例ごとに維持療法のプランを変更すべきである*3．コツは，先にステロイド外用薬のランクを下げるのではなく，寛解へ至らせた外用薬のまま間欠塗布を行い，週2日程度で安定した後にランクを落とすことである．
- タクロリムス軟膏はそもそも寛解維持に適した抗炎症薬であり，ステロイド外用薬で寛解導入後タクロリムス軟膏と隔日→タクロリムス軟膏連用に切り替え，漸減しプロアクティブ療法として維持することが医療経済上理想といえる*4．
- 安全性については3群相当のステロイド外用薬で16週まで，タクロリムス軟膏で40週まで確認されている．
- プロアクティブ療法における抗炎症外用薬の最小限の使用，かつ最大の効果を狙うためには，同時に悪化因子対策や保湿スキンケアの継続が不可欠である*5．

ケアプランの活用

- プロアクティブ療法に限ったことではないが，外用療法の具体的計画（塗布頻度と部位）を記載したケアプランや，悪化時の対処などを記載したアクションプラン[5]を活用することは，外用療法を継続するうえでとても有用である．
- あらかじめ医療者が予想したケアプランを記載し，患者には前回診察からの実際の経過をケアプランに記入してもらうようにし，上手に湿疹のコントロールができた場合（小児であればスキンケアを継続できた場合など）は患者をよくほめ，改善しなかった部位については改善策を一緒に考えて次回までの課題とする．

↪ 文献

1) Wollenberg A, et al. Proactive Treatment of atopic dermatitis in adults with 0.1% tacrolimus ointment. Allergy 2009 ; 63 : 742-50.
2) Eichenfield LF, et al. Guidelines of care for the management of atopic dermatitis : Section 2. J Am Acad Dermatol 2014 ; 71 : 116-32.
3) 福家辰樹ほか．アトピー性皮膚炎に対するプロアクティブ療法．日小皮会誌 2011 ; 30 : 99-106.
4) 片山一郎監修．日本アレルギー学会作成．アトピー性皮膚炎診療ガイドライン2015．東京：協和企画 ; 2015.
5) Tollefson MM, et al. Atopic dermatitis : skin-directed management. Pediatrics 2014 ; 134 : e1735-44.

---

*2 これまでの海外における臨床研究から，年齢を問わず中等症～重症患者に有用性が高いとされている．

*3 たとえば，重症例であれば連日→隔日→3日に1日→週2日と漸減しつつ，寛解を維持できる頻度における間欠塗布を継続し，いずれも保湿中心のリアクティブ療法にもち込む．

*4 いずれにせよ，患者から治療状況をよく聞き出して，フィードバックを受けながら個別に塗布計画を決めていくことが重要である．

*5 容易に皮疹が消失しない重症例や再燃を繰り返す場合は，すみやかに専門医への紹介を考慮すべきである．

アドヒアランスに寄与

患者と医療者がプロアクティブ療法という共通の話題に取り組むことで両者に一体感が生まれ，信頼関係や患者教育が自然となされてアドヒアランスの向上にも一役買うと考えられる．

Question
皮膚感染症を起こしているときにはステロイド外用薬を中止すべきですか？

Answer
ステロイド外用薬には免疫抑制作用があるため，伝染性膿痂疹やカポジ水痘様発疹症など，明らかな皮膚感染症がみられる部位へは，ステロイド外用薬を使用しないようにします．周囲にアトピー性皮膚炎の皮疹がある場合には，皮膚感染症に対する適切な治療を行いつつ，周囲のアトピー性皮膚炎に対してステロイド外用薬を用います．

加藤則人｜京都府立医科大学大学院医学研究科皮膚科学

❶ アトピー性皮膚炎の小児にみられた黄色ブドウ球菌による伝染性膿痂疹（腕）と伝染性軟属腫（体幹）

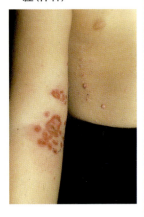

*1 痂皮型では，発熱やリンパ節腫脹などの全身症状を伴う．溶血性連鎖球菌感染症による糸球体腎炎にも注意が必要である．

アトピー性皮膚炎に合併しやすい皮膚感染症

- 伝染性膿痂疹（いわゆる"とびひ"）のなかで頻度の高い水疱型膿痂疹は，黄色ブドウ球菌により乳幼児に好発し夏季に多い．弛緩性水疱は容易に破れて浅いびらんになる（❶）．
- 溶血性連鎖球菌による痂皮型膿痂疹は，年齢や季節に関係なく発症し，水疱型に比べると頻度は低いが，重症のアトピー性皮膚炎患者にみられることが多い．急激に紅暈を伴う膿疱が多発し，厚い痂皮を付着するようになる（❷）*1．
- 伝染性軟属腫は，表皮バリア機能が低下したアトピー性皮膚炎患児に好発するウイルス感染症で，中心臍窩を有する常色粟粒大の丘疹としてみられることが多い（❶）*2．
- カポジ水痘様発疹症は，単純ヘルペスウイルスが広範囲に感染したもので，中心臍窩を有する水疱や膿疱が多発し，周辺に播種状に拡大する（❸）．発熱やリンパ節腫脹を伴うことが多く，細菌の二次感染もしばしばみられる．初診時には溶血性連鎖球菌による痂皮型膿痂疹とカポジ水痘様発疹症との鑑別が困難なこともある*3．
- 白癬菌症は，中心治癒傾向や環状・弧状の紅斑が特徴である（❹）*4．

❷ 溶血性連鎖球菌による痂皮型膿痂疹

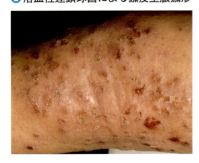

❸ カポジ水痘様発疹症

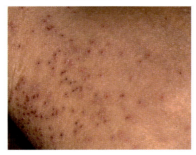

❹ 白癬菌症

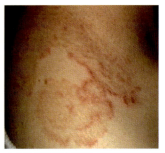

中心治癒傾向や環状・弧状の紅斑が特徴である．

皮膚感染症とステロイド外用薬

- ステロイド外用薬には免疫抑制作用があるため，伝染性膿痂疹やカポジ水痘様発疹症など，明らかな皮膚感染症がみられる部位へは，ステロイド薬を外用しない[*5]．
- 身体の一部に皮膚感染症の病変がみられ，その他の部位にはアトピー性皮膚炎の皮疹がみられる場合には，抗菌薬の内服など感染症に対する治療を行いつつ，周囲のアトピー性皮膚炎の病変にはステロイド外用薬による治療を行う．
- 臨床的に感染徴候（膿痂疹，発赤，熱感，腫脹，圧痛など）が認められないアトピー性皮膚炎の湿潤病変からは，しばしば黄色ブドウ球菌が検出されるが，このような皮疹に対しては，多くの場合，抗菌薬の内服や外用は不要で[1]，ステロイド薬の外用で軽快する．
- アトピー性皮膚炎の皮疹を掻くことで広がる軟属腫は，周囲の湿疹をすみやかに治療することで軟属腫の拡大を防ぐことが期待できるが[*6]，軟属腫へのステロイド薬の外用は避ける．

文献

1) Bath-Hextall FJ, et al. Interventions to reduce Staphylococcus aureus in the management of atopic eczema：an updated Cochrane review. Br J Dermatol 2010；163：12-26.

*2
周囲のアトピー性皮膚炎の皮疹の掻破による自家接種で増えることも多い．

*3
眼周囲に皮疹がある場合には角膜ヘルペス合併の可能性もあるので，眼科医にコンサルトする．

*4
白癬菌症の可能性を常に念頭におき，疑わしい場合は苛性カリ法による鱗屑の直接鏡検で診断する．

*5
これらの感染症に対しては，抗菌薬，抗ウイルス薬などを用いて適切な治療を行う．

*6
ステロイド外用薬による軟属腫の拡大を防ぐためには，軟属腫の数が少ないうちに白色粥状の軟属腫小体を摘除する．

Question

ステロイド軟膏を塗りたくないという人にどのように説明したらよいですか？

Answer

生まれつきのステロイドフォビアは存在しません．どんな体験が原因となってステロイド薬に対するネガティブな感情が生まれたのか，医師は偏見をもたずに理解する努力が必要です．ステロイドフォビアの多くは，かつて受診した医師の説明不足と処方の誤りが原因となっています．そこでステロイド薬を使わない治療や中途半端な使用が，副作用や合併症の確率を高めることを患者に伝えるべきです．説明すればほとんどの親は受け入れてくれますが，説明どおりに治療を実践できないときにはいつまでも外来診療で抱え込まずに，入院可能な専門医療機関への紹介が望ましいでしょう．

大矢幸弘 | 国立成育医療研究センターアレルギー科

「どちらかといえばステロイドを塗りたくない」が現在でも多数派

- 当科で初診患者に行っているアンケート調査の結果を，10年ほど前と較べると，「絶対にステロイドを塗りたくない」という人の割合はずいぶん減ったが，「どちらかというとステロイドを塗りたくない」と答える人が受診患者の多数を占める状況に大きな変化はみられない．
- 前者は，自分自身や身近な人にステロイド外用薬を処方されて治療に失敗した経験をもつ人が多く，後者は，ネットや出版物から得た情報に影響を受けている人が多い印象がある．後者への説明は，エビデンスに基づく医療（EBM）に則って行えばよく，説得はそれほど困難ではない．外来で難渋するのは，前者への説明である．ステロイド外用薬の有効性と安全性をエビデンスに基づいて説明しても，本人にとって最も強いエビデンスは"失敗した経験"なので，簡単に信じてはもらえない．
- しかし，もし脱ステロイドを標榜している医療機関ではなく当科と同じようにガイドラインに準拠する治療を行っているのであれば，患者は必ずしも脱ステロイド治療を期待して受診しているわけではない．揺れる気持ちをもちながら，何らかの救いを求めて受診していることを理解してあげるべきだと思う．

なぜステロイドフォビアになったのか

- 第一に，生まれつきのステロイドフォビアは存在しない．何らかの体験をもとにステロイドフォビアになったことを理解する必要がある．いつ，どのようなことを経験しステロイドに対するネガティブな感情が生まれたのか，それを知らずして説得することは不可能である．
- 患者のステロイドフォビアだけでなく，医師にもステロイドフォビアがあ

り，脱ステロイド治療を標榜する医師の存在があることは周知の事実であるが，偏見をもたずに，なぜ彼らが脱ステロイドに走ったのかを理解する努力も必要である．
- 「ステロイドを使ったらかえって悪化した」「ステロイドを使ったせいで皮膚が黒くなった」「ステロイドを使うといったん良くなるがやめられなくなる」．ステロイドフォビアの患者からよく聞く言葉であるが，「そんなことありませんよ」というだけではまったく説得力をもたない．「ステロイドを使って皮膚が悪化したり，黒くなったりなどするはずがない」のであるが，患者はそうした体験をしたのであり，なぜそのような認識に至ったのかを聞き出し，どこで誤認が生じたのかを明らかにする必要がある．
- 筆者の経験からは，このような誤認が起こるきっかけは，まだステロイドフォビアになる前に受診した医師のステロイド外用薬の使用法についての説明不足と指導不足および処方の誤りが多い．
  - ▶初めてステロイド外用薬を使用したときには皮疹は消失しないまでも改善はするはずである．
  - ▶しかし，「使い続けていると次第に効き目が落ちてだんだん強いランクのステロイドに変えないと効かなくなりました．そして怖くなりやめたら一気に悪化したのです．」「弱いステロイドを出してもらって塗っていましたが，塗ると少し良くなるものの完全に湿疹が消えることはなく，そのうち皮膚が黒くなってきて怖くなりやめたのですが，もとの白い肌には戻りません」．

炎症が持続しているアトピー性皮膚炎にステロイド薬を塗り続けていると

- 多くの医療者はお気づきかと思うが，ステロイド外用薬の強さと使用量が不足していたために，皮疹が完全に消失しない状態が続いていたケースが多い．
- 私たち医師は皮疹が消失しない状態のアトピー性皮膚炎には何が起こっているのか，そしてその状態でステロイド薬を塗り続けると何が起こるのか知っておく必要がある．皮疹が消失しない状態というのは炎症が持続していることであり，炎症の存在は，皮膚の抗菌ペプチドの産生を抑制し黄色ブドウ球菌の表皮のコロナイゼーションを持続させ，スーパー抗原やTh2サイトカインなどアトピー性皮膚炎の悪化因子への暴露が持続することになる．

Th2：type 1 T cell helper

- それらの悪化因子は，ステロイド（糖質コルチコステロイド）受容体 $GCR\beta$ の発現を誘導しステロイドによる抗炎症作用をもたらす $GCR\alpha$ の発現を低下させ，ステロイド外用薬の効き目を減弱させることが指摘されている[1]．すなわち，中途半端なステロイド治療はステロイド薬の効き目を悪くしアトピー性皮膚炎の治療の脚を引っぱっている．

$GCR\beta$：glucocorticoid receptorβ

- では，どのようにしたらこうした悲劇を避けることができるのであろうか．ステロイド外用薬を使用するときは，皮疹が完全に消失するランクを

「できればステロイドを使いたくない」がもたらす副作用と合併症

- 皮肉なことにステロイド薬の使用を最小限に済ませようという姿勢がステロイド薬の副作用を呼び込むことにつながる．アトピー性皮膚炎の患者がステロイド薬を必要としない正常な皮膚状態を実現するには十分な強さと量のステロイド薬を必要とする．これは他の全身性の炎症疾患でも同じことである．中途半端な治療は副作用だけ呼び込んで，原疾患の治療には功を奏しない．
- アトピー性皮膚炎で怖いのはステロイド外用薬の副作用よりも，治療が不十分な患者に生ずる合併症である．とくに顔面のコントロールが得られていない患者は，白内障や網膜剥離のように失明につながる重篤な合併症のリスクがある．
- さらに重症度に比例して悪性リンパ腫の発生率が上昇することも報告されている[2]．皮疹が長引けば皮膚は黒ずんでいく．ステロイド薬を使わない治療や中途半端に使う治療ではこのような重篤な合併症の確率が高まることを患者に伝えるべきである．

FTU：finger tip unit

選択し適量(FTU)を塗布することが大切である．そして連用による皮膚萎縮やステロイド耐性を回避すべくプロアクティブ療法による間欠塗布を経て，ステロイド薬から離脱し保湿剤だけで維持が可能な状態をめざすべきである．
- 軽症の患者ほどステロイドの強さのランクは低く使用量も少なくて済むため，治療に手間はかからないが，保湿剤だけで皮疹ゼロが維持できるまで面倒をみるべきである．重症患者では保湿剤だけで維持できるところまでもっていくのは時間がかかるが，少なくとも週2日以下の使用頻度で副作用を回避できるステップまでは気を抜くべきではない．

説明のコツと最後の手段

- ステロイド外用薬は適切な使い方をすれば，重篤な合併症やステロイド薬の副作用を回避することができる．そのコツは，皮疹ゼロかゆみゼロを実現することにある．
- 「ステロイドを使いたくない」という人には，「ステロイドを使ったあとに副作用を経験することなくステロイドを使わなくてもきれいな皮膚状態が維持できるようにする方法がありますが，それでも使いたくないですか？」と聞いてみるとよいだろう．
- とくに皮膚から浸出液が出ているような重症患者の場合は命に関わることがある．乳児の場合は，重症度に比例して成長・発達の遅れが生じることがある．子どもの一生の重大イベントに直面していることを誠実な姿勢で説明すれば，ほとんどの親は説明を受け入れてくれる．その代わり，ステ

ロイド薬を使う治療を引き受けたからには，患者と保護者に満足を与え安心してもらえる治療を提供すべきである．
● その状態を実現できない患者をいつまでも外来診療で抱えるべきではない．速やかに入院治療をするか，重症患者の治療経験が豊富な医療機関に紹介することが望ましい．

文献

1) Leung DY, et al. Update on glucocorticoid action and resistance. J Allergy Clin Immunol 2003；111：3-22.
2) Legendre L, et al. Risk of lymphoma in patients with atopic dermatitis and the role of topical treatment：a systematic review and meta-analysis. J Am Acad Dermatol 2015；72：992-1002.

アトピー性皮膚炎の眼の合併症について教えてください．

アトピー性皮膚炎と同様の原因でもあるアレルギー炎症により生じる眼の合併症には，アトピー性眼瞼炎，アトピー性角結膜炎（AKC）があり，AKC は眼瞼結膜の増殖性病変を伴い難治性となる場合もあります．アレルギー炎症のみならず，物理的な擦りすぎなどによる二次的な炎症によって生じる合併症には，白内障，網膜剝離があります．治療として使われる局所ステロイド剤は小児の場合，バリア機能が弱いため高率にステロイド緑内障を惹起し，注意が必要です．

深川和己｜両国眼科クリニック

AKC：atopic keratoconjunctivitis

アレルギー炎症による合併症

- アトピー性皮膚炎と同様の原因でもあるアレルギー炎症により生じる眼の合併症としては，アトピー性眼瞼炎とアトピー性角結膜炎（AKC）がある．

アトピー性眼瞼炎

- 基本的には皮膚炎と同様の対応となる．
- 洗顔と保湿，必要に応じてステロイド軟膏，タクロリムス軟膏（プロトピック®）塗布で対応する．ステロイド軟膏の場合，やや弱めのものを選択する．

アトピー性角結膜炎（AKC）

- 通常は非増殖性であり，その場合，抗ヒスタミン点眼薬で対処可能である．
- 抗ヒスタミン点眼薬のみでは眼脂が多い場合，眼痛を訴える場合は，眼科への紹介が望ましい．
- 増殖性 AKC は眼瞼結膜の石垣状増殖（❶）もしくはビロード状増殖を伴う．その増殖した結膜組織により局所動員され，活性化された好酸球により角膜傷害が生じることがある．
  ▶角膜傷害はその程度により，❷のように分類される．角膜びらんになると非常に強い痛みと羞明により日常生活が制限されるようになる．シールド潰瘍や角膜プラークにより中心部に近い部分が侵されると，視性刺激が遮断されることにより，10歳以下では弱視の原因になるため早急な治療が必要である．
- 増殖性 AKC の治療も，抗ヒスタミン点眼薬もしくは抗アレルギー点眼薬がベースとなる．角膜びらん以上の強い角膜傷害がある場合，免疫抑制薬点眼薬が用いられる．角膜輪部増殖が主体の場合はシクロスポリン点眼薬（パピロックミニ®），上眼瞼結膜増殖が主体の場合はタクロリムス点眼薬（タリムス®）が選択される[*1]．

❶ 増殖性 AKC の結膜乳頭

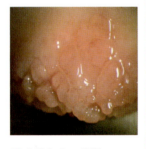

❷ 角膜傷害の分類

点状表層角膜症
傷害が上皮細胞のみで孤発性
角膜びらん
上皮数層にわたる障害
シールド潰瘍
上皮全層の脱落とその上の堆積物
角膜プラーク
堆積物がさらにたまり，不透明なプラークとなる

📖 二次的炎症による合併症

- アレルギー炎症のみならず，瘙痒感により眼周囲を掻いたり叩いたりすることによる二次的炎症によって発症すると考えられる合併症に，アトピー性白内障とアトピー性網膜剝離がある．
- **アトピー性白内障**：治療は手術である．10歳以下に発症すると視性刺激遮断弱視になる可能性があるため，早期の手術が必要になる場合もある．通常の白内障と異なり，水晶体囊，チン帯，網膜も炎症などにより障害されているため手術合併症が生じやすいので，慎重に手術する必要がある．
- **アトピー性網膜剝離**：アレルギー性炎症もしくは二次的炎症により網膜周辺部が障害されることにより生じる．白内障手術後に惹起される場合もある．治療法は手術である．

ステロイド緑内障に注意

とくに小児では角結膜のバリア機能が弱く，局所投与されたステロイドが前房内に到達しやすい．さらに，角膜びらん以上の角膜傷害が生じている場合，より容易にステロイドの影響を受けることになる．また，小児では眼圧検査[*2]ができない場合も多いため，ステロイド点眼薬，ステロイド結膜下注射などの局所ステロイド投与は避けるべきである．

[*1]
過去にはステロイド点眼薬やステロイド結膜下注射が用いられたが，とくに角膜上皮病変によってバリア機能が低下している場合，容易にステロイドによる眼圧上昇をきたすために，局所ステロイド剤は使用しないほうがよい．タリムス点眼薬が効果のない場合はステロイドの内服（プレドニン® で 10 mg 程度）を検討する．

[*2]
小児の眼圧検査は小学校3年生ぐらいから可能になることが多い．

142 ●アトピー性皮膚炎

Question

アトピー性皮膚炎と診断されたら，食事の制限をすべきですか？

適切な外用療法，環境整備，スキンケアを十分行ったうえで，それでも改善しない場合に限って食事制限を考慮します．ただし，食事制限の有効性については，食物経口負荷試験など客観的な評価を行い，必要最小限の除去になるようにします

二村昌樹｜国立病院機構名古屋医療センター小児科

アトピー性皮膚炎における食事制限

- アトピー性皮膚炎では外用薬を中心とする薬物療法，スキンケアと並んで悪化因子の検索と対策も基本治療の一つである．乳幼児では食物が悪化因子の一つになりうるが，実際には多くの患者が外用療法とスキンケアによって改善する[*1]．
- 悪化因子には，食物のほかにダニやハウスダストの環境因子，発汗，皮膚に常在する黄色ブドウ球菌などの外的刺激がある．
- 食事制限を始める前に患者が行っている治療法を見直し，再度患者に適切な指導を行う．
- 食物アレルギーが疑われない患者に対して，食事制限を治療として用いることは推奨されていない[2,3]．

制限する食物の選択

- アトピー性皮膚炎患者では，ダニやハウスダストに対する特異的IgE抗体陽性率が高い傾向にある．乳幼児では卵白などの食物抗原に対する特異的IgE抗体陽性率が高い[4]．
- 特異的IgE抗体陽性だけで食物アレルギーの確定診断はできない（p.192参照）．検査陽性のみを理由に食事制限を指導することは控えるべきである．
- 除去する食物は，単に特異的IgE抗体陽性のものではなく，摂取状況やその後の湿疹の状態変化を十分に問診し，総合的に検討したうえで選択する．

母乳栄養児の食事制限

- 母親が摂取して母乳中に検出される食物抗原量は，離乳食などで患者自身が摂取する抗原量と比較するときわめて少量である．診断目的の食物除去試験では母親も完全除去を必要とするが，治療段階では母親に患者と同等の除去を必要とすることはほとんどない[*2]．

食事制限の実際（❶）

- 食事制限は湿疹の改善が期待できる一方で，患者に医原的な栄養不良をきたす危険性もある．同時期に複数の食物を除去する際は，ほかの食品で栄

[*1] 食物が悪化因子となっているものは，食物アレルギーの臨床病型で「食物アレルギーの関与する乳児アトピー性皮膚炎」と分類されている[1]．

[*2] 患者自身には完全除去をするケースでも，母親は加工品摂取を許可したり，除去をしないという選択肢もある．

❶ 食事制限の手順

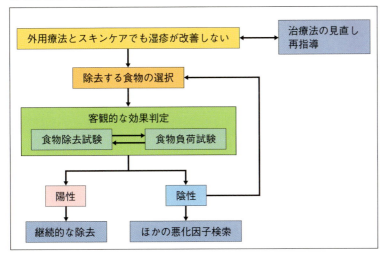

養素の不足を補ったり代替食品を考慮したりする必要があるため，早期に専門医に紹介することが望ましい．
- 除去する食物を選択したのち，その効果を客観的に判定する．食物1種類ずつ除去し，効果判定も個々の食物で行う．
- 食物除去試験は加工品も含めて完全除去を通常1～2週間実施し，その効果を判定する．効果がみられた場合にはいったん除去を解除し，食物負荷試験により湿疹が再燃するかを確認する．除去試験と負荷試験を繰り返し，制限すべき食物を確定する．
- 食物制限を開始した後も漫然と除去を継続せず，定期的に除去の効果を評価する．外用療法で湿疹がコントロールされれば早期に除去を解除する．

⮕ 文献

1) 日本小児アレルギー学会食物アレルギー委員会．食物アレルギー診療ガイドライン2012．東京：協和企画；2011．
2) Bath-Hextall F, et al. Dietary exclusions for established atopic eczema. Cochrane Database Syst Rev 2008 Jan 23；(1)：CD005203.
3) Sidbury R, et al. Guidelines of care for the management of atopic dermatitis：Section 4. prevention of disease flares and use of adjunctive therapies and approaches. J Am Acad Dermatol 2014；71：1218-33.
4) 池松かおりほか．乳児期発症食物アレルギーに関する検討（第1報）．アレルギー 2006；55：140-50.

保育所や学校での生活上の注意点を教えてください．

プールや水遊びの際は終了後にシャワーで十分に塩素を洗い流し，乾燥を防ぐために保湿剤を塗布しましょう．紫外線下での活動では，紫外線による急性傷害である日焼け（サンバーン）を防ぐために，日焼け止めの使用を含めた対策をとると良いです．発汗後にシャワー浴などで汗とよごれを除き，かゆみや湿疹の悪化を防ぐようにしましょう．

佐々木真利｜東京都立小児総合医療センターアレルギー科

- 保育所や学校でのアトピー性皮膚炎の子どもの生活について「保育所におけるアレルギー対応ガイドライン」[1]，「学校のアレルギー疾患に対する取り組みガイドライン」[2]では次の3つの状況について留意点をあげている．

プール，水遊びと長時間の紫外線下の活動

プール，水遊び

- プールの水に含まれる塩素は皮膚に対して刺激になりやすく，乾燥や湿疹の悪化をもたらすことがある[*1]．プールの終了後にシャワーの水で十分に塩素を洗い流し，すぐに乾燥を防ぐために保湿剤を塗布することで，その悪影響を最小限に抑えるようにするのが望ましい．プールに入る前に十分保湿剤を塗布しておくことも有効であると考えられる．ただ，湿疹が滲出液を伴っていたりして重症な場合には軽快するまでプールは避ける．
- 屋外でプールに入る場合，紫外線への注意も必要となる．

紫外線下の活動

- 紫外線は人体のビタミンD活性化に必要なほか，その免疫抑制作用からアトピー性皮膚炎などの皮膚疾患の治療に対して特定の波長を選択して用いられている．しかし，強い紫外線は急性傷害である日焼け（サンバーン）の原因となり，個人差はあるが湿疹の悪化をもたらすことがあるため注意が必要である．
- 対策としては，衣服で皮膚をなるべく覆うことや日焼け止め（❶）[3]を上手に使うことがあげられる．

動物との接触

- 動物の毛やふけに対するアレルギーがあり，動物との接触で湿疹が悪化することがあるアトピー性皮膚炎の児では，なるべく接触を避ける．

発汗後

- 汗をかくと皮膚のかゆみが増す，あるいは湿疹が悪化すると感じるアトピー性皮膚炎の患者は少なくない[*2]．その一方で，汗は人体の体温調節に必須であるほか，皮膚の乾燥を防ぐ作用や抗菌ペプチドを有しており，アト

[*1] 悪化要因となる一方で，次亜塩素酸を希釈して入浴するブリーチバス療法は黄色ブドウ球菌の増殖の抑制を期待してアトピー性皮膚炎の補助治療として使用されていることもあり，必ずしも悪影響ばかりではない．

[*2] 機序として，汗に含まれる尿素や乳酸が刺激物質になっている可能性や，汗アレルギーの関与が報告されている．

❶ 日焼け止めについて

日焼け止めの種類	日焼け止めの選び方
・日焼け止めに含まれる紫外線防止剤には紫外線散乱剤（無機系素材）と紫外線吸収剤（有機系素材）の2種類がある．紫外線散乱剤は塗ったときに白く見える欠点があるが，アレルギー性接触皮膚炎を起こすことがなく，子ども用や敏感肌用として使用されている．「紫外線吸収剤無配合」とか「ノンケミカルフリー」と表示されているものは紫外線散乱剤のみを含んでいるものである． ・乳液，クリーム，スプレーなどの剤形のものが販売されている．	・日焼け止めはいつ何をするときに使用するかによって選ぶ．紫外線の強い時期（4～9月，とくに6～8月，1日のうちでは10～14時）にスポーツを長時間するような場合には防止効果の高いもの（SPF 30以上）を選ぶ．また汗をかいたり，水に入ったりする場合には耐水性の高いものを使う． ・アトピー性皮膚炎では皮膚が過敏なため，紫外線散乱剤のみの日焼け止めのほうが無難であり，かつ感作を起こしうる香料や保存料を含まないものを選択する．またアレルギー反応ではないものの，一過性の刺激感や灼熱感を生じる添加物が含まれていることもある．全身に塗布する前に，前腕などに1日1回，5日程度塗布して反応がないかどうかを試してみるとよい．
日焼け止めのSPF，PA表示	日焼け止めの塗り方，落とし方
・日焼け止めの効果表示はSPF（主にUV-Bを防ぐ指標）とPA（UV-Aを防ぐ指標）で表示されている．SPFはその日焼け止めを塗った場合に，塗らない場合と比べて何倍の紫外線量で翌日赤くなるかを示しており，2～50，それ以上は50+として表示される．PAはUV-Aによって皮膚が黒くなることを防止する効果を+（防止効果がある）～++++（防止効果がきわめて高い）の4段階で表示している．	・紫外線に当たる30分程度前に，たっぷり，まんべんなく塗布する．防止効果が高いものであっても2, 3時間おきには塗り直し（重ね塗り）をする．保湿剤などの外用薬と日焼け止めを合わせて使用する場合には，日焼け止めの30分くらい前に外用薬を塗布する． ・通常の日焼け止めは石けんで落とすことができるが，耐水性の高いものは専用クレンジングやメーク落としなどでやさしく洗う．

（紫外線環境保健マニュアル2015[3]）

ピー性皮膚炎の患者で認める発汗機能の低下が湿疹を悪化させるのではないかという報告もある[4]．
● 汗によるかゆみや湿疹の悪化を抑えるためには，汗をかいたままにしないでよごれと一緒にシャワー浴で洗い流す，それが難しければ濡らしたタオルで清拭を行うようにするのが効果的な汗対策であると考える*3．

> ▶アトピー性皮膚炎であっても，学校や保育園などの集団生活における制限を最小限にするために，ふだんの症状のコントロールと悪化を防止するための十分な予防策をとるように心がける．

SPF：sun protection factor

PA：protection grade of UV-A

*3
学校や保育所の施設の状況から全例でシャワー浴を実施することは現実的に難しいが，アトピー性皮膚炎の小児に対して小学校で毎日シャワー浴を行ったところ有意に症状スコアが低下したという報告[5]もあることから，汗によるかゆみや湿疹の悪化が強い例では検討すべきであると考える．

⤷ 文献
1) 厚生労働省．保育所におけるアレルギー対応ガイドライン．www.mhlw.go.jp/bunya/kodomo/pdf/hoiku03.pdf
2) 日本学校保健会．学校のアレルギー疾患に対する取り組みガイドライン．http://www.gakkohoken.jp
3) 環境省．紫外線環境保健マニュアル2015．http://www.env.go.jp/chemi/matsigaisen2015/full.pdf
4) Rieg S, et al. Deficiency of Dermcidin-derived antimicrobial peptides in sweat of patients with atopic dermatitis correlates with an impaired innate defense of human skin in vivo. J Immunol 2005；174：8003-10.
5) Mochizuki H, et al. Effects of skin care with shower therapy on children with atopic dermatitis in elementary schools. Pediatr Dermatol 2009；26：223-5.

Question & Answer

経皮感作

❓ Question
経皮感作とアレルギー発症の関連は？

❗ Answer

皮膚バリア機能の低下による経皮感作

- 2008年Lackは，経口的に摂取した場合には免疫寛容が誘導されるのに対して，経皮的に微量に曝露した場合にはmemory Th2細胞が誘導され，感作が成立するという仮説（アレルゲン二重曝露仮説）を提唱した（別項p.175の❶参照）．この後から，経皮感作が着目され始めた．

- 興味深いことに，皮膚のバリア機能を司るフィラグリン遺伝子（皮膚にしか発現していない）に機能喪失変異があると，ピーナツアレルギーの発症リスクを5.3倍に上げることが報告された．しかしその後，フィラグリン遺伝子の機能喪失変異はアトピー性皮膚炎の発症リスクを増加させており，ピーナツアレルギーの発症にはフィラグリン遺伝子の変異自体ではなく，アトピー性皮膚炎の有無のほうが優位に相関することが報告された[1]．さらにコホート研究でも，新生児期に湿疹が存在する児ではその後の食物アレルギーの発症が約8倍増えることが報告され[2]，経皮感作の主役として湿疹が注目されている．

- 湿疹の局所においては，紅斑のみの初期（タイトジャンクションの機能が障害されていない時期）であっても，抗原提示細胞であるランゲルハンス細胞が表皮の直下に浸潤して，タイトジャンクションを貫いて樹状突起を皮膚表面に伸ばしていることが証明されている[3]．さらに，この樹状細胞を活性化する複数の因子も想定されており[4]，これらの状況下で経皮的な抗原感作が成立すると考えられる．

- また，経皮感作の危険性は乳児期のみではないと考えられている．日本では2011年に加水分解コムギを含有する石けんを使用していた主に成人に，新たな小麦アレルギーが発症した例が話題となった．この例では石けんに含まれる界面活性剤が皮膚のバリア機能を低下させ，経皮感作を促進した可能性が指摘されている．

- 経皮感作を起こしにくくするために皮膚の状態をよく保つことで，その後の食物アレルギーの発症が抑制されうるかについても興味のあるところである．国立成育医療研究センターの介入研究で，両親ともにアトピー性皮膚炎をもつ発症リスクの高い新生児において，出生後から保湿剤を塗布していた児は，保湿剤を塗布していなかった児と比較して32週後にアトピー性皮膚炎を発症するリスクが30％以上低いという結果が得られた[5]．この報告では，保湿剤の使用は食物抗原に対する感作には影響がなく，アトピー性皮膚炎の有無が食物抗原感作に強く相関していた．このことは，保湿剤の塗布により皮膚のバリア機能を向上させるだけでなく，発症したアトピー性皮膚炎を迅速に治療することが，その後の食物アレルギーの発症予防に寄与することを示唆している．

➡ 文献

1) Flohr C, et al. Atopic dermatitis and disease severity are the main risk factors for food sensitization in exclusively breastfed infants. J Invest Dermatol 2014；134：345-50.
2) Kumar R, et al. Early life eczema, food introduction, and risk of food allergy in children. Pediatr Allergy Immunol Pulmonol 2010；23：175-82.
3) Yoshida K, et al. Distinct behavior of human Langerhans cells and inflammatory dendritic epidermal cells at tight junctions in patients with atopic dermatitis. J Allergy Clin Immunol 2014；134：856-64.
4) Matsumoto K, Saito H. Eczematous sensitization, a novel pathway for allergic sensitization, can occur in an early stage of eczema. J Allergy Clin Immunol 2014；134：865-6.
5) Horimukai K, et al. Application of moisturizer to neonates prevents development of atopic dermatitis. J Allergy Clin Immunol 2014；134：824-30 e6.

石川良子，松本健治（国立成育医療研究センター研究所免疫アレルギー・感染研究部）

Question

環境整備はどの程度必要ですか？
ペットの飼育はどうしたらよいですか？

気管支喘息の発作予防効果が認められているダニや受動喫煙を回避する環境整備，接触皮膚炎の原因となる物質の回避が推奨されています．ペットの飼育については，ペットの毛や分泌物にアレルゲン物質が含まれており，減感作を目的とした飼育は勧められません．とくにフィラグリン遺伝子に変異がある場合は，出生時からのネコの飼育がアトピー性皮膚炎の強力な促進作用となります．

石川良子, 松本健治 | 国立成育医療研究センター研究所免疫アレルギー・感染研究部

環境整備の必要性

ダニ，ハウスダスト

- 日本の高温多湿な気候は，ダニの繁殖に適しているため，多くのアレルギー患者でダニ，ハウスダストは主要なアレルゲンとなっている．このため，環境整備の主たる目的はダニやハウスダストの除去になる[*1]．
- 発症予防としてのエビデンスは不確定であるが，気管支喘息の発作予防効果は認められている[1)]ことから，ダニの回避を含む環境整備は気管支喘息を発症した児には有用である[*2]．

受動喫煙・喫煙

- アレルギー素因のある両親の場合，周産期や小児期の母体の喫煙は児の気管支喘息の発症リスクを有意に増加させる[*3]．またアトピー性皮膚炎[2)]を含めたアレルギー疾患の発症リスクを上げる可能性も示唆されている．
- 受動喫煙はほかの疾患に対するリスク因子でもあるため，基本的にすべての小児において回避が望まれる．

砂，粘土，絵の具，糊など

- 湿疹やアトピー性皮膚炎をもつ幼児・学童において，手や手指の湿疹が難治性であることを時に経験する．バリア機能が脆弱である皮膚は外界の刺激を受けやすく，接触皮膚炎を起こしたり，新たな経皮感作を起こす可能性がある．通常の治療に抵抗性の場合は，一度パッチテストなどで日常使用している生活用品や金属，外用剤などに対する感作の有無を確認しておくことが望ましい．
- 日本皮膚アレルギー学会・接触皮膚炎学会のホームページ[*4]では，パッチテストが可能な施設やパッチテストの個々の物質に対する説明が掲載されている[*5]．
- ❶ に，接触皮膚炎の原因となる物質と小児が触れる頻度の高い生活用品について示す．

[*1] システマティックレビューによると，気管支喘息やアレルギー性鼻炎，アトピー性皮膚炎の発症予防としてダニの回避を推奨する結果は現時点で得られていない．しかし，このエビデンスは日本のような高温多湿の気象環境で得られたものではないことに注意が必要である．

[*2] 別項「喘息治療に有効な環境整備は？」(p.68)参照．

[*3] リスク増加の作用機序として，出生後の直接的な肺への刺激だけでなく，器官形成や免疫系への影響が報告されている．

[*4] http://www.jsdacd.org/index.html

[*5] たとえば，パッチテストで塩化コバルトに陽性となった場合は，接着剤，絵の具，クレヨン，粘土などの接触を避けるように指導する必要がある．また，砂にはニッケルやクロムが含まれるため，これらの金属に陽性となった場合は，砂遊びについての指導も必要となる．

❶ 接触皮膚炎の原因となる物質と工業製品

成分	種類	用途
塩化コバルト	金属	メッキ製品，歯科金属，接着剤，絵の具，クレヨン，粘土
PPD ブラックラバーミックス	老化防止剤	黒いゴム製品の老化防止剤
チウラムミックス	加硫促進剤	ゴム製品の製造工程で使用される加硫促進剤の一つ ゴム製品，接着剤，石けん
硫酸ニッケル	金属	ニッケル合金製品，ニッケル硬貨，歯科金属，ステンレス製品，磁石，ニッケルを多く含む食品
メルカプトミックス	加硫促進剤	ゴム製品の製造工程で使用される加硫促進剤の一つ ゴム製品，接着剤
カインミックス	局所麻酔	市販のかゆみ止め外用剤
硫酸フラジオマイシン	抗菌薬	外用剤として多く使用される抗菌薬
ロジン	天然樹脂	インキ，接着剤，ガム，テープ，絵の具
パラターシャリーブチルフェノールホルムアルデヒドレジン	合成樹脂	プラスチック製品，マーカーペン
重クロム酸カリウム	金属	皮革製品，印刷インク，緑色衣料，ゴム
ホルムアルデヒド	防腐剤	合板家具，壁紙，接着剤，衣料品仕上げ剤，メラミン樹脂

（日本皮膚アレルギー学会・接触皮膚炎学会のジャパニーズスタンダードアレルゲン 2008 より抜粋）

*6
イヌの主要アレルゲンである Can f 1 は唾液や尿の中に含まれ，148 アミノ酸残基から成る分子量約 17,300 の蛋白質であり，アミノ酸配列の相同性から疎水性低分子輸送蛋白質群であるリポカリンファミリーに属すると考えられている．

*7
ネコの主要アレルゲンである Fel d 1 は皮膚の皮脂腺や唾液，涙腺，尿にも産生される．唾液腺で産生された Fel d 1 は猫がグルーミングすると毛の表面にコーティングされ，さらにネコが壁などに皮膚を擦りつけるため環境に広がる．

*8
フィラグリン
細胞骨格の形成に関与する蛋白でケラチンフィラメントを束ねると同時に，その分解産物が天然保湿因子として皮膚のバリア機能を高める働きをし，主に皮膚の角質に存在している．

ペットの可否

- アレルゲンとなる主要な室内ペットは，イヌ[*6]，ネコ[*7]，ウサギ，げっ歯類などである．
  - イヌ，ネコの主要アレルゲンは分泌物に含まれるため，たとえば毛が短かったり毛が抜けにくいイヌやネコであっても，アレルゲン回避への影響は大差はないと思われる．また，これらの抗原は空気中に浮遊して移動するため，動物自体と接触したり，同室にいなくともアレルゲンに曝露する可能性がある．
- 衛生仮説の概念の広まりからか，むしろ「ペットを飼ったほうがよいという話を聞いたがどうなのか」という質問を家族からよく受けるようになった．最近のシステマティックレビューによると，生後早期からのペット飼育と児のアトピー性皮膚炎に関しては，生後早期からのイヌの飼育が発症率の低下と関連することを認めている[3]．一方，気管支喘息やアレルギー性鼻炎の発症には関連がないとされている．またフィラグリン[*8]遺伝子変異のある児において，生後早期のネコ飼育が湿疹のリスクを上げるとの報告がある．
  - 2006 年 Palmer らは，このフィラグリン蛋白の機能不全を起こす遺伝子多型がアトピー性皮膚炎の発症に深く関与していると報告した[4]．
  - 2008 年，Bisgaard らは ❷ に示すように，フィラグリン遺伝子の変異がない集団では，出生時のネコ飼育の有無によりその後の湿疹の発症に差を認めないが，フィラグリン遺伝子に変異がある集団では出生時にネコを飼育している場合，生後 6 か月で 80〜100％ の確率で湿疹を認めるという結果を報告している[5]．言い換えると，フィラグリン遺伝子に変

❷ フィラグリン遺伝子とネコ飼育と湿疹の発症

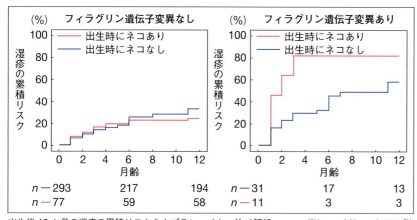

出生後12か月の湿疹の累積リスクをカプランマイヤー法で解析．　　　（Bisgaard H, et al. 2008[5]）

異がある場合は，生後早期のネコ飼育はアトピー性皮膚炎の発症に対して強力な促進作用を引き起こすが，変異がない場合はあまり影響を受けないということである．

▶ 重要な点は，衛生仮説はアレルギー疾患の発症に関する仮説であり，ペット飼育に関しても，発症してしまったアレルギー疾患の症状改善や治癒に関するものではないという点である．そのため一度感作が成立した場合は，ペットは強力なアレルゲンとなるため，減感作を目的として新たにペットを飼うことは推奨されない．

テーラーメードな対策の必要性

重要なことは，フィラグリン遺伝子変異の例のように，個々の遺伝子背景が異なるため，普遍的な発症予防策を見つけることが困難と考えられることである．将来的には，個人の遺伝子情報を加味した，テーラーメードな予防策の構築が必要になるだろう．

➲ 文献

1) Morgan WJ, et al. Results of a home-based environmental intervention among urban children with asthma. N Engl J Med 2004；351：1068-80.
2) Yi O, et al. Effect of environmental tobacco smoke on atopic dermatitis among children in Korea. Environ Res 2012；113：40-5.
3) Pelucchi C, et al. Pet exposure and risk of atopic dermatitis at the pediatric age: a meta-analysis of birth cohort studies. J Allergy Clin Immunol 2013；132：616-22.e7.
4) Palmer CN, et al. Common loss-of-function variants of the epidermal barrier protein filaggrin are a major predisposing factor for atopic dermatitis. Nat Genet 2006；38：441-6.
5) Bisgaard H, et al. Gene-environment interaction in the onset of eczema in infancy：filaggrin loss-of-function mutations enhanced by neonatal cat exposure. PLoS Med 2008；5：e131.

じんま疹，アトピー性皮膚炎における飲み薬の位置づけについて教えてください．

刺激誘発型のじんま疹では，原因悪化因子の除去・回避が有用ですが，症状の軽減には抗ヒスタミン薬の内服が有効です．また，特発性のじんま疹には抗ヒスタミン薬を継続的に内服することで病勢が沈静化し治癒することが期待できます．一方，アトピー性皮膚炎の薬物療法としては，ステロイドやタクロリムスの外用薬による抗炎症外用療法が治療の主体であり，抗ヒスタミン薬の内服は外用療法に追加して行う補助的治療という位置づけです．

三原祥嗣｜三原皮ふ科アレルギー科

*1 じんま疹の分類

じんま疹は原因誘発因子が同定される刺激誘発型のじんま疹と，とくに誘因なくほぼ毎日のように症状が繰り返される特発性のじんま疹に大別される．病型分類と病型による治療の基本的な考え方については，別項の❶（p.109）を参考されたい．

*2 抗ヒスタミン薬

脳内H₁受容体の占拠率によって鎮静性，軽度鎮静性，非鎮静性に分類されている[2]．抗ヒスタミン作用の強さと中枢抑制の副作用の観点から，じんま疹診療において海外のガイドライン[3]では非鎮静性の抗ヒスタミン薬が，日本のガイドライン[1]では軽度鎮静性を加えた鎮静性の低い抗ヒスタミン薬が推奨されている．

📋 じんま疹*1における内服薬の位置づけ

- じんま疹診療において，原因悪化因子の除去・回避と抗ヒスタミン薬*2をはじめとする薬物療法が治療の中心である．アレルギー性のじんま疹などの刺激誘発型のじんま疹では原因悪化要因の除去・回避が，特発性のじんま疹では薬物療法が治療の主体となる[1]．
- 刺激誘発型のじんま疹では一般に抗ヒスタミン薬の効果は不十分で，内服により発症を予防することは難しいことが多いが，出現している症状の軽減には抗ヒスタミン薬の内服は有用である．
- 特発性のじんま疹では明らかな原因を特定することができないにもかかわらず，抗ヒスタミン薬の内服により症状出現が抑制され，また内服を続けることで病勢が沈静化し皮疹の出現を完全に予防できることも多い．まず通常量の非鎮静性あるいは軽度鎮静性の抗ヒスタミン薬（❶）の内服を行

❶ 鎮静性の低い抗ヒスタミン薬

一般名	商品名	Tmax（時間）	小児適応	鎮静性の分類
オロパタジン塩酸塩	アレロック	0.8	2歳〜	非鎮静性
レボセチリジン塩酸塩	ザイザル	0.8	6か月〜	非鎮静性
セチリジン塩酸塩	ジルテック	1.0	2歳〜	非鎮静性
ベポタスチンベシル酸塩	タリオン	1.2	7歳〜	非鎮静性
フェキソフェナジン塩酸塩	アレグラ	1.5	6か月〜	非鎮静性
ロラタジン	クラリチン	2.3	3歳〜	非鎮静性
エピナスチン塩酸塩	アレジオン	3.1	3歳〜	非鎮静性
エバスチン	エバステル	5.2	なし	非鎮静性
アゼラスチン塩酸塩	アゼプチン	4.0	なし	軽度鎮静性
メキタジン	ゼスラン，ニポラジン	4.9	1歳〜	軽度鎮静性

添付文章（シロップ，ドライシロップのあるものは錠剤でなく，シロップ，ドライシロップの添付文章）より，小児適応と最高血中濃度到達時間（Tmax）をまとめた．鎮静性の分類は，谷内らによる抗ヒスタミン薬の脳内H₁受容体占拠率の論文[2]を参考に作成した．

❷ 特発性のじんま疹に対する薬物治療の手順

```
┌─► ① 抗ヒスタミン薬
│      │  通常量
│      │  適宜，他剤への変更，増量
│      ▼
│     ② 補助的治療薬
│      │  H₂拮抗薬*，抗ロイコトリエン薬*，ワクシニアウイルス接種家兎炎症皮
**│      │  膚抽出液(注射)，グリチルリチン製剤(注射)，ジアフェニルスルホン*，
│      │  抗不安薬*，トラネキサム酸，漢方薬など
│      ▼
│     ③ ステロイド
│      ┊  副腎皮質ステロイド(プレドニゾロン換算量5～15mg/日)内服
│      ▼
└─── ④ 試行的治療
          免疫学的治療(シクロスポリン*，プレドニゾロン換算量20mg/日以上の
          ステロイドなど)

    *：じんま疹に対する健康保険適用は未承認
   **：すみやかに症状の軽減を図ることが必要な場合
```

抗ヒスタミン薬は，鎮静性の低い抗ヒスタミン薬が推奨される．プレドニゾロン換算量は成人を想定している．治療内容は，じんま疹の症状と効果に応じてステップアップし，症状軽減がみられれば高いステップのものから順次減量・中止する．
(秀 道広ほか．2011¹⁾)

う．
- ▶急性じんま疹*³の場合：数日の内服にて症状の消失が確認できれば，さらに予防的に数日～1週間程度内服を行った後に中止する．
- ▶慢性じんま疹*³の場合：通常量の抗ヒスタミン薬を1～2週間継続し，症状の消失が確認できれば一定の予防投与期間を経てから漸減・中止する．予防投与期間は症状消失までの病悩期間が1～2か月の慢性じんま疹であれば1か月間，それ以上の病悩期間では2か月間が推奨されている．
- ●通常量の抗ヒスタミン薬にて症状が軽快しない場合は，薬剤の増量や変更，追加などが行われる(❷)．
- ●抗ヒスタミン薬の内服にて効果が得られなかった場合，抗ロイコトリエン薬などの補助的治療薬*⁴を追加することで高い効果が得られることがある(❷)．
- ●じんま疹に対するステロイド薬の内服について
  - ▶急性じんま疹に対して抗ヒスタミン薬と併用することで症状を抑制し期間が短縮したという報告があるが，長期的予後に関する有用性は確立していない．そのため，ステロイド内服薬の使用は症状が重篤で抗ヒスタミン薬および補助的治療薬だけで制御することが困難な場合に限り，できる限り短期間にとどめる．
  - ▶慢性じんま疹に対するステロイド内服薬の治療効果に関する長期的予後のエビデンスはないので，皮疹を抑制できるというだけで漫然とステロイド内服を続けるべきではない．副作用の点からも，とくに小児には原

*³
特発性のじんま疹のうち，発症後1か月以内のものを急性じんま疹，1か月以上のものを慢性じんま疹と区別している．

*⁴
保険適応はない．

則として長期的なステロイドの投与は行わない．

アトピー性皮膚炎における内服薬の位置づけ

- アトピー性皮膚炎は，表皮の角層異常に起因する皮膚の乾燥およびバリア機能異常と，多彩な非特異的刺激反応および特異的アレルギー反応が関与し，慢性炎症とかゆみを特徴とする湿疹・皮膚炎群の一つと考えられている．
- このため，皮膚の生理学的機能異常に対しては保湿・保護剤外用などのスキンケアを行い，炎症に対してはステロイド外用薬やタクロリムス軟膏による外用療法を主として行う．さらに，かゆみに対しては抗ヒスタミン薬，抗アレルギー薬の内服を補助療法として併用し，悪化因子を可能な限り除去することが治療の基本となっている[4]．
- 抗ヒスタミン薬内服の併用は，アトピー性皮膚炎のかゆみを有意に抑制する．さらに12週間の維持療法試験において，連続投与法が悪化時のみの間欠投与法よりもかゆみの抑制効果が高いこと，日常生活のQOLを改善することが明らかとなっている[5]．
- ステロイド内服は重症・最重症の患者の寛解導入時に用いられ，経験的に有効であるが，全身的副作用を考えると投与は短期的にとどめるべきであり，また小児には推奨されていない．

文献

1) 秀 道広ほか．蕁麻疹診療ガイドライン．日皮会誌 2011；121：1339-88.
2) 谷内一彦ほか．中枢に移行しない第2世代抗ヒスタミン薬—PETによる脳内移行性に関する研究．西日本皮膚科 2009；71：3-6.
3) Zuberbier T, et al. The EAACI/GA(2) LEN/EDF/WAO Guideline for the definition, classification, diagnosis, and management of urticaria：the 2013 revision and update. Allergy 2014；69：868-87.
4) 片山一朗監修．日本アレルギー学会アトピー性皮膚炎ガイドライン専門部会作成．アトピー性皮膚炎診療ガイドライン 2015．東京：協和企画；2015.
5) 川島 眞ほか．抗アレルギー薬を併用した標準的薬物療法がアトピー性皮膚炎患者の痒みとQuality of Life(QOL)に及ぼす影響に関する調査．臨床皮膚科 2006；60：661-7.

Question & Answer

治りにくい湿疹の治療

❓ Question
適切な治療をしているつもりなのに治りにくい湿疹があります．その治療のコツは？

❗ Answer
- まず最初にすべきことは，湿疹の鑑別診断である．個々のケースで治りにくい湿疹ができることがあるが，原因を探ることが大切で，原因対策を行わずにステロイド薬を漫然と処方することは絶対に避けるべきである．

ステロイド薬が奏功しない，奏功しにくい湿疹
- どんなに強いステロイド外用薬を塗布しても治療できないネザートン症候群や peeling skin 症候群など，重症のアトピー性皮膚炎との鑑別が必要な湿疹がある．小児には少ないが，まれに皮膚筋炎やリンパ腫などがアトピー性皮膚炎と誤診され治療を受けていたケースもある．
- アトピー性皮膚炎に合併することが多い貨幣状湿疹や手湿疹なども治りにくい湿疹といえる．これらは強めのステロイド外用薬を日に複数回塗布しないとなかなか消失しない．同時に水仕事や手袋など湿疹の原因になっている刺激に対する対策も講ずることが大切である．

口周囲の接触性皮膚炎
- 乳幼児のアトピー性皮膚炎に合併する治りにくい皮疹で頻度の高いものは口周囲の接触性皮膚炎である．食べ物や唾液の刺激に晒されて，1日3回程度のステロイド塗布ではなかなか対処ができないケースが多い．強めのステロイド薬を使っても消失させることは難しく，消失しても再発が多いため，数か月にわたり皮疹が長引いているケースが少なくない．
- これは，3群のステロイド薬を使うよりも4群のステロイド薬でよいので，頻回に塗布することが大切である．母親には1日10回以上，あるいは30分から1時間おき，と具体的に指示するとよい．すなわち，頻回の塗布により，皮膚を唾液や食物の付着からブロックすることがポイントとなる．食事・授乳の前後はもちろん，それ以外のときも唾液の影響をブロックしなくてはならない．こうすれば数日で皮疹は消失する．そのあとは，プロアクティブ療法の要領で，隔日，2日おき，3日おき，週2日，週1日と徐々にステロイド外用薬を塗布する間隔を広げていく．
- このとき同時に行うべきポイントは，白色ワセリンの頻回塗布を1か月以上継続することである．きれいになった皮膚をワセリンで守りながら，ステロイド薬からの離脱を図る．寛解維持期に，きれいな皮膚状態を維持するためにはステロイド薬を頻回に塗布する必要はない．1日に3回塗布すればよいが，唾液や食物から皮膚を守るために白色ワセリンは頻回の塗布が必要である．

砂かぶれ
- 幼児期になると，砂遊びなどで指が荒れて（砂かぶれともいう）いる子どもが増えてくる．砂に含まれるウイルスやさまざまな刺激から皮膚を守る必要があるが，白色ワセリンでは効果がない．最も効果的なのは 10 μm の極薄フィルムで，ドラッグストアに指用の極薄フィルムが多種販売されている．表皮を保護しつつ指を自由に曲げられるので砂遊びを続けることができる．
- 指の湿疹は夜に3群か2群のステロイド薬を塗ってリント布で一晩保護することを繰り返すと早く治る．

大矢幸弘（国立成育医療研究センターアレルギー科）

「かゆい，かゆい」と言うのをどうしたらよいですか？

皮疹が強い寛解導入期はまず，かゆみを緩和させる必要があります．そのためには，皮膚症状に合わせて保湿・保護の外用薬を処方し，皮膚洗浄などのスキンケア指導を行います．寛解維持期の掻破行動は習慣性を獲得しやすいので，かゆいので掻くのか，気をひくために掻くのか，アセスメントが必要なこともあります．気をひくために掻く場合は行動療法を活用します．

金子恵美｜国立病院機構福岡病院小児アレルギーエデュケーター

アトピー性皮膚炎のかゆみ

皮膚のバリア機能の破綻によるドライスキンとかゆみの閾値の低下により起こる．低刺激でもかゆみを感じやすく，皮膚を掻くと炎症を起こしやすくなり慢性化しやすい．そして，掻破は皮膚の悪循環を引き起こし，睡眠中の覚醒を招くようになると睡眠障害や日中の集中力の低下を引き起こす．そのため，かゆみの緩和はアトピー性皮膚炎のコントロールにおいて重要な位置づけとなる．

*1 外用薬は患者の使用感や剤形の好みも確認しながら決めるとよいが，筆者は乾燥しやすい冬季はクリーム，夏季はローションなどを勧めている．ただし，保湿剤に含まれる成分によって接触皮膚炎を起こす可能性もあるので注意する．

かゆみ対策のためのスキンケア指導のポイント

- 皮膚の症状が軽いときは保湿・保護の外用薬だけで症状が改善することがある．保湿・保護を目的とした外用薬にはワセリン，ヘパリン類似物質製剤，尿素含有製剤がある*1．
- 皮膚の汚れや黄色ブドウ球菌は洗浄剤（石けん，シャンプー）を使用して洗い流すことが基本であり，皮膚を清潔にすることで外用薬の効果が高まる．洗浄剤の使用量が多いときや洗いや流し方が不十分であるとかゆみを誘発することがあるので，スキンケア指導時にはかゆみを誘発せずにできているのかを確認することが必要である．
- 皮膚洗浄での注意点は，洗浄剤をしっかりと泡立てる（❶）ことである．洗浄剤は，石けん成分が刺激になることもあるので低刺激なものがよい．体を洗うときは手のひらに泡をのせて，やさしく洗っていく．こすりすぎると皮膚のバリア障害を招くことを患者・家族に説明する．また，体洗いとすすぎのときは，しわを伸ばして（❷）汚れや洗浄剤をしっかりと落とすようにしてもらう*2．皮膚は温まるとかゆみを起こしやすく，湯の温度は38〜40℃が推奨されているので，温度調整にも気をつけてもらう．
- 掻破行動が強い時期は，長袖・長ズボンの着用や睡眠中に筒状の包帯で顔マスクを作製して保護することもある．しかし，抑制が1週間以上続くような場合は，薬物療法も含めて再評価する*3．急性悪化時は外用薬で症状を抑え，早期に寛解期にもっていけるようにスキンケアを実施する．
- 患者・家族が自宅でスキンケアを継続するときは，自己判断で外用薬を減量してみたり，中止することがある．患者・家族が適切な皮膚の観察とスキンケアの実施ができるようになるまでは，一緒に皮膚の状態を観察しながら外用薬の1回量や1日量，使用期間を具体的に説明していく*4．

掻破行動のアセスメントと対応

- 皮膚は掻破によって快感が随伴し，習慣性を獲得しやすい．たとえば，自分の思いどおりにいかない場面で感情を上手にコントロールできないと掻

❶ 泡の固さ

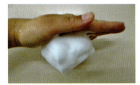

逆さにしても落ちない固さのきめ細かい泡．

❷ しわを伸ばす部位

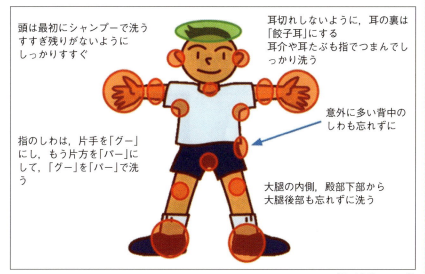

頭は最初にシャンプーで洗う すすぎ残りがないように しっかりすすぐ

耳切れしないように，耳の裏は「餃子耳」にする 耳介や耳たぶも指でつまんでしっかり洗う

意外に多い背中のしわも忘れずに

指のしわは，片手を「グー」にし，もう片方を「パー」にして，「グー」を「パー」で洗う

大腿の内側，殿部下部から大腿後部も忘れずに洗う

（益子育代．2012[1]）

破行動が起こることもある．そして，掻くことで快刺激を得ると，習慣性を獲得しやすい（習慣性掻破行動[*5]）．日ごろから皮膚の状態をよくしておくことが大事であるが，ストレス対処が掻破に向かないようにストレスマネジメントの方法を増やしておくことも大切である．

● 掻破行動に関しては，"かゆいから掻く"のか"気をひくために掻く"のかアセスメントが必要な場合がある．かゆさで掻いているときはスキンケアでかゆみの改善を図ることができる．一方で，かゆさを訴えることが気をひく行為にすりかえられているときは行動療法が活用できる．

● 掻破行動は皮膚の悪化が目に見えるので，親が「掻いてはダメ」と掻く動作を止めに入るなど，親の関心を高めやすい行動である．掻破をしている行動に注目するようになると，掻いていない子どもの姿を見て「掻いていないから安心」と感じてしまい，結果的に子どもに関わらなくなる．そうなると，子どもは掻いているときは親が自分に関心を向けてくれるが，掻かないときはかまってもらえないと認知してしまい掻破行動が強化される．このような親子の行動パターンが確認されたら，かゆがる場面で親が子どもに簡略に対応することを提案する[*6]．

⮕ 文献
1）益子育代．アトピー性皮膚炎における子どもに向けたスキンケア指導．小児看護 2012；35：668-74．

⮕ 参考文献
- 片山一郎監修．日本アレルギー学会アトピー性皮膚炎ガイドライン専門部会作成．アトピー性皮膚炎診療ガイドライン 2015．東京：協和企画；2015．
- 日本小児難治・アレルギー疾患学会編．チーム医療と患者教育に役立つ小児アレルギーエデュケーターテキスト［実践編］．東京：診断と治療社；2013．p.52-70．
- 末廣豊編．小児アレルギー診療ブラッシュアップ．東京；診断と治療社；2010．p.48-67．

[*2]
たとえば，耳の後ろ側，腰などはすすぎ残しがでやすい部位である．幼児期以降の子どもが自分でシャワーを浴びるときは，シャワーヘッドを持つ手のすすぎ忘れが起こりやすいので，持ち替えるなどの対応策をあらかじめ伝える．

[*3]
乳幼児は身体の発達が著しい時期であり，手で触れる，つかむ，離すという一連の動作が刺激となり認知の発達が行われているので，手の関節を固定し，手袋で指の動きに制限をかけたりするとストレスもかかりやすく，過度な抑制は好ましくない．

[*4]
来院のたびに使用した軟膏容器を持参してもらい，使用量を確認することも有用である．

[*5]
習慣性掻破行動
皮膚状態が改善した後もかゆみがあり，掻く行動が治まらない状態である．母親にかまってほしいとき，不機嫌なときなど特定の場面で起こるが，睡眠中には掻く行動が少ないという特徴があるので，その判断に際しては，掻破する場面の詳細な聞き取りが大事である．低年齢では親に注目してほしいときに起こりやすく，学童期になると怒られたとき，宿題ができないときなどに，不適切なストレス対処行動としてみられることがある．
習慣性掻破行動の対応例としては，親から「子どもがかゆいかゆいと言って困っている」「掻くのを親が止めないと治まらない」などの相談を受けたときに，皮膚状態の評価と合わせながら，その行動が起きている場面をよく聴取して行動のアセスメントを行う．

[*6]
たとえば，子どもにスキンケアをするように促す，必要なところだけ手伝うなどで終わるように説明する．そして，掻いていないときには一緒に遊んで，子どもにとって楽しい場面を意識的に設定するように努めてもらう．

156　アトピー性皮膚炎

Question

子どもがスキンケアをいやがる場合どのようにしたらよいですか？

Answer

いやがる原因としては，入浴が嫌い，スキンケアの時間が長くて負担，子ども自身がスキンケアの評価を実感できない，スキンケアに取り組む治療意欲がない，などの場合が考えられます．まずその理由を聞きだし，発達段階に合わせた対応策を考える必要があります．

金子恵美｜国立病院機構福岡病院小児アレルギーエデュケーター

アトピー性皮膚炎のスキンケア

アトピー性皮膚炎の基本治療は，①原因・悪化因子検索と対策，②スキンケア，③薬物療法である．そのうち，スキンケアは皮膚を清潔にして保湿する働きがあり，皮膚を良い状態に維持するうえでは欠かせない治療である．スキンケアを効果的なものとするには，医師から指示された軟膏量を守ることと，日常ケアとして継続していくことが重要である．

*1
この場合は，洗う順番をあらかじめ決めておくことがポイントである．そうしなければ，泡が身体に残らないので洗ったところと洗っていないところの区別がなくなる．

*2
上から流すように額からシャワーの湯を当て洗い流す．水が顔に残ると不快なので，洗い流した直後に顔の水分をタオルで拭き取るのがコツである．

- 子どもがスキンケアを嫌がると家族の負担が増えて継続が困難になりやすい．子どもが嫌がらずにスキンケアに取り組むための支援は大切である．
- 本項では，子どもに起こりやすい原因から対応策をまとめる．なお，ここではスキンケアの場面は入浴で体を洗うことも含めている．

入浴がいや（こわい）な場合

- 掻破が強いと石けんでの洗浄が皮膚に刺激を与え，かゆみや痛みをもたらすために入浴に対して怖さを抱くこともある．また，顔を洗うのを嫌がる場合などでも，洗い方の工夫が必要である．
  ▶ 石けんが刺激になっている場合は，洗った部位から順に湯で石けんを流すことで刺激を減らすことができる*1．
  ▶ 顔を洗うのを嫌がる場合は，首→顎→頬→額と徐々に洗いながら，顔に湯がかかることに慣れてもらう*2．また，しっかり泡立てた泡（手のひらでひっくり返しても崩れない程度）で洗うと石けんが目に入るのを防ぐことができる．

スキンケアの時間が長く負担に感じる場合

- スキンケアは症状が軽快するにつれて軟膏の種類や量が減るので取り組みやすくなる．しかし，皮膚の状態がなかなか改善しないとスキンケアにかかる時間も短縮されない．そうすると，子どもが負担に感じるようになるので，まずは指示量が適正に使用されているかを確認する*3．
- 外用薬が指示量で使用されている場合は，症状の改善を妨げる原因検索を行う必要がある．検索を行う場合は，外用薬の見直しと生活の様子の両側面からアセスメントを行う．生活場面のアセスメントは，子どもや家族の生活スタイルを具体的に聞く*4．とくに皮膚の改善に変化がないときや同じ部位だけ悪化を繰り返すときは丁寧なアセスメントが大事である．

皮膚を評価できずスキンケアの効果を実感できない場合

- 子ども自身がアトピー性皮膚炎のことや治療について説明を受けた経験が少なく，スキンケアの必要性が理解できていない場合や，皮膚の評価方法を知らずにスキンケアの効果を実感できていないときには，主体的に取り

組むことが難しい.
- 幼少期から皮膚状態が安定せずにドライスキンでかゆみを伴っている場合は,その状態を"ふつう"としてとらえていることもある.正しいスキンケアでドライスキンが改善された経験があると,子ども自身が皮膚の状態に関心をもち向き合うことが容易になる.
- 子どもでも皮膚状態が簡単に評価できるようにセルフケアシート(❶)を用いると,「自分の肌をコントロールする力」が育てられる.子ども自身が皮膚をコントロールする力をもつことができれば,主体的にスキンケアに取り組む動機づけにもつながる*5.
- 子どもが幼くて皮膚の評価が難しい場合は,悪化していたときの皮膚とス

*3
親から「スキンケアは毎日2回やっていますが,子どもがじっとできなくて塗れません」と聞くと,子ども側に問題があるように思えてしまうことがある.しかし実際は子ども側の問題というよりも,軟膏量が適正に使用されていないことにより症状が改善されず,そのため症状の程度に応じた軟膏の使い分けが必要となって手順が煩雑となり,また時間がかかることになり,子どもの負担となっていることもある.

❶ アトピー性皮膚炎患児のセルフケアシート

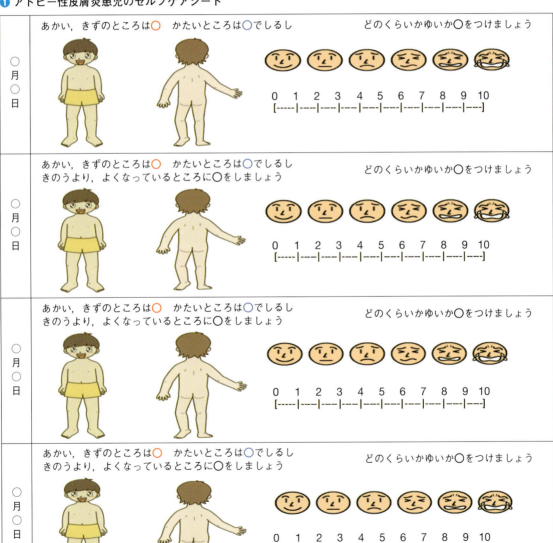

＊4
たとえば，清潔の場面でアセスメントするときには，洋服はこまめに洗っていても，帽子を洗う頻度は少なく汗で汚れていることもある．靴下をはかずに靴をはく習慣があり足が汚れやすい場合もあれば，習い事に使っている運動用シューズなどは頻回に洗っていないかもしれない．

＊5
たとえば，皮膚の評価ができるようになれば，子ども自身が悪化の徴候に気づき対処できる．そして，皮膚の悪化を防ぐために日ごろからスキンケアをする行動が習慣化しやすくなる．

アレルギーキャンプ
スキンケアが必要な子どもが多数参加している．ほかの子どもがスキンケアに取り組む姿を，生活をとおして見ることは良い学習の機会となるようで，保護者からキャンプに参加した後から子どもが自分でスキンケアをするようになったと報告を受けることもある．キャンプや集団のスキンケア教室への参加は，子どもたちのスキンケアに対する意識の変化が期待できる．

キンケアで改善した皮膚を写真で比較すると変化が理解できる．皮膚の変化はスキンケアのがんばりを肯定的に評価できるきっかけとなるので，子どもの理解に合わせたスキルを教えていくことは大切である．

スキンケアに取り組む治療意欲（動機づけ）がない場合

- 治療意欲を高める支援では，子どもなりの理解で病気や治療のことがわかる説明や，治療を受けることで自分の生活がどのように変わっていくのかイメージできる話し合いの場をもつことが大事である．このプロセスの積み重ねとスキンケア技術の習得で子どもは治療・管理に取り組みやすくなる．
- 子どもが治療の見通しを立てるための話し合いでは，治療に取り組むことでのメリットとデメリットを言ってもらったあとに，それらが生活に与える影響を考えてもらう．その次に自分のやりたいことが実現できる生活に近づける方法を考えてもらう．また，目標設定も大事なポイントで，達成可能な目標から段階的に進めることで子どもの自己効力感が高まり，スキンケア行動が強化されていく．
- 同年代の子どもが集まるスキンケア教室に参加することも，子どもの治療意欲につながることが多い．

参考文献
- 片山一郎監修．日本アレルギー学会アトピー性皮膚炎ガイドライン専門部会作成．アトピー性皮膚炎診療ガイドライン2015．東京：協和企画；2015．
- 日本小児難治・アレルギー疾患学会編．チーム医療と患者教育に役立つ小児アレルギーエデュケーターテキスト［実践編］．東京：診断と治療社；2013．p.52-70．
- 末廣豊編．小児アレルギー診療コメディカルとともに．東京：診断と治療社；2012．

Question & Answer

外用薬（ステロイド・保湿剤）併用の工夫

❓ Question
ステロイドと保湿剤のどちらを先に塗りますか？　混ざっても大丈夫？

❗ Answer
- 同じ部位にステロド軟膏と保湿剤を使用する場合の塗布順序について，一定の基準はない．通常は保湿剤を塗布する範囲のほうが広く，全身に保湿剤を塗布した後に湿疹のある部位にステロイド軟膏を追加塗布するという方法がわかりやすいだろう．外用薬が混合されることになるが，その場合には外用薬の基剤が近いものを選択するなどの配慮が必要である．

外用薬の塗布順序
- ステロイド軟膏と保湿剤を併用する場合の塗布順序と効果の関係について検討したエビデンスレベルの高い報告はない．外用薬の併用を指示する場合には，皮膚の上で混合されることを想定して外用薬を選択することが必要になる．
- はじめに湿疹部位にのみステロイド軟膏を塗布し，その後全身に保湿剤を塗布すると，先に塗布したステロイド軟膏をほかの部位にまで塗り広げることになりかねない．非湿疹部位にステロイド軟膏を塗布してもすぐに副作用が発生するわけではないが，可能であれば避けることが望ましい．
- 浸潤性湿疹部位に亜鉛華軟膏を保護のために重層して使用する場合などは，先にステロイド外用薬を塗布する．

外用薬の混合処方
- ステロイド外用薬と保湿剤を同一部位に併用する場合，個別に処方すると2回塗布しなければならない．このような場合に1回の塗布ですむようにアドヒアランス向上のため，実際の臨床現場では混合調剤が行われることがある．混合処方は添付文書では認められておらず，効果が保証されているわけではない．以下の問題点を十分に理解したうえで，薬剤を限定して使用すべきであると考える[1,2]．

基剤の不一致による分離や主薬の不安定化による効果の低下
- ステロイド薬や保湿剤には剤形や基剤の種類が異なるものがある（別項 p.118 参照）．一般的には基剤の性質が近い外用薬の混合がより望ましい（❶）．
- クリーム剤のうち，O/W 型は油脂性のステロイド外用薬と混合すると，基剤の不一致のため分離して，ステロイドの皮膚透過性が低下し効果が弱まる．
- 混合によるpH変化などにより，主薬の安定性や溶解性が低下し，効果が減弱することがある．

皮膚透過性の亢進による効果の増強
- W/O型のクリーム剤は油脂性のステロイド外用薬と混合すると，ステロイドの皮膚透過性が高まり，効果が増強する可能性がある点を認識する必要がある．

ステロイド外用薬のワセリン基剤による「希釈」
- ワセリン基剤のステロイド外用薬をワセリンと混合することにより「希釈」すると，ステロイドの効果が減弱すると誤解されていることが多い．
- 外用薬においては基剤中に溶解している薬物は表示含量の一部で，常に飽和していることが多い．そのため4倍程度に希釈しても，基剤中に主薬成分が溶解して飽和状態が維持され，ステロイドの濃度には差が生じないため臨床効果も減弱しないことがある．

❶ 外用薬混合可否の目安

	油脂性	水溶性	O/W型	W/O型	ゲル
油脂性	○	×	×	△	×
水溶性	×	○	△	×	×
O/W型	×	△	△	×	×
W/O型	△	×	×	△	×
ゲル	×	×	×	×	×

○：可能，△：組み合わせによっては可能，×：不可．
（江藤隆史，大谷道輝．2004[1]）

📖 文献
1) 江藤隆史，大谷道輝．皮膚外用剤の混合による製剤学的および臨床的影響．日皮会誌 2004；114：2080-7．
2) 片山一朗，河野陽一監修．日本アレルギー学会アトピー性皮膚炎ガイドライン専門部会作成．アトピー性皮膚炎診療ガイドライン 2015．東京：協和企画；2015．

成田雅美（国立成育医療研究センターアレルギー科）

Question

緊急入院が必要な乳児アトピー性皮膚炎について教えてください.

Answer

アトピー性皮膚炎の治療には通常，入院は必要ありません．ただし，ショック，意識障害，医療ネグレクトなどの問題がある場合には，緊急入院が必要となることがあります．

高増哲也 | 神奈川県立こども医療センターアレルギー科

アトピー性皮膚炎の治療はスキンケア，薬物療法，悪化因子対策の3本柱[1,2]

- スキンケアの基本は，石けんをよく泡立てて，しわを伸ばして洗うことである．
- 薬物療法には外用療法と内服薬があるが，主役は外用療法である．外用療法の効果には，抗炎症作用と保湿がある．抗炎症作用を示す外用薬は，副腎皮質グルココルチコイド(いわゆるステロイド)と免疫抑制薬(タクロリムス)がある．
- 悪化因子を見つけるためのヒントは，季節による状態の変化にある.
- 治療の3つのポイントのうち，どこが重点項目になるかはタイミングによって異なる．皮膚症状の悪化があるときにはスキンケア，薬物療法が中心となる．皮膚状態の安定が得られれば，悪化因子を探ることも同時に行っていく．

乳児アトピー性皮膚炎は重症の場合，全身に影響することがある

- 乳児アトピー性皮膚炎では，強い炎症がみられる場合には全身に影響がみられることがある．
- 消化管の感染による下痢症，皮膚の感染による皮疹の増悪が契機となりやすい[*1].
- 低蛋白血症，低Na血症，高K血症を特徴とする症例がよく報告されている[*2].
- 血液検査だけでなく，尿検査(一般，電解質)も行い評価することが有用である[*3].

アトピー性皮膚炎で緊急入院が必要な症例

- アトピー性皮膚炎の治療としては，基本的には緊急入院は必要ない.
- スキンケア，ステロイド塗布は外来でトレーニングをすれば，たいていは家庭でできる．
- 電解質異常があっても，皮膚に対する積極的な治療と食事療法で，通常は回復可能である．輸液による補正は浮腫の原因となりやすく，経管栄養や

---

*1
皮膚の感染には伝染性膿痂疹，カポジ水痘様発疹症があり，伝染性膿痂疹は抗菌薬，カポジ水痘様発疹症は抗ウイルス薬の投与を行う．

*2
皮膚からの滲出液により，蛋白とNaの漏出が起こり，低蛋白血症，低Na血症となると考えられている．
レニン-アンジオテンシン-アルドステロン系は亢進しており，尿中にNaが排出されなくなり，本来は遠位尿細管から集合管でNa-Kポンプを活性化して尿中にKを排泄するが，尿中Naの不足により尿へKを排出できず，高K血症となるとの推察[3,4]がある(❶)．しかし，病態にはいまだ不明な点もある．

*3
特異的IgE抗体検査で，食物に対して多項目に陽性を認めることがよくあるが，検査結果のみでは必ずしも食物アレルギーがあるとはいえないので，実際の食歴・病歴と照らし合わせて判断する必要がある．

❶ 低蛋白血症，低Na血症，高K血症の発症機序（仮説）

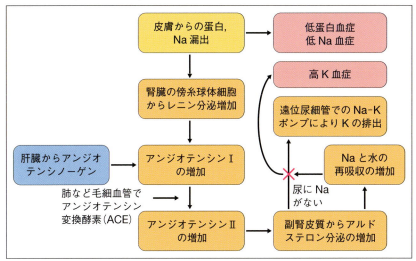

皮膚から蛋白，Naが漏出し，低蛋白血症，低Na血症となる．レニン-アンジオテンシン-アルドステロン系が亢進，遠位尿細管でNa-KポンプをcatalyzedしようとするがK活性化して尿中にKを排泄しようとするが，尿中Naの不足でKの排出ができず，高K血症となると考えられている．

経口摂取であっても急速な摂取量の増加はrefeeding syndrome*4（とくに低P血症）の原因となりうるため注意が必要である．
- ショック，意識障害の場合には全身管理を必要とするため，入院となることがある．
- 教育目的としての入院は，効果的なことがよくある．ただし，入院は必須ではなく，通院により教育は十分可能である．
- 外来で教育をするためには，専門的な知識と熟練した技術をもった医師・医療スタッフが教育に当たる必要がある[5]．医学的な視点のみでなく，心理学的・行動科学的視点が重要である．

医療ネグレクトと考える場合
- 医療ネグレクト*5の場合には，子どもの緊急避難を目的として入院が必要となることがある．
- 児童相談所との連携が必要となる．
- 入院はあくまでも緊急避難であり，入院によって問題が解決するわけではない．治療を行いながら，保護者への対応を同時に行い*6，できるだけ早期の退院をめざす．

*4
refeeding syndrome
重度の低栄養から急速に栄養が負荷されるときに起きる現象で，インスリンの作用によりグルコースが血液から細胞内に流入するときに，同時にP，K，Mgも細胞内に流入し，低P血症，低K血症，低Mg血症などが生じる現象．とくに低P血症は致死的であり，血中濃度を毎日測定する必要がある．症状は心不全・呼吸不全，横紋筋融解，精神神経症状など多彩である．予防のためには，栄養量を少量からゆっくりと増加させる．

*5
医療ネグレクト
保護者が子どもに必要な医療を受けさせないことをさす．

*6
保護者がおかれている状況を適切に分析し，どう解決していくかという視点が必要である．

ステロイド恐怖症

アトピー性皮膚炎患者に対して，標準治療ではない方法によって治療に関与し，営利を追求する種々のアトピービジネスが存在している．そのようなアトピービジネスやネットなどの誤った情報により，ステロイド恐怖症がみられることがある．

ステロイド恐怖症は ❷ のように Grade 分類される[2]．Grade によって対応の仕方も異なってくる．Grade Ⅰ・Ⅱ では，心理的，社会的な配慮を必要とする場合があり，医療ネグレクトとして扱わねばならない場合も含まれる．

ステロイド恐怖症は，患者側のみではなく，医療者にもかなり浸透しており，医療機関を受診したことがきっかけでステロイド恐怖症となることも少なくない．ステロイドの副作用に対する漠然とした不安は，その副作用を丁寧に伝えることによって解決することが多い．

❷ ステロイド恐怖症 Grade 分類

Grade Ⅰ	ステロイド断固拒否．入院拒否．親にトラウマあり．ドロップアウトの危険あり．生命予後にも影響する場合もある．対応には非常に注意が必要（ステロイド拒否症ともいう）
Grade Ⅱ	ステロイドは使いたくないと主張する．使ってはいけないと主張する団体に接したことがある 丁寧に説明・説得することで Grade を下げることが可能
Grade Ⅲ	ステロイドはできれば使いたくない．控えめに使ったり，減量が早すぎて治療に支障あり 丁寧に説明すれば，予後は良好
Grade Ⅳ	ステロイドにほとんど抵抗がなく，治療には支障をきたさない
（Grade Ⅴ）	ステロイドに抵抗がないというより，むしろ使いすぎに注意が必要なタイプ．過去には多かったが，現在はあまりいなくなった

文献

1) 高増哲也．アトピー性皮膚炎．小児内科 2008；40suppl：1382-6．
2) 高増哲也．アトピー性皮膚炎の重症難治例から得られる教訓．小児内科 2003；35：701-6．
3) 滝山宣明．アトピー性皮膚炎による低蛋白血症・電解質異常．小児科 2002；43：1908-12．
4) 藤永周一郎ほか．重症アトピー性皮膚炎における低 Na 血症，高 K 血症．小児科 2009；50：1543-50．
5) 小池桂子ほか．小児専門病院におけるアレルギー疾患のある子どもと家族へのアプローチ．小児看護 2015；38：2-6．

専門医に紹介したほうがいいのはどういうときですか？

標準的治療を開始して，スキンケアと軟膏治療が家庭でできていれば，通常は1週間で効果が現れ，2週間もすれば見違えるほど良くなるはずです．しかし，2週間以上たってもコントロールが悪いときは，外用療法やスキンケアが不十分であるか，保護者がステロイドを使いたがらないことが原因と思われるので，専門医への紹介を考えてください．また，皮疹が重症で範囲も広いときや，かゆみのため夜間不眠で成長が不十分な場合や不登校の場合，ステロイド外用薬が十分に効いていないと感じたときなどは，ぜひ皮膚科専門医に紹介してください．

馬場直子 | 神奈川県立こども医療センター皮膚科

標準的治療開始後2週間たっても軽快しない場合

- 皮疹の重症度に合わせて，「アトピー性皮膚炎診療ガイドライン2015」に準拠して選んだステロイド外用薬を必要量処方し，塗り方を説明し，1～2週間後再受診するまではやめないで塗り続けることを指導したにもかかわらず，再診時改善がみられなかった場合は，① スキンケアと外用療法が不十分，② 保護者がステロイド外用薬を使いたくないと思っている，などのような理由が考えられる．

スキンケアと外用療法が不十分

- もう一度，入浴の仕方や身体の洗い方がきちんとできているかを確認し，実際に塗られている軟膏の量が1-finger-tip-unit*1で大人の手のひら2枚分，塗られているかなどを確かめてみる必要がある．それができていない場合は，再度丁寧に指導して改善されればよいが，それでも改善がみられなければ，専門医に紹介して改めて異なる切り口で指導してもらうとよい．実際に，適切なランクの外用薬を適量塗り，プロアクティブ療法*2により維持して完璧なコントロールが得られると，どうせ良くなるはずがないと諦めていた人でもモチベーションが高まる．

保護者がステロイド外用薬を使いたくないと思っている

- この場合はなかなか難しいが，やはり専門的な立場から，ステロイドの局所的な副作用と，逆にステロイドを使わずにコントロールが悪い状態が続いたときの不利益にどのようなことがあるかを説明してもらったほうがよい．そうでないと，皮膚のバリア機能が悪い状態が長く続くほど経皮感作の危険性が高まり，喘息やアレルギー性鼻炎などのアレルギーマーチへと進展する危険性まで高まると思われる．

いったんは軽快したものの再び悪化した場合

- 最初に炎症が激しいときステロイドを適量塗っていったん皮膚炎が軽快し

*1
1-finger-tip-unit
外用薬をチューブから大人の示指の先端から第1関節まで太めに絞り出した分量（約0.5g）のことで，この量を大人の手のひら2枚分の面積に塗るのが，外用薬が効果を発揮する適量とされている．

*2
プロアクティブ療法
皮膚炎にステロイド外用薬やタクロリムス軟膏を適量塗布して炎症がいったん完全に治ったかにみえても，組織学的には微小な炎症が存続しており，すぐに完全にやめると再燃してくる．そこで，すぐに完全にステロイドやタクロリムスをやめるのではなく，皮疹の再燃がなくても皮疹のあった部位には2日に1回，3日に1回というように予防的に塗りながら長期間かけて漸減していく方法．ステロイドやタクロリムスを塗らないときは保湿剤だけをたっぷり塗り続ける．

たものの，すぐに自己判断でやめてしまって再発し，それをもってリバウンドと称して「どうせやめるとすぐにまた元に戻ってしまう，元よりもっとひどくなるリバウンドも怖い」と言って，外用療法のアドヒアランスが下がってしまうケースが多い．専門医に紹介し，プロアクティブ療法を徹底指導してもらうとよい．

重症で入院治療が必要な場合

- 皮疹の程度が重症で，かつ面積が広い場合は，かなり強いランクのステロイド外用薬を大量に処方しなければならず，外来では処方しにくい量となってしまう．また，単純塗布だけでは治せず，亜鉛華軟膏をリント布に延ばしたものを重曹塗布する必要がある（❶）．その場合は専門医に送り，短期間でも教育入院としたほうがよい．

夜間不眠，成長障害，不登校となった場合

AD：atopic dermatitis

- アトピー性皮膚炎（AD）のコントロールが悪く，かゆみのために夜間眠れない状態が続くと翌日眠くて遊びにも勉強にも集中できず，さまざまな社会活動に支障をきたしかねない．さらに，夜間小児にとって必要な睡眠が十分とれないと，成長障害や発達の障害さえもきたしかねない．また，朝起きづらくて保育所・幼稚園や学校にも行きたがらず，不登校になってしまう場合もある（❷）．これらのいずれかの徴候がみられたら，すみやかに専門医に紹介し，場合によっては教育入院として，規則正しい生活に戻す必要がある．

標準的治療に反応が悪い場合（ADではないか他の疾患を合併）

- 保護者がステロイドを嫌がらずに毎日適量を塗っていて，正しいスキンケアもしているにもかかわらず，まったく皮疹が治っていないと思われた

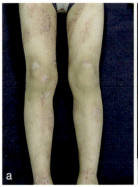

❶ 重症例（9歳男子）

紹介受診した初診時，全身に50％を超える重症な皮疹，苔癬化を伴う紅斑，鱗屑，痂皮がみられ（a），1週間入院としてベリーストロングのステロイド軟膏と亜鉛華軟膏の重層塗布を行った（b）．

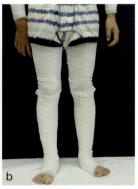

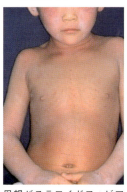

❷ アトピー性紅皮症（7歳女子）

母親がステロイドフォビア（ステロイド嫌い）で適切な治療がされておらず，夜間不眠で不登校となっていた．

❸ ビオチン欠乏症（9 か月男児）　❹ カポジ水痘様発疹症合併例（12 歳男子）　❺ 体部白癬（1 歳男児）

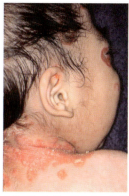 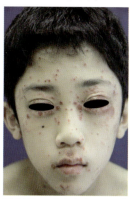 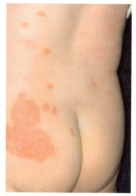

牛乳アレルギーのため，治療用ミルクばかり飲んでいたために，ビオチン欠乏症になり現れた皮膚症状．頭皮，頸部，顔面に鱗屑・痂皮を付着する紅斑がみられ，それまで近医でアトピーとしてステロイド外用治療をされていたが，ビオチン投与2週間ですっかりきれいに治った．

目の周りにもともとADの皮疹があり，カポジ水痘様発疹症を合併していたが，ステロイド軟膏外用で軽快せず紹介された．

殿部に小丘疹が出現し，融合して紅斑となり，さらに背中に広がっていた．ADとしてステロイド軟膏が処方されていたが治らず，紹介されてきた．白癬菌が検出され，抗真菌薬で治癒した．

ら，もう一度診断が正しいか，あるいはほかの疾患を合併していないかを考えなおす必要がある．
- ADと誤診されやすい小児の皮膚疾患には，中毒疹，BCG副反応，ビオチン欠乏症[1,2]（❸），減汗性外胚葉異形成症[3]，魚鱗癬，ネザートン（Netherton）症候群，高 IgE 症候群，カポジ水痘様発疹症（❹），体部白癬（❺），伝染性膿痂疹，疥癬などがある．
- 経過や臨床症状が典型的でなく症状が少しでも腑に落ちないと思ったら，専門医へコンサルトしたほうがよいと思われる．

⤴ 文献
1) 馬場直子．皮膚の異常．児玉浩子ほか編．小児臨床栄養学．東京：診断と治療社；2011．p.147-9
2) 児玉浩子．子どもの皮膚．日小皮会誌 2008；27：51．
3) 馬場直子．乾燥皮膚で見つかった減汗性外胚葉異形成症．皮膚病診療 2014；3：729-32．

アトピー性皮膚炎を予防する方法はありますか？

アトピー性皮膚炎の発症には宿主側の因子と環境因子が複雑に相互作用して関与していると考えられています．フィラグリン遺伝子やペット飼育，プロバイオティクスの効果など，近年の研究からアトピー性皮膚炎の発症を抑制する可能性を示唆する論文が報告されています．

石川良子，松本健治 | 国立成育医療研究センター研究所免疫アレルギー・感染研究部

*1 **フィラグリン**
細胞骨格の形成に関与する蛋白で，ケラチンフィラメントを束ねると同時に，その分解産物が天然保湿因子として皮膚のバリア機能を高める働きをし，主に皮膚の角質に存在している．

宿主側の因子―フィラグリン*1

- 皮膚のバリア機能を司るフィラグリンの遺伝子に機能喪失変異がある場合に，アトピー性皮膚炎の発症が有意に高くなることが報告されている．このことから，皮膚の保湿によってアトピー性皮膚炎の発症が抑制される可能性が示唆される．
- そこで，生後早期からのスキンケアによって皮膚のバリア機能を高めるとアトピー性皮膚炎の発症が抑制されるかというスタディーが行われた．
  ▶ 国立成育医療研究センターのランダム化比較介入研究で，両親ともにアトピー性皮膚炎をもつ，発症リスクの高い新生児において，出生後から保湿剤を塗布していた児は，保湿剤を塗布していなかった児と比較して，32週後にアトピー性皮膚炎を発症するリスクが30％以上低いという結果が得られた（p.178 ❸ 参照）[1]．
  ▶ この報告と同じ雑誌に，欧米でも同様の研究をしてアトピー性皮膚炎の発症リスクを50％減少させたという報告がなされている[2]．

環境因子―ペット飼育

- 2002年Ownbyらは，生後1年間に2匹以上のイヌやネコと生活をした児では，6～7歳の時点での抗原皮膚テストの陽性率や血清中の特異的IgE量が有意に低く，気道過敏性試験や気管支喘息の罹患率が低い傾向であることを示した[3]．
- 最近のシステマティックレビューによると，生後早期のペット飼育と児のアトピー性皮膚炎発症に関しては，生後早期のイヌの飼育が発症率の低下と関連していることを認めている[4]．一方，気管支喘息やアレルギー性鼻炎の発症には関連がないとされている．また，最近では生直後のイヌの飼育によって腸内細菌叢に変化が誘導されることも報告されており[5]，この機序の解明が待たれる．

宿主側の因子と環境因子の相互作用

- 2008年Bisgaardらは，フィラグリン遺伝子の機能喪失変異がない集団では，出生時のネコ飼育の有無によりその後の湿疹の発症に差を認めない

プロバイオティクスとアトピー性皮膚炎の発症予防

プロバイオティクスは宿主の健康に寄与する微生物(細菌,酵母)である.よく利用される菌種は,ビフィドバクテリウム属とラクトバシルス属で,現在多くの食品やサプリメントに利用されている.

発症予防に関する研究では,プロバイオティクスを児のみに投与したものと,妊娠中の母体と児の双方に投与したものがある.児のみに投与した研究では,アレルギー疾患の発症への効果は明らかとなっていない.一方,妊娠中の母体と児に投与したものについては,いくつかの報告でアトピー性皮膚炎の発症率の有意な低下が示されている.

2007年Kalliomäkiらはアレルギー素因のあるハイリスク母体とその児に対し,妊娠後期から生後6か月まで *Lactobacillus rhamnosus GG* (LGG)を投与すると,7歳時点でのアトピー性皮膚炎の罹患率が有意に減少したと報告している[7].最近のシステマティックレビューでは,LGGなどの一部の菌種において,アトピー性皮膚炎の発症率の低下のみが認められているが,最適な乳酸菌の菌種や投与方法,投与時期や期間,効果が期待できる患者の同定など,多くの課題が残されていると記述されている.

興味深いことに,これらの報告ではアトピー性皮膚炎の発症が抑制されてもIgE抗体産生にはほとんど効果がなく,このことからプロバイオティクスの投与の効果はIgE抗体の産生抑制ではないことが示唆されている.

が,フィラグリン遺伝子に変異がある集団では出生時にネコを飼育している場合,生後6か月で80〜100%の確率で湿疹を認めるという結果を報告している(別項 p.149 の ❷ 参照)[6].言い換えると,フィラグリン遺伝子に変異がある場合は,生後早期のネコ飼育はアトピー性皮膚炎の発症に対して強力な促進作用を引き起こすが,変異がない場合はあまり影響を受けないということである[*2].

*2 ただし,一度感作が成立した場合は,ペットは強力なアレルゲンとなるため,アトピー性皮膚炎の発症予防を目的として新たにペットを飼うことは推奨されない.

まとめ

両親にアレルギー素因のあるハイリスク児に対し,出生後は保湿剤を全身に塗布して皮膚のバリア機能を補填すること,母体の妊娠後期から児の乳児期にLGGを投与することと,出生時にペットとしてイヌは許容できるがネコに対してはなんらかの対策をとることが望ましいことが,現時点でエビデンスの確認されている方法と考えられる.
しかし個々の遺伝子背景や生育環境も異なるため,その効果は限定的であることも理解して患者や家族に説明することが重要である.

⤷ 文献

1) Horimukai K, et al. Application of moisturizer to neonates prevents development of atopic dermatitis. J Allergy Clin Immunol 2014;134:824-30.e6.
2) Simpson EL, et al. Emollient enhancement of the skin barrier from birth offers effective atopic dermatitis prevention. J Allergy Clin Immunol 2014;134:818-23.
3) Ownby DR, et al. Exposure to dogs and cats in the first year of life and risk of allergic sensitization at 6 to 7 years of age. JAMA 2002;288:963-72.
4) Pelucchi C, et al. Pet exposure and risk of atopic dermatitis at the pediatric age:a meta-analysis of birth cohort studies. J Allergy Clin Immunol 2013;132:616-22.e7.
5) Nermes M, et al. Furry pets modulate gut microbiota composition in infants at risk for allergic disease. J Allergy Clin Immunol 2015;136:1688-90.
6) Bisgaard H, et al. Gene-environment interaction in the onset of eczema in infancy:filaggrin loss-of-function mutations enhanced by neonatal cat exposure. PLoS Med 2008;5:e131.
7) Kalliomäki M, et al. Probiotics during the first 7 years of life:a cumulative risk reduction of eczema in a randomized, placebo-controlled trial. J Allergy Clin Immunol 2007;119:1019-21.

アトピー性皮膚炎は治りますか？

一般的には小学生までに多くが寛解するといわれていますが，強いアトピー素因や遺伝的バリア機能異常がある場合には，重症化・遷延化する可能性が高いとされています．また，小児期のアトピー性皮膚炎が思春期以降に再発するケースもまれではありません．発症早期の強力な抗炎症療法が長期的な予後を変えうるかについては明らかではありません．

下条直樹｜千葉大学大学院医学研究院小児病態学

アトピー性皮膚炎の経過についての研究

一般集団（コホート研究）の小児アトピー性皮膚炎の予後

NCDS：National Child Development Study

*1
7，11，16，23歳時に医師の診察または家族のレポートによりアトピー性皮膚炎の有無を診断された6,877人の小児を解析対象としている．7歳までに発症したアトピー性皮膚炎児571人のうち，11歳で65％，16歳で74％においてアトピー性皮膚炎が消失していた[1]．これらの寛解した児のおよそ20％は23歳の時点で再発していた．再発も勘案すると，7歳までに発症したアトピー性皮膚炎の53％が23歳で寛解していた．

MAS：German Multicenter Atopy Study

*2
2歳までに発症したアトピー性皮膚炎児の43.2％が3歳以降に寛解に至っている．18.7％が7歳まで続く持続的なアトピー性皮膚炎で，38.0％は時折症状が出現する間欠型であった．

*3
607人中248人（40.9％）が2歳未満，101人（16.6％）が2〜6歳の発症であった．2歳未満発症患者248人中242人（97.6％）が成人になってもアトピー性皮膚炎があり（持続型と再発型を含む），2〜6歳発症患者101人中100人（99.0％）が成人になってもアトピー性皮膚炎に罹患していた．

- 英国のWilliamsらは，1958年3月のある1週間に出生した児を長期にわたりフォローするNCDSのデータベースを用いて，小児期発症のアトピー性皮膚炎の予後を調査している*1．この調査では，幼児のアトピー性皮膚炎の約半数は若年成人までに寛解しないことを示している．
- ドイツのMASでは，1990年に5都市で出生した6,509人の児から集めた1,314人（アレルギー発症ハイリスク児は499人）を7歳まで綿密にフォローした結果が報告されている*2,[2]．このコホート研究では，2歳までに発症したアトピー性皮膚炎の半数以上は7歳までに治っていない．
- 最近報告された台湾での出生コホートでは，2歳までに発症した1,404人のアトピー性皮膚炎児の約70％が10歳までに寛解していた（❶）[3]．
- 以上から，海外の報告では一般集団での乳幼児アトピー性皮膚炎は，小学校入学までに40％が，思春期までに約2/3が寛解，また寛解した患者でも一部は再発するとまとめられる．
- 日本での乳幼児のアトピー性皮膚炎の発症・経過についての長期観察研究としては，阿南らが自然寛解に至っていると考えられる外来患者について家族に問診調査を行い，自然寛解は2〜3歳ごろから認められ，50％が自然寛解に到達する年齢は8〜9歳，16歳を過ぎると全体の約90％が自然寛解すると報告している[4]．

病院を受診した小児アトピー性皮膚炎の予後調査

- 最近の研究としては，Bieber, Novakらのグループが，ドイツのボン大学皮膚科を受診している12〜89歳（平均年齢32.6歳）のアトピー性皮膚炎患者607人の発症時期，臨床経過を後方視的に解析した報告がある*3,[5]．この研究では，大学病院を受診した乳幼児のアトピー性皮膚炎の成人までの寛解率はきわめて低かった．
- Wananukulらは，タイの1つの病院皮膚科を受診した205人のアトピー性皮膚炎児を3.5〜8年（中央値5.2年）追跡して予後を調査している[6]．彼らのデータでは，1.5〜7.8年（中央値3.5年）で約半数が寛解していた．

❶ 2歳までに発症したアトピー性皮膚炎の寛解率―台湾における病院受診児の追跡調査

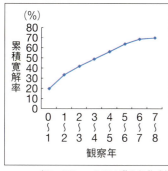

(Hua TC, et al. 2014[3]より作成)

❷ 2歳までに発症した7歳までのアトピー性皮膚炎の予後関連因子―ドイツのMAS出生コホート調査

因子	完全寛解	間欠的経過型	持続型	補正オッズ比(95%信頼区間)
2歳での重症度点数	1.62±5.57	7.64±11.18	17.89±14.04	1.10 (1.07〜1.14)
家族内の2人以上のアレルギー	19.3%	31.9%	50.0%	2.40 (1.29〜4.48)
2歳でのアレルゲン感作	25.0%	50.0%	59.1%	2.76 (1.29〜5.91)
2歳での食物アレルゲン感作	13.5%	37.2%	36.4%	2.87 (1.27〜6.48)
2歳での吸入アレルゲン感作	15.4%	32.6%	40.9%	1.68 (0.70〜4.01)

(Illi S, et al. 2004[2]より抜粋)

予後に関連する因子

- ドイツでのMAS出生コホート調査では、予後不良因子として、2歳までの重症度、アレルゲン感作(とくに小麦と大豆)、濃厚な家族歴、早期の喘鳴合併があげられている(❷)[2].
- また、同じくドイツで行われたISAACを用いた調査では、社会経済的な高さ、女性、喘息症状の強さ、アレルゲン感作、鼻炎・アトピー性皮膚炎の家族歴などがアトピー性皮膚炎の遷延化に関連していた[7].
- 病院受診患者の調査を行ったボン大学の報告では、2歳までに発症したアトピー性皮膚炎が成人まで持続する因子は、総IgE高値、多種類のアレルゲン感作、そして頸部中心の皮疹などであった[5].
- このように、アレルゲン感作や皮疹の強さなどが予後に関連することが示唆される。一方で、台湾のHuaらの病院受診アトピー性皮膚炎小児の追跡調査報告では、性別、発症年齢、気道アレルギーの存在はアトピー性皮膚炎の予後と関連していない[3].

ISAAC : The International Study of Asthma and Allergies in Childhood

アトピー性皮膚炎の多様性による予後の違い

大学病院を受診する患者は重症である可能性が高く、予後の評価には、調査方法、対象集団、地域、人種、遺伝的背景などを勘案する必要があろう。
アトピー性皮膚炎そのものが単一の疾患ではなく、いくつかのフェノタイプ(表現型)・ジェノタイプ(遺伝子型)がある可能性が高いため、分子レベルでの情報も加えた解析が必要と考えられる。

文献

1) Williams HC, Strachan DP. The natural history of childhood eczema : observations from the British 1958 birth cohort study. Br J Dermatol 1998 ; 139 : 834-9.
2) Illi S, et al. Multicenter Allergy Study Group. The natural course of atopic dermatitis from birth to age 7 years and the association with asthma. J Allergy Clin Immunol 2004 ; 113 : 925-31.
3) Hua TC, et al. The natural course of early-onset atopic dermatitis in Taiwan : a population-based cohort study. Br J Dermatol 2014 ; 170 : 130-5.
4) 阿南貞雄, 山本憲嗣. アトピー性皮膚炎の自然緩解について. 皮膚 1996 ; 38(suppl 18) : 13-6.
5) Garmhausen D, et al. Characterization of different courses of atopic dermatitis in adolescent and adult patients. Allergy 2013 ; 68 : 498-506.
6) Wananukul S, et al. The natural course of childhood atopic dermatitis : a retrospective cohort study. Asian Pac J Allergy Immunol 2015 ; 33 : 161-8.
7) Peters AS, et al. Prediction of the incidence, recurrence, and persistence of atopic dermatitis in adolescence : a prospective cohort study. J Allergy Clin Immunol 2010 ; 126 : 590-5.

食物アレルギー

　食物アレルギーの診断は，食物経口負荷試験の普及とアレルゲンコンポーネントの解明によって，大きく進歩した．食物アレルギーの発症と予防については，経皮感作の重要性と，早期の経口摂取がむしろ予防的に作用することが証明されている．乳幼児期から特定の食物を避けることは推奨されず，むしろ不必要な食物除去を取り除くための「正しい診断」の必要性が強調されている．

　食物アレルギーの治療について，経口免疫療法の有効性が数多く報告され，「食べて治す」という概念が一般に受け入れられてきた．本来の経口免疫療法は，重症で難治な患者に対して専門医療機関が研究的診療として行うものである．一方，クリニックを含む一般の医療機関やアレルギー専門医も，さまざまな方法でアレルゲンを積極的に食べる食事指導を展開している．経口免疫療法と食事指導の異同が問題にされているが，いずれにしろそれを実行する患者・家族の理解と納得，そして積極的な希望がなければ行うべき治療ではない．

　アナフィラキシー誘発時の緊急時対応は，アドレナリン自己注射薬の処方と使用を軸として語られるようになり，ここ数年の間に処方率は急激に上昇している．しかしアドレナリン自己注射薬は，万一の場合に使用されて初めて意味がある．処方したことが医師の自己満足や責任逃れに終わらないために，処方対象者をしっかり見極めたうえで，十分な患者指導を行って処方することがますます重要になっている．

伊藤浩明（あいち小児保健医療総合センター）

食物アレルギーの発症に関連した遺伝・環境要因は何ですか？

環境要因としては，衛生仮説に基づく因子として同胞数，分娩方法，生後早期の感染症罹患などが，栄養因子としてビタミンD，不飽和脂肪酸などが報告されています．遺伝要因としては，家族歴，性差，人種差が報告されており，10以上の疾患関連遺伝子が報告され，GWASにおいても，抗原提示に関連するHLA classⅡ領域の遺伝子の関連が再確認されました．

環境や遺伝要因が，どのようにFA発症に影響を及ぼすかについて説明しうる重要なファクターとして，抑制性T細胞(Treg)，Th1/Th2系サイトカイン，MAP kinase(MAPK)関連領域のエピジェネティクス修飾との関連が報告されています(❶)．

松井照明｜岐阜薬科大学薬理学研究室

GWAS：Genome Wide Association Study

FA：food allergy

Treg：regulatory T cell

MAPK：mitogen-activated protein kinase

環境要因[1,2]

衛生仮説に関連する要因

- 年長の同胞がいる場合，花粉症や湿疹の罹患が少なく，その要因は，微生物の曝露によるものであるとする，衛生仮説が提唱された(Strachan. 1989)．微生物による影響のなかで，とくに腸内細菌の変化は，腸管粘膜の免疫能や，免疫システムそのものにも影響を及ぼすため，FA発症に重要であると考えられている．

- 衛生仮説や腸内細菌に関連して，FA発症リスクを減少させる可能性がある因子としては，経腟分娩，年長の同胞数や母親の妊娠分娩回数が多いこと，乳児期の集団保育の経験，周産期・乳児期の農村部での生活，イヌの飼育，室内塵中のエンドトキシン量が多いこと，A型肝炎などの一部の感染症への罹患などがあげられる．周産期・生後早期の抗菌薬の使用や予防接種については，その関連を明確に証明した報告はない．

- 腸内細菌の調査では，牛乳アレルギー患者で，総細菌数と嫌気性菌が増加していること，*Clostridium coccoides* と *Atopobium* cluster species が多いこと(Thompson-Chagoyan, et al. 2011)などが報告されている．

栄養に基づく要因

ビタミンD(25(OH)D)

- 25(OH)Dは樹状細胞，Treg，B細胞に作用し，免疫寛容的な影響を与える作用，IL-10産生増加作用，IgE産生抑制作用などを有し，腸管粘膜バリアの維持にも重要である．

- 日光照射量が少ない秋冬の出生児や，赤道からの距離が遠い地域において，FAや食物感作が多いとの報告が複数あり，日光曝露を介した25(OH)D産生の減少が影響していることが示唆される[*1]．

[*1] 実際に，血中25(OH)D濃度低値が食物感作率を増加させたという報告や，妊婦への25(OH)D補充がピーナッツ感作率を減少させたという報告があり，この根拠を支持している．

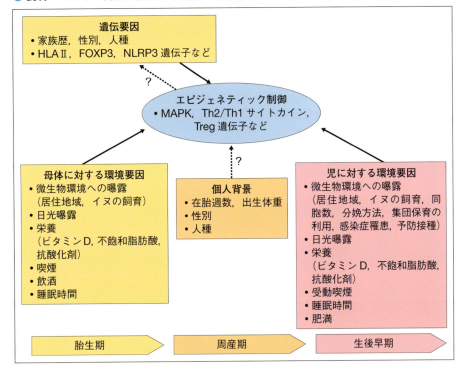

❶ 食物アレルギー発症に関連する遺伝・環境要因

- 一方では，妊婦への 25(OH)D 補充が食物感作割合を増加させたという報告も存在し，25(OH)D 不足だけではなく，その過剰が Th1/Th2 バランスを Th2 に傾けることで FA 発症を増加させる可能性も指摘されている．

不飽和脂肪酸
- 主に魚油に含まれる ω-3 系多価不飽和脂肪酸の摂取は，PGE_2 の産生を抑制することで Th1 系サイトカインの産生を増加させ，Th2 系サイトカインの産生を抑制することで抗アレルギー効果を有する可能性がある．
- ω-3 系多価不飽和脂肪酸の補充を行うことで，FA 罹患率が減少したとの報告があるが，meta-analysis では関連がみられず(Anandan, et al. 2009)，議論がある．

PGE_2 : prostaglandin E_2

その他の要因
- その他には，抗酸化剤であるビタミン E，β カロテン，ビタミン C の不足，早産児，肥満，受動喫煙，睡眠不足，飲酒などが FA 発症，あるいは食物感作のリスク因子であるとの考えもあるが，報告が少ない，あるいは結果に差異がある．

遺伝要因[2,3]

- **家族歴**：両親，同胞の FA 家族歴が FA の発症リスクを増加させること，二卵性双生児と比較した場合に一卵性双生児で FA 発症の一致率が高いことを示す報告が複数存在する．
- **性差**：男児は女児よりも，成人においては女性が男性よりも FA 罹患率が

SPT：skin prick test

OFC：oral food challenge test

PA：peanut allergy

> **食物アレルギーに関連するエピジェネティクス修飾**[3,4]
>
> とくに胎内や生後早期において，環境による影響を受けやすいエピジェネティクス修飾は，原則的に可変的であるが，世代を超えて引き継がれる．環境や遺伝要因がFA発症に与える影響のメカニズムの一部を説明しうる可能性が指摘され，近年その報告が相次いでいる．
> - 1歳時のFAの発症には，出生時のCD4陽性T細胞におけるMAPKシグナリングに関連する遺伝子のDNA methylationが関連（Martino, et al. 2014）．
> - MAPKを主体とした96領域のDNA methylation部位から作成した診断スコアは，SPTや特異的IgE値よりも，鶏卵とピーナッツの食物経口負荷試験（OFC）の結果予測能が優れていた（Martino, et al. 2015）．
> - 牛乳アレルギー非寛解患者では寛解患者と比較して，末梢血単核細胞のTh2系サイトカイン（IL-4，IL-5）のDNA methylationが少なく，Th1系サイトカイン（IFN-γ，IL-10）のDNA methylationが多かった（Berni, et al. 2015）．
> - PAの経口免疫療法後，3か月間のピーナッツ除去後に行ったピーナッツOFC陽性者，または年齢をマッチさせた免疫療法を行わなかったPA患者と比較して，OFC陰性者では，Treg領域のDNA methylationが少なかった（Syed, et al. 2015）．

高いことが報告されている．
- **人種差**：白人以外，または非ヒスパニック系黒人でFA罹患率が高いこと，アフリカ系の人で食物感作が多いことなどが報告されている．
- **遺伝子**：疾患関連候補遺伝子調査からは，抗原提示やTh2型免疫に関連する遺伝子を中心として，HLA class Ⅱ，CD14，STAT6，SPINK5，IL-10，IL-13，FOXP3，TNF，filaggrin（FLG），NLRP3が報告されてきた．抗原提示に関連するHLA class Ⅱ領域の変異がピーナッツアレルギー（PA）と関連することがGWASにおいても再確認された（Hong, et al. 2015）．

文献

1) Marrs T, et al. Is there an association between microbial exposure and food allergy? a systematic review. Pediatr Allergy Immunol 2013；24：311-20. e8.
2) Hong X, Wang X. Early life precursors, epigenetics, and the development of food allergy. Semin Immunopathol 2012；34：655-69.
3) Quake C, Nadeau KC. The role of epigenetic mediation and the future of food allergy research. Semin Cell Dev Biol 2015；43：125-30.
4) Neeland MR, et al. The role of gene-environment interactions in the development of food allergy. Expert Rev Gastroenterol Hepatol 2015；9：1371-8.

食物アレルギーの発症と乳児湿疹の関係を教えてください．

乳児湿疹と乳児のアトピー性皮膚炎の鑑別はしばしば困難ですが，乳幼児期のアトピー性皮膚炎は，その後の食物アレルギーの発症リスクを増加させることが報告されています．最近，新生児期からの保湿剤定期塗布がアトピー性皮膚炎予防策として有効であることが報告されましたが，食物アレルギーも予防できるかどうかははっきりしていません．

堀向健太｜東京慈恵会医科大学葛飾医療センター小児科

アレルギーマーチと食物アレルギー

- アレルギーマーチ[*1]という概念を提唱した馬場は，アレルギー疾患としてアトピー性皮膚炎を初症状としたものが最も多かったと報告している．その後，アトピー性皮膚炎は，全年齢を通じ乳幼児期に最も多く発症しその後のアレルギー疾患のリスクとなり，アレルギーマーチの起点であることが明らかとなってきている[1)]．
- 一方，文部科学省が実施した報告では，平成25年の小中高校生の食物アレルギー有症者は4.5％と推計され，重篤なアレルギー症状の際に使用されるエピペン®の学校における使用が408例集計された[*2]．平成16年の調査では2.6％であった[*3]ことから，食物アレルギー児は増加している可能性があり，小児科医による対応の重要性は増している．
- そして，「dual allergen exposure hypothesis（二重抗原曝露仮説）」は，アレルギー発症と寛解を説明し，アトピー性皮膚炎と食物アレルギーをつな

[*1] **アレルギーマーチ**
アレルギー疾患が一つの流れのように同一個体に次から次にと発症する現象を称する．

[*2] 「学校生活における健康管理に関する調査」中間報告．http://www.mext.go.jp/b_menu/houdou/25/12/__icsFiles/afieldfile/2013/12/19/1342460_1_1.pdf

[*3] アレルギー疾患に関する調査研究報告書．http://www.gakkohoken.jp/uploads/books/photos/v00057v4d80367f62adc.pdf

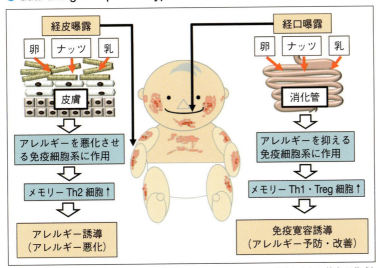

❶ dual allergen exposure hypothesis（二重抗原曝露仮説）

（Lack G. J Allergy Clin Immunol 2008；121：1331-6 の原図をもとに筆者が作成）

ぐ概念として広く認知されるようになってきている．
- なお，乳児湿疹とアトピー性皮膚炎の鑑別はしばしば困難であるが，日本語では"湿疹"と翻訳されることが多い"eczema"は，ほぼアトピー性皮膚炎と同義とされている．本項では，乳児湿疹をアトピー性皮膚炎として取り扱う．

dual allergen exposure hypothesis（二重抗原曝露仮説）

- 2008年に英国の小児科医Lackが提唱した「dual allergen exposure hypothesis（二重抗原曝露仮説）」は，皮膚に付着した蛋白に対してはアレルギーが誘導され（経皮感作），経口摂取した蛋白に対しては免疫寛容が誘導される（経口免疫寛容）という仮説である（❶）*4．バリア機能異常と免疫異常を同時に説明しうる説であり，その後，多数の検討からこの仮説が検討・実証され，教科書的な事実になりつつある．

これまでのアトピー性皮膚炎予防研究

- 一方で，乳児アトピー性皮膚炎に対し食物除去により症状が改善する患者が存在することも事実であり，アトピー性皮膚炎に食物アレルギーが先行するという考え方も根強かった．そこで，これまでアレルゲン感作を防ぐことを主眼としたアトピー性皮膚炎予防研究が試みられてきた．
- **妊娠中・授乳期の食物除去**：妊娠中・授乳期に食物除去を行うことで予防を試みた報告は多い．しかし，最近のシステマティックレビューではその効果は否定され，日本も含む各国のガイドラインでは，基本的に母体の妊娠中・授乳中の予防的な食物除去は推奨されていない．
- **完全母乳**：さまざまな分野において，母乳栄養が人工栄養より優れているというメタアナリシスが存在し，母乳栄養は推奨される．しかし，アトピー性皮膚炎予防に対しての母乳栄養の効果においては結論が出ていない．
- **ダニ抗原回避**：ダニ抗原回避によりアトピー性皮膚炎予防を試みた報告があるが，多くは失敗し，最近のシステマティックレビューでも効果は否定されている．
- **プロバイオティクス***5：最近行われたシステマティックレビューでは，プロバイオティクス投与によりアトピー性皮膚炎の発症リスクが有意に低下したと報告されている[2]．しかし，その後の気管支喘息や食物アレルギーの発症を低下させるには至っておらず，また投与するプロバイオティクスとして何をどれくらい使用するかなど，解決するべき問題は多い．

フィラグリン遺伝子変異

- 過去行われたアレルゲン曝露の回避によるアトピー性皮膚炎予防戦略は，実行可能といえるものはなかった．そして，これらはアトピー性皮膚炎の特徴である免疫異常に着目した方法だったといえよう．一方，やはりアトピー性皮膚炎の特徴の一つがバリア機能異常であり，それに着目する契機となった報告がフィラグリン遺伝子変異である．
- 2006年，アトピー性皮膚炎の有力な候補遺伝子として角質バリアを担う

---

*4
二重抗原曝露仮説は，幼少期からピーナッツを摂取するイスラエルでは除去を行う英米よりもピーナッツアレルギーが少ないことや，ピーナッツオイルを塗布していた児にピーナッツアレルギーが多いなどといった疫学研究から導かれている．

*5
プロバイオティクス
腸内の微生物バランスを改善させることで宿主動物に有益な影響を及ぼす微生物群のことである．いわゆる乳酸菌製剤などがそれにあたり，アトピー性皮膚炎発症予防に効果があるとされている方法の一つである．

❷ フィラグリン遺伝子変異と経皮的水分蒸散量(TEWL)

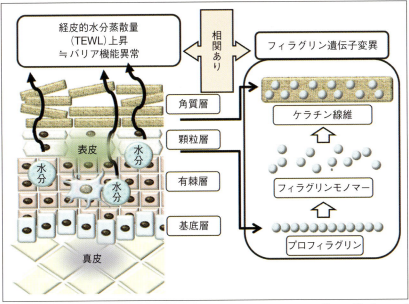

(Palmer CN, et al. Nat Genet 2006;38:441-6;Elias PM, et al. Curr Opin Allergy Clin Immunol 2009〈図は筆者作成〉)

フィラグリン遺伝子変異が報告された．皮膚バリア機能を担う角質層は，顆粒層から産生されたプロフィラグリンが切断され再構成されてつくられる．その合成に関与するフィラグリン遺伝子変異がある場合，角質層が障害され経皮的水分蒸散量(TEWL)が増加する(❷)．その後，フィラグリン遺伝子変異がアレルギー疾患発症のリスクファクターになることも報告された．

TEWL:transepidermal water loss

保湿剤定期塗布によるアトピー性皮膚炎予防戦略

● 最近，バリア機能保護に重点をおいた新生児期からの保湿剤定期塗布による予防戦略が報告された．
● 筆者らは2014年，保湿剤定期塗布によるアトピー性皮膚炎発症予防ランダム化比較試験を報告した．生後1週以内のハイリスク新生児118人を，介入群59人(乳液タイプの保湿剤を毎日全身に1日1回以上定期塗布)と，対照群59人(悪化部位のみワセリンを必要時塗布)にランダム割り付けし，生後32週までのアトピー性皮膚炎累積発症率を評価した．結果としてアトピー性皮膚炎発症率は，介入群において約32% 有意に低下した(❸)．セカンダリアウトカムとして生後32週時点での卵白・オボムコイド感作率も評価したが，介入群と対照群で感作率に有意差は認められなかった．しかし，post-hoc解析*6でアトピー性皮膚炎発症群と非発症群で比較したところ，発症群では卵白感作率が有意に高い(オッズ比2.86〈95% CI, 1.2〜6.73〉)という結果だった(❹)．保湿剤定期塗布による感作予防効果は証明できなかったが，湿疹が感作に影響し経皮感作の可能性を示し

*6
post-hoc 解析
事後解析．この場合，研究前に登録した方法で解析を行うのではなく，検定を研究後に分析すること．エビデンスレベルは事前解析に比べ低くなる．

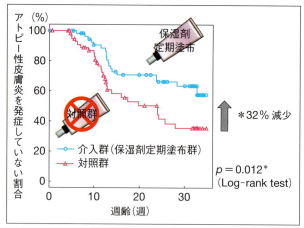

❸ 保湿剤定期塗布によるアトピー性皮膚炎予防

保湿剤を毎日定期塗布する介入群は，対照群に比べ32％有意に発症が少なかった．
(Horimukai K, et al. J Allergy Clin Immunol 2014；134：824-30)

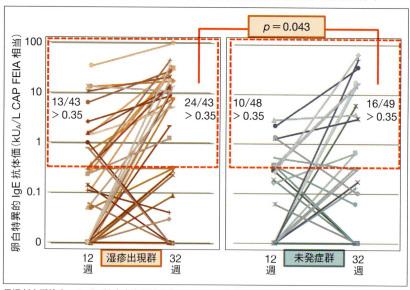

❹ アトピー性皮膚炎予防研究における，湿疹出現群と未発症群の卵白感作率

保湿剤定期塗布アトピー性皮膚炎予防研究における，生後12週，32週での卵白特異的IgE抗体価を示す（破線内がIgE抗体価陽性）．湿疹出現群は未発症群より有意に卵白抗体価陽性率が高かった．
(Horimukai K, et al. J Allergy Clin Immunol 2014；134：824-30)

ている．
- 保湿剤定期塗布による予防研究は，英米合同グループからも同様の報告がなされ，地域によらず効果がある可能性があり期待されている．

皮膚バリア機能低下による感作の可能性
- 筆者らは，さらに保湿剤塗布によるアトピー性皮膚炎予防研究のpost-hoc解析を行い，生後1週間以内の皮膚バリア機能検査を用いてアトピー性皮膚炎の発症を予測可能かどうかを検討した．結果として，フィラグリン

遺伝子変異にかかわらず，前額部 TEWL 高値群（＝バリア機能低下を示唆）は有意にアトピー性皮膚炎を発症することを明らかにした[3]．しかも，TEWL 高値群は，低値群に比べ，有意差は認められなかったもののオボムコイド感作率が高い傾向があり，バリア機能低下は食物感作に影響することを示唆するのかもしれない．

経皮感作を示した臨床報告

- 経皮感作に関しての臨床報告は，ハウスダスト中のピーナッツ蛋白量が多いほうがピーナッツアレルギーのリスクが高いこと[4]や，日本からの報告で，加水分解小麦（グルパール® 19S）が含有された石けんの使用者から小麦アレルギー患者が続発したことなどがある．
- さらに最近，湿疹の既往から 1 歳時の食物アレルギーのリスク要因を評価した HealthNuts コホート試験の結果が報告されている．結果は，乳児 4,453 人において，湿疹の病歴のある場合はピーナッツアレルギーのリスクが 11 倍，鶏卵アレルギーのリスクが 5.8 倍であった[5]．
- ただ，保湿剤定期塗布により実際に食物アレルギーの罹患率を低減できるかどうかは，現状ではまだ結果は出ていない．さらに検討が必要である．

経口免疫寛容誘導

- 保湿剤塗布によるバリア機能保護よりもさらに能動的に食物アレルギー予防を行った研究が，生後 4〜10 か月の乳児 640 人をランダムにピーナッツ摂取群と非摂取群に分け，5 歳時のピーナッツアレルギーを検討した LEAP 試験である．結果は，開始時の皮膚検査結果にかかわらずピーナッツ摂取群で有意にピーナッツアレルギーが減少していた．ただし，2013 年に報告された同様の鶏卵アレルギー予防研究では，卵摂取群の 31％ に即時型反応があり研究が中断されている．
- 乳児期からの食物負荷が免疫寛容を誘導し食物アレルギーの発症を抑制する可能性があるが，今後，安全に開始できる基準や体制を含め十分な検討が必要と考えられる．

文献

1) Dharmage SC, et al. Atopic dermatitis and the atopic march revisited. Allergy 2014；69：17-27.
2) Zuccotti G, et al. Probiotics for prevention of atopic diseases in infants：systematic review and meta-analysis. Allergy 2015；70：1356-71.
3) Horimukai K, et al. Transepidermal water loss measurement during infancy can predict the subsequent development of atopic dermatitis regardless of filaggrin mutations. Allergol Int 2016；65：103-8.
4) Brough HA, et al. Atopic dermatitis increases the effect of exposure to peanut antigen in dust on peanut sensitization and likely peanut allergy. J Allergy Clin Immunol 2015；135：164-70.
5) Martin PE, et al. Which infants with eczema are at risk of food allergy? Results from a population-based cohort. Clin Exp Allergy 2015；45：255-64.

Question

妊娠中・授乳中に特定の食物（卵，牛乳など）は避けるべき？最近は，早期に食べたほうがよいともいわれます．どちらが正しいでしょうか？

Answer

食物アレルギーの発症予防のために，妊娠中・授乳中に特定の食物に対して母親が食物除去を行うことは，効果が否定されているばかりか，母体の栄養に対して有害である可能性があり推奨されません．ハイリスク乳児に対して特定の食物の導入を遅らせることは，のちの食物アレルギー発症リスクを増大させる可能性があり推奨されません．

福家辰樹｜国立成育医療研究センターアレルギー科

- 小児のアレルギー疾患においては，とくに患者家族の予防への関心の高さから，予防法に関する質問を受けることが多い．かつて十数年前に離乳食を遅らせるトレンドがあり，しかし食物アレルギーはその十数年の間も増加の一途をたどっているにもかかわらず，現在でも「心配だからやめておく・遅くする」という考えが根深く残っていると感じられる．
- 本項の内容は看護師，保健師や栄養士など，妊娠から出産・育児に携わり予防に関して真っ先に質問を受ける医療関係者に広く関係する．さまざまな情報が氾濫する現代において，診療の中心となる臨床医は常にエビデンスに基づく適切な指導を行うことが要求されており，ここで概説された現時点での考え方だけでなく，今後も自ら情報の収集に努めてほしい．

妊娠中・授乳中の母親の食事制限

妊娠中・授乳中の母親の食物除去

- 食物アレルギーの発症予防のために，妊娠中・授乳中に母親が食物除去を行うことは推奨されない[1]・*1．さらに食事制限を行うことで母体と児に対して有害な栄養障害をきたすおそれがある[2]ことからも，妊娠中・授乳中の母親に対する食物除去の安易な指導は行うべきではない．

ハイリスク乳児における栄養法

完全母乳栄養

- ハイリスク乳児*2では，母乳栄養がアトピー性皮膚炎の発症リスクを低下させるとする報告は多い．近年のメタ解析によると[3]，研究の質の低さと不均一さはあるものの，中・低所得国において母乳栄養の期間が長いと5～18歳の喘息発症が減じ，3～4か月までの完全母乳栄養では2歳までの湿疹を減じる結果となった．一方，完全母乳栄養が食物アレルギー発症のリスク因子だとする報告もある．Katzらは，乳蛋白導入時期とIgE依存性ミルクアレルギー発症について，生後14日までに導入した群と比較し，105～194日に導入した群ではオッズ比＝19.3で有意に発症率が高かったとしている[4]．

*1
たとえば，妊娠中・授乳中のピーナッツ消費量の多さは4～6歳時点でのピーナッツ感作ないし臨床的な食物アレルギーの発症に影響を及ぼさなかった，などとする近年のさまざまなコホート研究や，最近のコクランレビュー[2]により，その発症予防効果が否定されている．

*2
ハイリスク児
両親かきょうだいのうち，少なくとも1人がアレルギー疾患を有すること．

- このように膨大な研究がさまざまな国と人種，研究デザイン，ミルクのタイプで調査されているが，3か月までの完全母乳栄養がアレルギー疾患の予防に効果的だとする限定的なエビデンスがある一方で，それ以降も完全母乳栄養を続けることが食物アレルギー発症を予防できるか否かの証明はなされていない．

離乳食の開始時期

- 離乳食（complementary feeding[*3]）の開始を遅らせることで食物アレルギーの発症を予防できるというエビデンスはない．Nwaru ら[5]は，10.5か月以降に卵を開始した場合，5歳時点での卵感作のリスクが高まると報告した．さらに2015年にLEAPスタディ[6]・[*4]が報告され，「乳児の離乳時期において"遅く"ではなく，むしろなるべく"早く"ピーナッツの摂取を開始するほうが有益である」という国際的なコンセンサスステートメントが発表された．ただし，食物アレルギーを発症している可能性がある乳児に原因食物を安易に摂取させることはきわめて危険な行為であるため，すでに感作が疑われる症例については，自宅摂取を指示する前に，その食物の経口負荷試験を考慮すべきであろう．
- 一方，コホート内症例対照研究[7]による123人の検討では，2歳時点で食物アレルギーと診断された児は，離乳食開始が16週以内でかつ母乳摂取が少ない場合に多かったと報告されている．また，アレルギー疾患以外にも母乳栄養とその後の健康への影響（肥満や糖尿病など）との関連を検討した研究も多く，母乳の有益性を考慮し総合的に判断されるべきである．
- 以上をまとめると，米国小児科学会では離乳食開始時期を4～6か月とすることを推奨し，日本の「授乳・離乳支援ガイド2007」では，5～6か月ごろを適当とし，これより早めたり遅らせたりすることは推奨されない．

文献

1) 宇理須厚雄，近藤直実監修．日本小児アレルギー学会食物アレルギー委員会作成．食物アレルギー診療ガイドライン2012．東京：協和企画；2011．
2) Kramer MS, Kakuma R. Maternal dietary antigen avoidance during pregnancy or lactation, or both, for preventing or treating atopic disease in the child. Evid Based Child Health 2014；9：447-83．
3) Lodge CJ, et al. Breastfeeding and asthma and allergies：a systematic review and meta-analysis. Acta Paediatr 2015；104：38-53．
4) Katz Y, et al. Early exposure to cow's milk protein is protective against IgE-mediated cow's milk protein allergy. J Allergy Clin Immunol 2010；126：77-82．
5) Nwaru BI, et al. Age at the introduction of solid foods during the first year and allergic sensitization at age 5 years. Pediatrics 2010；125：50-9．
6) Du Toit G, et al. Randomized trial of peanut consumption in infants at risk for peanut allergy. N Engl J Med 2015；372：803-13．
7) Grimshaw KE, et al. Introduction of complementary foods and the relationship to food allergy. Pediatrics 2013；132：e1529-38．

[*3] **離乳食**
WHOでは，離乳食"weaning"という言葉を"complementary feeding"という言葉に置き換えるよう勧告している．これは母乳以外の食事や飲料におけるすべての栄養を含む言葉であり，海外の報告における離乳食はこのcomplementary feedingをさす場合が多い点に留意すべきである．

[*4] **LEAPスタディ**
4か月以上11か月未満のハイリスク乳児（アトピー性皮膚炎や卵アレルギーがあり，研究開始時にピーナツアレルギーはないが発症するリスクが高い乳児）640人を対象に，ピーナッツ摂取と回避のいずれが発症予防に有効かを無作為化試験で検討．ピーナッツ摂取が開始されると5歳時には絶対的値で11～25％のピーナッツアレルギーの減少，相対的には80％減少した．さらに，ピーナッツ皮膚プリックテスト陽性群（径1～4mmをさす．それ以上もしくは負荷試験陽性例は除外）98人に対しても，摂取群でピーナッツアレルギー発症をより抑制する結果が示された．

食物アレルギー

Question
乳児期に食物アレルギーを疑う場合，血液検査や皮膚プリックテストの進め方と結果の解釈について教えてください．

Answer
乳児食物アレルギーにおいても経口負荷試験が診断の原則ですが，食物アレルギーが疑われるときにはその時点で血中特異的 IgE 抗体または皮膚プリックテストを行います．3〜4か月児までは IgE 抗体が陽性化しにくいためプリックテストが，6か月以降では定量化でき経過を追いやすい IgE 抗体が有用です．検査で疑わしい食品の目星をつけ，一つずつ食べさせて確認する作業が必要です．

緒方美佳 | 国立病院機構熊本医療センター小児科

s-IgE：specific IgE

SPT：skin prick test

*1
母親の自己申告による症状のみで診断すると過剰診断となりうる[1]．

食物アレルギーを疑う場合

即時型反応出現時

- 「卵粥を食べて嘔吐した」「ミルクを飲んで赤くなった」など食後に即時型反応（❶）を疑うエピソードがあった場合，当然食物アレルギーを疑う．
- 血中食物抗原特異的 IgE 抗体（s-IgE）またはプリックテスト（SPT）陽性にて感作を確認し，診断する*1．

❶ 食物アレルギーの症状

標的臓器	臨床症状
皮膚	紅斑，じんま疹，血管性浮腫，瘙痒，灼熱感，湿疹
粘膜症状	眼症状：結膜充血・浮腫，瘙痒感，流涙，眼瞼浮腫 鼻症状：鼻汁，鼻閉，くしゃみ 口腔症状：口腔・口唇・舌の違和感・腫脹
呼吸器	咽喉頭違和感・瘙痒感・絞扼感，嗄声，嚥下困難 咳嗽，喘鳴，陥没呼吸，胸部圧迫感，呼吸困難，チアノーゼ
消化器	悪心，嘔吐，腹痛，下痢，血便
神経	頭痛，活気低下，不穏，意識障害
心血管	血圧低下，頻脈，徐脈，不整脈，四肢冷感，蒼白（末梢循環不全）
その他	アナフィラキシーおよびアナフィラキシーショック

（食物アレルギー診療ガイドライン 2012）

❷ プリックテスト

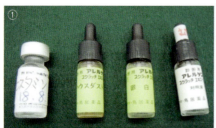
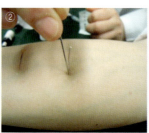
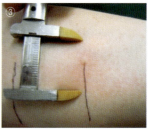

プリック液（①）を健常皮膚に滴下し，プリック針で出血しないように傷をつける（②）．15分後に判定し，膨疹と紅斑の長径を測定する（③）．乳児では反応が出にくいため，長径が膨疹2mm以上かつ/または紅斑5mm以上を陽性とする[4]．

- 口周囲の紅斑は，皮膚へ食品が直接接触SPT(❷)と同様の機序で起こる局所反応で，食物アレルギーではないことも多い．

中等症以上の乳児アトピー性皮膚炎があるとき
- 食物アレルギー児の多くは乳児期に発症するが，その6～7割はアトピー性皮膚炎[*2]を合併する[2]．すべての乳児アトピー性皮膚炎に食物アレルギーが関与するわけではないが，中等症～重症になると食物アレルギーのリスクが高い[1]．
- 徹底したスキンケアとステロイド軟膏(Ⅳ群ステロイド薬で十分なことが多い)を中心としたアトピー性皮膚炎の治療を十分に行っても湿疹が続く場合(多くは1～2週間で改善する)，食物アレルギーの関与を疑う[3]．

[*2] 生後2～3か月までに発症し，顔面から始まる瘙痒の強い湿疹が特徴である．

検査を行う時期，注意点

- 食物アレルギーを疑った時点でいつでも施行する．「1歳にならないと検査が陽性とならない」と検査を先延ばしにされている児に遭遇することがあるが，早期に診断し，介入することが重要である．
- 乳児アトピー性皮膚炎のなかには，母親が食べた鶏卵や牛乳といったアレルゲンを，児が母乳を介して微量摂取することで湿疹が悪化し[*3]，母親の除去を要する例も一部存在する[*4]．
- 離乳食以降で児がアレルゲンを直接摂取すると，即時反応を示すようになる．
    ▶ アナフィラキシーの可能性もあり，離乳開始前の診断が求められる．
    ▶ とくに牛乳については，人工乳として母親の外出時や保育園入園後などで早期から使用されることが多く，早期の診断が必要である．
- 曖昧な診断による不適切な除去食は，栄養状態と食生活の質を低下させるため推奨しない．
- 無症状の場合は離乳食開始前の検査は一般的には必要ない[2]．
    ▶ 同胞の食物アレルギー，中等症～重症の乳児アトピー性皮膚炎児，食物アレルギー既発症例(例：生後2か月でミルクアレルギーを発症したなど)はとくにハイリスクとされ，当然家族の不安も強く，検査を考慮してもよい．
    ▶ 前もって感作を知ることでアナフィラキシーを回避できる利点と，感作のみを理由に不要な除去食が継続される可能性があることを理解しておく．

[*3] 経皮感作の重要性を考慮しても，早期の皮膚症状の改善が望ましい．

[*4] 実際は，母乳レベルでの摂取では症状がないことが多く，母親まで除去を要することは少ない．

IgE抗体の検出法

- IgE抗体の検出法には，SPTとs-IgEが用いられる．皮内テストはアナフィラキシーショックの可能性や偽陽性が多く推奨されない．

SPTとs-IgEのどちらを選択するか
- ❸にSPTとs-IgEの比較を示す．
- 日本では定量化できるs-IgEが汎用され，とくにImmuno CAP®法とアラスタット3gAllergy®法が主に用いられる[3], [*5]．

[*5] 同じ検体でも検査法が異なると測定値も異なるため，同じ検査法で比較する．

❸ SPTとs-IgEの比較

SPT	s-IgE
・侵襲が少ない ・15分で結果がわかる ・安価である ・抗原を選ばない 　・生の抗原を要する口腔アレルギー症候群 　・s-IgEに検査項目がない食品 ・感度が高い ・*in vivo*検査である	・皮膚の状態や内服の影響を受けにくい ・定量化できる ・プロバビリティカーブが報告されている 　・卵白 　・牛乳　など ・アレルゲンコンポーネントを利用すると診断精度が上がる 　・オボムコイド（鶏卵） 　・ω-5グリアジン（小麦） 　・Ara h 2（ピーナッツ）　など ・アナフィラキシーのリスクがない

❺ 卵白s-IgE陰性児における卵白SPTと卵白アレルギーの関係

SPT	卵白アレルギー		計
	あり	なし	
陽性	39[*1]	1	40
陰性	33[*2]	16	49[*3]
計	72[*4]	17	89

- 卵白アレルギーのあった72例の約半数にあたる39例がSPT陽性を示し、SPT診断の手がかりとなった．
- 卵白s-IgEだけでなく、SPTも陰性であった49例中、33例に卵白アレルギーがあった．SPTが陰性でも食物アレルギーを示すことがわかる．

[*1] 池松かおりほか，2006[2]）．
[*2] 緒方美佳ほか，2008[4]）．
[*3] 食物アレルギー診療の手引き，2014[3]）．
[*4] Guidelines for the Diagnosis and Management of Food Allergy in the United States，2010[1]）．

（緒方美佳ほか．2008[4]））

❹ 乳児アトピー性皮膚炎（平均月齢6か月）に施行した卵白s-IgE（Immuno CAP®）とSPTの結果（*n* = 176）

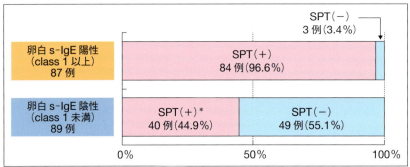

- 2001年1月～2005年4月に相模原病院を受診した乳児アトピー性皮膚炎を対象とした．
- 卵白s-IgE陽性の場合、ほぼ全例がSPTも陽性を示した（上段）が、陰性群（下段）でも、SPTは陽性を示す例（下段左*）が約半数存在した．　　　　（緒方美佳ほか．2008[4]））

*6
筆者は、3～4か月未満の乳児期早期ではSPTを先に施行し、陽性で食物アレルギーが疑われる場合にs-IgEを測定し、症状発現の可能性を予測している．
乳児期早期にはSPT陰性でも食物アレルギーであることがあり、SPTは侵襲が少なく、繰り返し施行するとよい（❺）[4]．

*7
大部分は鶏卵アレルギーを合併し、鶏卵アレルギーがなく牛乳のみ、小麦のみのアレルギーは少ない[2]．

*8
検査陽性でもすでに無症状で食べている食品は除去不要である．

- s-IgEで検出できない乳児食物アレルギーの原因抗原の早期診断においては、SPTが有用である（❹）[4]．IgEは組織への親和性がより高く、抗体量が少ない乳児期早期には、局所反応であるSPTが先に陽性となる．月齢を経てIgE産生が増加すると循環血中に漏出し、血中抗体価が測定可能となると推測される[5]・*6．
- 6か月以降では最初からs-IgEを用いることが多い．

抗原の選択
- 乳児食物アレルギーの原因抗原として頻度の高い、また離乳食に用いられる鶏卵、牛乳、小麦を選択する*7．

📋 検査結果の解釈について

- 乳児でも負荷試験による診断が原則である．検査陽性は感作、つまり該当食物抗原に対するIgE抗体の存在を示すだけである[3]・*8．
- 多抗原陽性の場合、専門医への紹介が望ましい[3]．
- 乳児のs-IgEは、検査月齢と抗原によって解釈が異なる[4]．
  ▶ 6か月未満では、陰性でも食物アレルギーを呈することがあり、経過中

▶ 乳児期後期になると，軽度陽性であっても摂取可能例が存在する[2]．
▶ 6か月未満での卵白，牛乳に対するs-IgE抗体陽性の診断的価値は高いが，小麦，大豆，米については偽陽性が多い[2]．

診断の実際

症例：4か月男児（食物アレルギーの関与する乳児アトピー性皮膚炎）

主訴：湿疹（母乳栄養，離乳食未開始）

現病歴：生後2か月より湿疹が続き，近医小児科にてステロイド軟膏を処方され，母親の鶏卵・牛乳を除去するも湿疹が続くため紹介受診した．

初診時：1日2回の石けん洗浄と，Ⅳ群ステロイド軟膏とプロペト®塗布を指導した．SPT（膨疹−紅斑：mm）は，卵白18-27，牛乳7-14，小麦0-0，大豆2-3，米0-2であり，鶏卵・牛乳アレルギーの可能性を疑い，母親の鶏卵・牛乳除去は暫定的に継続とした．また特異的IgE抗体も提出した．

再診①：1週間後の再診時には皮膚症状が改善しており，これ以上の除去は不要と診断した．

母親の除去食の要否を判断するため，母親に鶏卵1個，引き続き牛乳200 mLを摂取させ，児に対し経母乳負荷を試みるよう指示した．

末梢血白血球数 14,500/μL（好酸球29％），総IgE 63 IU/mL

特異的IgE（U_A/mL：カッコ内はクラス）
　卵白 21.1（4），牛乳 4.23（3），小麦，大豆，米＜0.34（0）

再診②：児の湿疹は悪化しておらず，母親の除去食は不要と判断した．

児の離乳食は鶏卵，牛乳除去にて開始した．

以降は1か月ごとに再診させ，SPT陽性の大豆（豆腐）など不安な食品は外来で摂取してもらい，離乳を進めた．

負荷試験を繰り返し，11か月に牛乳を，18か月には加熱卵1/2個まで除去解除できた．

文献

1) Guidelines for the Diagnosis and Management of Food Allergy in the United States：Report of the NIAID-Sponsored Expert Panel. J Allergy Clin Immunol 2010；126：S1-58.
2) 池松かおりほか．乳児期発症食物アレルギーに関する検討（第1報）―乳児アトピー性皮膚炎と食物アレルギーの関係．アレルギー 2006；55：140-50．
3) 厚生労働科学研究班による食物アレルギー診療の手引き2014．厚生労働科学研究費補助金難治性疾患等克服研究事業難治性疾患等実用化研究事業．研究代表者：海老澤元宏．http://www.foodallergy.jp/manual2014.pdf
4) 緒方美佳ほか．乳児アトピー性皮膚炎におけるBifurcated needleを用いた皮膚プリックテストの食物アレルギーの診断における有用性（第1報）―卵アレルギー．アレルギー 2008；57：843-52．
5) Hill DJ, et al. Reducing the need for food allergen challenges in young children：a comparison of in vitro with in vivo tests. Clin Exp Allergy 2001；31：1031-5.

Question

食物の摂取歴と誘発歴を問診するポイントを教えてください.

Answer

食物アレルギーの診断において,問診は最も重要な位置を占めます.正確な診断のためだけでなく,不要な食物除去を減らして必要最小限の食物除去を行うため,保護者からの訴えを聞くだけでなく,積極的に情報を聞き出す姿勢が大切です.

漢人直之 | かんど こどものアレルギークリニック

積極的に聞き出す問診

- 食物アレルギー管理の基本は,「正しい原因アレルゲン診断に基づいた必要最小限の食物除去」である[1].この基本の達成には,まず正確な診断が不可欠であり,詳細な問診がその中核を担う.
- 食物アレルギーの摂取歴・症状誘発歴を問診するにあたっては,保護者からの訴えを聞くだけでなく,医療者側から積極的に情報を聞き出すことが非常に重要である.積極的に問診することで,原因アレルゲンを正確に診断するだけでなく,食物アレルギーではないことの診断,不必要な除去をしている食物の洗い出し,アレルゲン食物における摂取可能な範囲の推測などが初めて可能となるからである.

摂取歴の確認

月齢,年齢

- 患者の月齢・年齢相応の食物摂取[2]ができているかどうかを意識して問診する.離乳食開始前の場合は,粉乳使用の有無,母親の食物摂取状況について確認する.食事・母乳の両者を摂取している場合は,患者本人と母親の両者について食物摂取状況を確認する.

> **問診例1)** アトピー性皮膚炎を主訴に受診(生後5か月男児・初診)
> ■「離乳食を与えていますか?」
> ●「まだ開始していません.母乳だけを与えています」
> ■「お母さん自身は何か食事制限をしていますか?」
> ●「アトピーへの影響を心配して卵・乳・小麦を食べていません」
> ■「お母さんの食事制限で湿疹は改善しましたか?」
> ●「あまり変わりがないように思います」
> 　母の食事について積極的に問診することで,不要な可能性のある食事制限を確認できた.

現在の摂取の有無,摂取範囲について確認する

- 不必要な食物除去をしている場合もあるため,保護者からの訴えがある食物に限定せず,各食物について現在の摂取状況を詳細に確認する.❶の

❶ 各食物の摂取状況を把握するための問診票

食物	量・形態を気にしないで摂取している	部分的に摂取している			摂取していない		
		単にまだ摂取していないものがある	自己判断で除去しているものがある	医師などの指導で除去しているものがある	単にまだ摂取していない	自己判断で除去している	医師などの指導で除去している
卵						○	
牛乳			○				
小麦							○
大豆	○						
魚	○						
ゴマ						○	
エビ						○	
ピーナッツ					○		

ような問診票を利用すると，漏れなく問診が可能であり，診察時間も短縮できる．

問診例 2）　卵アレルギーを主訴に受診（4 歳男児・初診）

- ■「他の食物について困っていることは？」
- ●「ありません」
- ■「そば，ピーナッツは食べられますか？」
- ●「父親がそばアレルギーなのでそばは食べさせたことがありません．ピーナッツ，アーモンド，くるみ，カシューナッツも何となく怖くて食べさせたことがありません」

具体的な食物名をあげて問診し，初めて未摂取食物を聞き出すことができた．

- 各食物の摂取状況を確認する場合は，量や形態を気にしないで摂取可能・部分的に摂取可能・摂取していない，の大きく 3 つに分類するとよい（❶）．
- 部分的摂取あるいは摂取していない場合は，その理由[*1]について確認する（❶）．自己判断による除去が多い場合は，保護者の不安が強いことが多い．
- 部分的に摂取している場合は，何をどのくらい摂取できるかについても詳細に確認する．アレルギーのために除去中と保護者から申告のあった食物であっても，摂取範囲を詳細に問診することで食物アレルギーの可能性を排除できる場合がある．

*1 除去の意識はなく単純に未摂取，自己判断により除去，医師指導により除去など．

問診例 3）　乳アレルギー（1 歳女児・初診）

- ●「粉ミルクを嫌がり，血液検査でクラス 2 でしたので，乳アレルギーで除去しています」
- ■「パンや菓子類は食べていますか？」

- ●「パン・お菓子は気にせず与えています」
- ■「ヨーグルトは？ チーズは？」
- ●「どちらも食べられます．でも，アレルギーなので牛乳はやめています」
- ■「……」
  具体的な食品名を出して問診することで，乳アレルギーではないことが確認できた．

●医師から除去を指示している食物であっても，再診時に誤食や家人による試験的摂取の有無について積極的に問診することで新たな情報が得られ，その後の治療・管理プランに反映させられる場合もある．

問診例 4) 卵アレルギーで定期通院中（3 歳女児・再診）

- ■「卵の誤食トラブルは？」
- ●「ありませんでした」
- ■「では，卵を含むものを食べて大丈夫だったことは？」
- ●「そういえば，おばあちゃんが茶碗蒸しを 1 個食べさせたって言っていましたが大丈夫でした」
  問い方を工夫して積極的に誤食について問診し，摂取情報を得ることができた．

症状誘発歴の確認

いつの症状か
●各症状誘発エピソードにつき発症時期を確認する．初めて症状が認められた時期，最も重篤な症状が認められた時期，最後に症状が認められた時期を把握する．最後に，症状が認められてから数年以上経過している場合は，耐性獲得が進んでいる可能性を考慮する[1]．

何を摂取したときか
●症状誘発時に摂取した食品について，食物の種類，加工・調理法，摂取量などを詳しく確認する．保護者の訴える食品だけでなく，同時に摂取したほかの食品や摂取時の状況についても確認することが重要である．

問診例 5) エビアレルギー？ 乳アレルギー（2 歳女児・再診）

- ●「チャーハンの小エビを食べたら，顔が赤くなり目が腫れました．以前にも食べたことがあるのですが…」
- ■「ほかに一緒に食べたものは？」
- ●「同時に食べたものはありませんが，兄が隣でヨーグルトを食べていました．もちろん，この子は食べていません」
- ■「ヨーグルトを触った可能性は？」
- ●「そういえば，兄のスプーンを触っていたかもしれません」
  詳細な状況確認により，保護者の訴えとは異なる食物の接触性アレルギーの可能性を聞き出すことができた．

症状の特徴はどうか
- 皮膚粘膜症状(かゆみ,発赤,紅斑,じんま疹,腫脹などの有無と範囲),呼吸器症状(咳,喘鳴,嗄声,呼吸困難,鼻汁などの有無と程度),消化器症状(嘔吐,下痢,腹痛などの有無と程度・回数),全身症状(ぐったりする,顔色不良,不機嫌・興奮)などについて確認する[*2].
- 原因食物摂取から発症までの時間も重要である.即時型アレルギーの多くは2時間以内,非即時型アレルギーではそれ以上の時間が経過してから発症することが多い.運動の関与が疑われる場合には,食事・運動・症状誘発の時間経過をしっかり確認する必要がある[*3].
- 症状の持続時間も重要である.即時型アレルギーでは,重篤な場合を除き発症後数時間〜半日以内に症状が消失することがほとんどである.

[*2] 摂取直後の口囲・眼囲の発赤,左右非対称の皮膚粘膜症状は,アレルゲンの接触による症状であることも多い.

[*3] 食物依存性運動誘発アナフィラキシーでは,食事から発症までの間隔は120分未満が約90%を占める[1].

> **問診例 6) 小麦アレルギー?(生後11か月男児・初診)**
> - 「離乳食でうどんを食べさせたらじんま疹が出たので,小麦を除去しています」
> - 「うどん摂取〜じんま疹出現までの時間は?」
> - 「5〜6時間くらいでした」
> - 「じんま疹はいつ消えましたか?」
> - 「3日後に消えました」
>
> 症状誘発〜症状消失までの時間経過を確認し,即時型アレルギーの可能性を排除できた.

- 非即時型アレルギーが疑われる場合は,食物と症状の関連を判断することが難しいため,食物日誌をつけて症状と食物の因果関係を判断するとよい[3].

症状の再現性はあるか
- 原因として疑っている食物を含む食品による症状の再現性について確認されれば,食物アレルギーの診断を確定できる場合がある.逆に再現性が認められない場合は,診断目的での経口負荷試験を実施する,ほかの原因食物について検索する,などの対応が必要となる.
- 除去中の食物の誤食や摂取に関するエピソードは症状の再現性の確認という点から重要であり,積極的に問診する[3].

文献
1) 宇理須厚雄,近藤直実監修.日本小児アレルギー学会食物アレルギー委員会作成.食物アレルギー診療ガイドライン2012.東京:協和企画;2011.
2) 厚生労働省.授乳・離乳の支援ガイド.2007.
3) 厚生労働科学研究班による食物アレルギーの診療の手引き2014.厚生労働科学研究費補助金難治性疾患等克服研究事業難治性疾患等実用化研究事業.研究代表者:海老澤元宏.http://www.foodallergy.jp/mauna12014.pdf

クリニックで実践する食物経口負荷試験の注意点は？

クリニックで食物経口負荷試験を実施する場合は，安全性をより確保した方法をとることが最も重要です．食物アレルギーの診療やアナフィラキシーの対応に十分な経験をもった医師が行うべきですが，リスクの低い症例のみを対象とすることや，食物経口負荷試験の方法自体を工夫することで，クリニックにおいても「安全な」食物経口負荷試験を実施することは可能であると考えられます．

川田康介 | かわだ小児科アレルギークリニック

クリニックにおける食物経口負荷試験の特徴

OFC : oral food challenge

- 食物経口負荷試験（OFC）は，食物アレルギーの原因食品同定法のなかで最も信頼性が高い検査法である．OFC は，食物アレルギーの確定診断（原因アレルゲンの同定）と耐性獲得の確認を目的として実施するが，「食物アレルギー診療ガイドライン 2012」では，症状誘発リスクの評価が OFC の新たな目的として加わった．
- しかし，安全摂取可能量を決める目的で実施される「症状誘発リスクの評価」は，アナフィラキシーなどの重篤な症状が誘発されるおそれがあるので，万全の体制のもとで専門施設で実施されることが望ましいとされている．
- したがって，クリニックにおいて実施される OFC の中心は，① 感作されているが直接的には未摂取の食品に対して確定診断を行うための OFC，② 食物アレルギーのために，食物除去を一定期間行った後に，耐性を獲得しているかどうかを確認するための OFC の 2 つであると考えられる．
- いずれの目的で実施するにせよ，入院設備がないクリニックにおいては，安全性をより確保した方法をとることが最も重要である．
- クリニックにおいても，文書同意を取得することを基本とすべきである[*1]．

*1
二村は，無床診療所の専門医の 74.3% が口頭のみで OFC のインフォームドコンセントを取得していることを課題として指摘している[1)]．

- その他，専門施設と異なるクリニックの OFC の特徴として，比較的予約がとりやすいこと，短時間で受診可能な場合が多く反復して実施できること，（通常医師が 1 人しかいないため）看護師による介助のウエートが大きいことなどがあげられる．

強い誘発症状を起こさないための注意点，緊急時への備え

誘発症状を起こさないための注意点

- クリニックの OFC では，安全性をより確保した方法をとることが重要である．強い誘発症状が誘発される可能性が低い OFC を計画・実施すべきである．
- **リスクの低い症例のみを対象とする**：特異的 IgE 抗体価が低値（クラス 2

❶ 負荷食品とプロトコルの一例

鶏卵：ゆで卵白	STEP-1：0.2 g→0.4 g→0.8 g STEP-2：0.5 g→1.0 g→2.0 g STEP-3：……
牛乳：牛乳	STEP-1：0.1 mL→0.2 mL→0.4 mL STEP-2：0.5 mL→1.0 mL→2.0 mL STEP-3：……
小麦：ゆでうどん	STEP-1：0.25 g(約1 cm)→0.5 g(約2 cm)→1.0 g(約4 cm) STEP-2：1.0 g→2.0 g→4.0 g STEP-3：……

摂取間隔はすべて45分間．

〜3以下)で，かつアナフィラキシー歴がないような症例を対象とすることによって，OFCに伴うリスクを減らすことができる．

- **負荷試験の方法自体を工夫する**：初回負荷量や総負荷量を少なくする，負荷間隔を長めにとる(例：45〜60分)，ステップ別負荷を細かく設定する，などの工夫により，安全なOFCをめざす．負荷食品とプロトコルの一例を❶に示す．
- **負荷前に対象患者のリスク評価を行っておく**：年齢，原因抗原，特異的IgE抗体価，アナフィラキシー歴，除去の状況，ほかのアレルギー疾患の合併などのさまざまな参考所見から，ある程度結果を予測しておくことが大切である．ハイリスクと判断された患者には，より慎重に負荷することになる．負荷中に無症状で経過しているからといって，リスクが高い患者に対しやみくもに増量すると強い誘発症状を招きかねないので，注意を要したい．

必要な緊急時への備え

- 誘発症状に対する治療は，ガイドラインに準ずる[2,3]．
- アドレナリンは，アナフィラキシー治療の第1選択薬である．適切なタイミングで使用することにより，アナフィラキシー症状の進行を緩和させることが重要である．
- 重篤な誘発症状にどのように対応するかではなく，重篤な誘発症状を避ける工夫や努力に重点をおくべきである．
- 万一重篤な誘発症状が出現したときに，入院治療可能な施設へただちに搬送できるように，あらかじめ連携体制を整えておくことが重要であることはいうまでもない[3]．

クリニックにおけるOFCへの期待

今井[4]は全国調査の結果から，国内におけるOFCの充足率は十分とはいえないことを指摘しており，リスクの低い患者を開業医が担い，OFCの分業を行って実施数を増やす取り組みが期待されると述べている．また，「小児食物アレルギーの診療の全てを小児アレルギー専門医が担うことは不可能であり，食物アレルギーを小児科診療におけるcommon diseaseとして捉え，全ての小児科医がOFCを実施できるような教育システムや仕組みの構築も考えていくことが望まれる」という展望も見据えている．

⮕ 文献

1) 二村昌樹．アレルギー専門医による食物経口負荷試験の実施状況．日小ア誌 2009；23：279-86．
2) 宇理須厚雄，近藤直美監修．日本小児アレルギー学会食物アレルギー委員会作成．食物アレルギー診療ガイドライン 2012．東京：協和企画；2011．
3) 宇理須厚雄ほか監修．食物アレルギー経口負荷試験ガイドライン 2009．東京：協和企画；2009．
4) 今井孝成，海老澤元宏．全国経口食物負荷試験実施状況―平成23年即時型食物アレルギー全国モニタリング調査から．アレルギー 2013；62：681-8．

Question

診断のための食物経口負荷試験の適応と実施上の注意点を教えてください.

Answer

過去の病歴や特異的IgE抗体価などから，結果を予測し適応を決定します．抗原特異的抗体価と負荷試験の結果の関係を示すプロバビリティカーブが参考になりますが，病歴や年齢に注意する必要があります．たとえ陽性が予想されても，「食べられる範囲」を指導できる見込みがあれば積極的に負荷試験を行います．

羽根田泰宏 | 島根大学医学部附属病院小児科

診断のための負荷試験の適応

- 診断的な適応としては，次の場合が考えられる．
  - ▶ 未摂取のまま検査が先行して感作が証明されており，初回摂取時に症状誘発のリスクが高い場合.
  - ▶ 複数の抗原を含む食事で誘発歴があり，病歴および負荷試験以外の検査で原因抗原を特定できない場合.
- いずれの場合も，病歴聴取，プリックテスト，好塩基球ヒスタミン遊離試験，抗原特異的IgE抗体価測定などの非侵襲的な方法を組み合わせて診断の参考とする．しかし100%の診断感度をもつ検査は存在せず，食物経口負荷試験に勝る診断方法はない．
- 施設によって，保証できる安全性や負荷試験後の食事指導の内容など，実施可能な範囲が異なると考えられるので，本項で述べる特異的IgE抗体価とプロバビリティカーブを参考として，現状に則した適応を考えていただきたい．

プロバビリティカーブ[*1]

*1 **プロバビリティカーブ(probability curve)**
抗原特異的IgE抗体価と食物負荷試験陽性率との関連を示すグラフである．一部の抗原においては，負荷試験で95%以上の陽性的中率をとる特異的IgE抗体価のカットオフ値や，95%特異度(負荷試験陰性者の95%がこの値以下をとる値)を求めることができる．

鶏卵，牛乳

- 年齢別のプロバビリティカーブを ❶ に示す[1]．
- ❷ は，1歳で鶏卵未摂取の児に限定して，加熱鶏卵1/2個を負荷した場合のプロバビリティカーブである[2]．
- 対象や病歴，判定法によって異なるカーブが描かれる可能性があるため，実際の診療で使用する際には注意が必要である．

小麦(❸)

- 小麦特異的IgE抗体価は陰性的中率が高いため，95%以上で即時型小麦アレルギーを否定できる抗体価を設定できる．しかし，抗体価が100U_A/mL以上であっても陽性的中率は75%にとどまるとされており，小麦抗体価のみで小麦アレルギーの診断はできない．
- 小麦のコンポーネントであるω-5グリアジン特異的IgE抗体は陽性的中率が高く，クラス3以上で陽性的中率が100%とする報告があり，診断に

❶ 卵白，牛乳の年齢別のプロバビリティカーブ

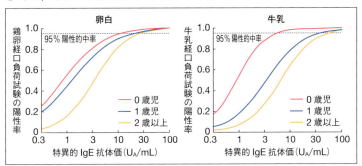

これによれば，たとえば1歳で卵白特異的IgE抗体価がクラス2の場合，症状誘発率は30〜70％程度であることがわかる． （食物アレルギー診療ガイドライン2012[1]）

❷ 加熱鶏卵1/2個を負荷した場合のプロバビリティカーブ（1歳で鶏卵未摂取児）

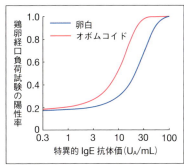

このカーブによれば，同じクラス2でも症状誘発率は約20％となっている．

(Haneda Y, et al. 2012[2])

❸ 小麦のプロバビリティカーブ

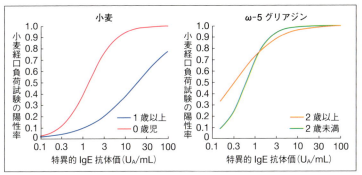

（食物アレルギー診療ガイドライン2012[1]）

❹ ピーナッツのAra h 2特異的IgE抗体価

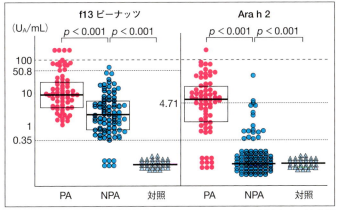

ピーナッツアレルギー患者(PA)は，ピーナッツアレルギーが疑われたが負荷試験が陰性であった患者(NPA)よりも有意にAra h 2が高値であった．

(海老澤元宏ほか．2013[3])

有用である．

ピーナッツ（❹）

● ピーナッツ粗抗原抗体は感度が高く，コンポーネントであるAra h 2特異

的IgE抗体価は特異度が高いことが知られている．日本人小児においても，ピーナッツ粗抗原IgE抗体価とAra h 2特異的IgE抗体価を以下のように組み合わせて用いることで，負荷試験を施行せずに診断できるとされている[3]．

- ▶ピーナッツ特異的IgE≧50.8 U_A/mL，またはピーナッツ特異的IgE 0.35～50.8 U_A/mLかつAra h 2≧4.71であれば，ピーナッツアレルギーと診断してよい．
- ▶ピーナッツ特異的IgE≦0.34 U_A/mLであれば，ピーナッツアレルギーではない．

大豆
- 大豆の粗抗原に対する特異的IgE抗体価は，感度・特異度ともに低く，抗体価のみで診断することは不可能である．しかし，大豆特異的IgE抗体価が高値の例がアナフィラキシーと関連していたとする報告があり，有用な面もある[4]．

エビ
- 感度，特異度とも十分とはいえず，診断には詳細な問診や負荷試験が必要となる場合が多い．

実施の注意点

- **プロバビリティカーブが使用できる場面は限られている**：プロバビリティカーブは，いずれも背景となる対象や陽性の基準など，実際に使用できる患者が限られていることに注意が必要である．目の前の患者に使用できるかどうか吟味し，適合しないのであれば積極的に負荷試験を行う．
- **目的意識の共有**：負荷試験の目的は，診断をつけるためだけではない．実施にあたっては，なんのためにこの負荷試験を行うのか，得られた結果をどう生かすのか，など，目的意識を保護者と共有しておくことが重要である．

文献
1) 宇理須厚雄，近藤直美監修．日本小児アレルギー学会食物アレルギー委員会作成．食物アレルギー診療ガイドライン2012．東京：協和企画；2011．
2) Haneda Y, et al. Ovomucoids IgE is a better marker than egg white-specific IgE to diagnose boiled egg allergy. J Allergy Clin Immunol 2012；129：1681-2.
3) 海老澤元宏，伊藤浩明．ピーナッツアレルギー診断におけるAra h 2特異的IgE抗体測定の意義．日小児アレルギー会誌 2013；27：621-8.
4) Ito K, et al. IgE to Gly m 5 and Gly m 6 is associated with severe allergic reactions to soybean in Japanese children. J Allergy Clin Immunol 2011；128：673-5.

Question

不必要な食物除去をしている患者を見つけて指導するには，どうしたらいいでしょうか？

Answer

食物アレルギーが主訴の患者に出会ったとき，訴えのある食物だけでなく，それ以外に食べている食物を系統的に聞き，避けている食物はその除去理由まで聞く習慣をもつとよいでしょう．

尾辻健太｜沖縄協同病院小児科

「不必要な食物除去」と「必要最小限の除去」

- 「必要な食物除去」とは，食べるとアレルギー症状が出る食物を除去することなので，この「必要な食物除去」以外で除去している食物は「不必要な食物除去」となる．
- たくさん食べると症状が出る食品でも，少量や加工品ならば症状が出ない場合，症状が出ない量を食べ続けてもらうことが「必要最小限の除去」である[*1]．
- 不必要な除去がいけない理由を ❶ に示す．

「不必要な除去」をしている患者を見つけるために

- 何よりも詳細な問診が重要である．その例をあげる．

例 対応と言葉　症例：4歳男児

- 「卵アレルギーが心配なので，調べてもらえませんか？」
- ■「わかりました．卵の血液検査をしてみましょう．1週間後，結果を聞きに来てください」

病院やクリニックでこんな会話がされることもあると思うが，これだけでは不十分である．卵に関してだけでも最低限，過去の症状や現在の卵の摂取状況を聞く必要がある．

- ■「現在，卵はどうしていますか？」
- 「避けています」
- ■「なぜ避けているのですか？」
- 「1歳のとき，卵を食べて症状が出たんです」
- ■「何をどれだけ食べて，どれくらい時間が経ってからどんな症状が出ましたか？」
- 「卵焼きを1切れ食べて30分後，全身にぶつぶつが出て，咳が出て息苦しそうになってぐったりしていました」
- ■「そのとき病院に行きましたか？」
- 「病院に行って，注射してもらったら良くなりました．以降，卵は避けるよう指導を受けました」
- ■「今，卵そのものは避けているようですが，卵が入った加工品はどうして

[*1] たとえば，「卵焼きで症状が出ても，卵が入ったパンやクッキーなどの加工品で症状が出ない」場合，卵を完全除去するのではなく，食べられる加工品は食べ続けてもらう．

❶ 不必要な除去がいけない理由

- 集団生活で，周囲と同じ給食が食べられなくなる
- 保護者の毎日の食事づくりが大変になる
- 外食や旅行の選択肢が狭まる
- 園や学校関係者（保育士，教師，栄養士，調理師など）の負担が増える
- 不必要な除去でも長く続くと，食べるよう促しても食べたがらなくなったり，アレルギー症状が出るようになってしまうことがある

いますか？　たとえばパンとかお菓子とか，フライの衣やハンバーグのつなぎなどです」
- 「そういうのも避けています．あ，でも，この前間違えてショートケーキを1口食べてしまったんですけど，症状は出ませんでした」
- 「それでは，卵の加工品は食べられるようになっているかもしれませんね．今度，体調が良いときに，パンやクッキーを1口食べてみてください」
- 「パンやクッキーが食べられるんですか？　子どもが喜びます！　卵そのものも試してよいですか？」
- 「卵そのものは以前アナフィラキシーといって，強いアレルギー症状を起こしているので，病院で負荷試験として食べてみるほうがよいと思います．今日の検査結果をみて，負荷試験をいつ行うか相談しましょう」

卵だけなら，上記のような問診である程度解決するが，「不必要な除去」をなくすには，さらに下記のような問診もしてみたい．

- 「鶏肉は食べていますか？」
- 「卵で症状が出たとき，病院で鶏肉も避けるよう言われたので避けています」
- 「症状が出る前，鶏肉は食べていましたか？」
- 「はい，好きでよく食べていました」
- 「それでしたら，今も食べられると思います．自宅で食べてみてください」
- 「鶏肉が食べられるだけでも，嬉しいです」
- 「牛乳やうどん，豆腐，鶏肉以外の肉，魚はふだん食べていますか？」
- 「はい，どれも食べています」
- 「魚の卵はどうしていますか？」
- 「卵と字がつくものは，怖くてあげていません」
- 「ピーナッツやそば，エビは食べたことがありますか？」
- 「何となくアレルギーが強い印象があるので，怖くてあげていません」
- 「魚卵やピーナッツ，そば，エビは食べられるかもしれませんね．血液検査で，鶏卵と一緒にそれぞれの特異的IgEも調べてみましょう．値が陰性なら自宅で食べてみてもよいですし，怖ければ病院で食べてもかまいません．値が陽性なら，負荷試験をしてみましょう」

❷ 不必要な除去を見つける問診のコツ―系統的に聞く

① 主訴の食物に関して聞く（除去理由，既往，現在の摂取状況など）
② 主訴食物に関連する食物の摂取状況を聞く（上記の例であれば鶏肉，魚卵）
③ 主訴食物・関連する食物以外の摂取状況を聞く（上記の例であれば乳や小麦，大豆，肉，魚，ピーナッツ，そば，エビ）

不必要な除去を見つける問診のコツ

- 系統的に聞く習慣をつける（❷）．
- 慣れないと問診に時間がかかるので，❸のようなチェックシートを使うとよい．あらかじめ診察前に配って患者にチェックしてもらっておくと，食物アレルギーの問診に慣れなくても不必要な除去を見つけやすくなる．

📋 不必要な除去をしている患者を見つけたときの指導

- なぜ不必要な除去をしているのか，その理由を聞いたうえで，対応する．
- 指導後のフォロー：指導後，次の外来受診時，自宅で摂取できているかどうかを確認する．これらのサイクルを，不必要な除去がなくなるまで繰り返す．

❸ 食物アレルギーチェックシートの例

食物アレルギーチェックシート

下の表の食べ物に，下記の説明の通りに印をつけてください．
(可能な限り，個別の食品もチェックしてください)
○：量を気にせず食べられる食品
△：少量や加工品なら食べられる食品
×：症状が出たことがあるため除去している食品
(印がつかない食品は，食べたことがない，もしくは食べたかどうか分からない食品ということになります)

下記の下線の食品は，該当食物のアレルギーがあっても食べられることが多い食品

大分類	小分類，加工品など
鶏卵	生卵，半熟，加熱(全卵，卵黄)，卵殻カルシウム，〈鶏肉，魚卵〉プリン，茶わん蒸し，スクランブルエッグ，卵スープ，マヨネーズ，目玉焼き，卵焼き，ゆで卵，ショートケーキ，カステラ，ドーナッツ，フライの衣，ハンバーグやお好み焼きのつなぎ，菓子パン，クッキー，ハム，ウインナー，かまぼこ，ちくわ
乳	牛乳，ヨーグルト，チーズ，アイスクリーム，バター，乳糖，〈牛肉〉 シチュー，乳酸菌飲料(65mL)，菓子パン，食パン，チョコレート，クッキー
小麦	うどん，パスタ，ラーメン，パン，しょうゆ，酢，みそ，〈麦茶〉カレーライス，フライや天ぷら，コロッケ，餃子，しゅうまい，クッキー
大豆	豆腐，納豆，豆乳，みそ，しょうゆ，大豆油，もやし，〈小豆など他の豆類〉
果物類	バナナ，キウイ，もも，メロン，りんご，その他( )
穀類，いも類	大麦(麦ご飯，麦茶)，そば，山芋
魚類	サバ，サンマ，アジ，マグロ，(青魚)，鰹だし，ツナ缶，シラス，サケ，タラ，カレイ，赤魚(メヌケ)，(白身魚)，その他( )
肉類	鶏肉，豚肉，牛肉
ゴマ	ねりゴマ，すりゴマ，粒ゴマ，ゴマ油
ピーナッツ	ピーナッツそのもの，ピーナッツバター，ジーマーミ豆腐(ピーナッツ豆腐)
ナッツ類	アーモンド，クルミ，カシューナッツ，ヘーゼルナッツ，ココナッツ
甲殻・軟体類	エビ(えびせん)，カニ(カニカマ)，イカ，タコ
貝類	アサリ(身，汁)，ホタテ，カキ(オイスターソース)
魚卵	イクラ，タラコ，シシャモ

Question
アレルギー食品の表示制度が「食品表示法」になって，どんなところが変わったのですか？

平成27年(2015年)4月1日より，「食品表示法」が施行され，アレルギー表示のルールが改善されました．原則として，個別の原材料や添加物にアレルゲンが表示されるようになりました．また特定加工食品[*1]（一般的に特定原材料を含むことが予測できる食品．例：パン，マヨネーズ）による表記が廃止され，アレルゲンを含むことが表記されるようになりました．

神岡直美｜名古屋市立西部医療センター小児アレルギー科

*1
一般的に特定原材料等により製造されていることが知られているため，それらを表記しなくても，原材料として特定原材料等が含まれていることが理解できる表記（加工食品）．

加工食品のアレルギー表示

- 食品による健康被害を防止することを目的に食品衛生法が改正され，平成14年(2002年)4月以降に製造・加工・輸入された加工食品にアレルギー物質を表示する制度が始まった．
- 食物アレルギーを引き起こすことが明らかになった食品のうち，とくに発症数，重篤度から表示するする必要性の高いものを「特定原材料」として定め，「卵，乳，小麦，えび，かに，そば，落花生」の7品目の表示が義務づけられている（表示義務）（❶）．
- 「特定原材料に準ずるもの」として「あわび，いか，いくら，オレンジ，カシューナッツ，キウイフルーツ，牛肉，くるみ，ごま，さけ，さば，大豆，鶏肉，バナナ，豚肉，まつたけ，もも，やまいも，りんご，ゼラチン」の20品目を定め，当該食品を原材料として含むことを可能なかぎり表示するよう努めることとしている（表示推奨）（❶）．
- 表示される品目は，実態調査などに基づいて，見直されることがある．
- 食物アレルギーでは，ごく微量でも発症する場合があることから，加工食品1g(1mL)にアレルゲンが数μg以上含まれる場合，表示される．
- 加工食品のアレルギー表示法の対象は，包装容器に入れられた食品に限定されており，対面販売の惣菜類や外食全般の食品には，アレルギー表示の義務はない．

❶ 加工食品のアレルギー表示

特定原材料 （表示義務）	卵，乳，小麦，えび，かに，そば，落花生
特定原材料に準ずるもの （表示推奨）	あわび，いか，いくら，オレンジ，カシューナッツ，キウイフルーツ，牛肉，くるみ，ごま，さけ，さば，大豆，鶏肉，バナナ，豚肉，まつたけ，もも，やまいも，りんご，ゼラチン

アレルギー表示のルールの改善

- 食品の表示については，これまで一般的なルールを定めている法律として，食品衛生法，JAS法，健康増進法の3法があった．しかし目的が異なる3つの法律にそれぞれルールが定められていたため，制度が複雑でわかりにくいものになっていた．「食品表示法」は，上記3法の食品の表示に関する規定を統合し，食品の表示に関する包括的かつ一元的な制度として策定された．

- 原則として，個別の原材料や添加物にアレルゲンが表示されることになった．どの原材料に何のアレルゲンが含まれているかがわかる．

> 原材料名：〇〇〇（△△△，ごま油），ゴマ，□□，×××，しょうゆ（大豆・小麦を含む），マヨネーズ（大豆・卵・小麦を含む），たん白加水分解物（大豆を含む），卵黄（卵を含む），食塩，酵母エキス（小麦を含む）/調味料（アミノ酸等），増粘剤（キサンタンガム），〇〇〇〇（大豆由来）

- 例外的に一括表示を可能とし，その食品に含まれるすべてのアレルゲンを，一括表示欄にすべて表示することとした．どの原材料にどのアレルゲンが使われているかはわからない．

> 原材料名：〇〇〇（△△△，ごま油），ゴマ，□□，×××，しょうゆ，マヨネーズ，たん白加水分解物，卵黄，食塩，酵母エキス/調味料（アミノ酸等），増粘剤（キサンタンガム），〇〇〇〇，（一部に小麦・卵・ごま・大豆を含む）

- 同じアレルゲン名が何度も出てくる場合は，2度目以降は省略されることがある．

> 原材料名：〇〇〇（△△△，ごま油），ゴマ，□□，×××，しょうゆ（大豆・小麦を含む），マヨネーズ（卵を含む），たん白加水分解物，卵黄，食塩，酵母エキス/調味料（アミノ酸等），増粘剤（キサンタンガム），〇〇〇〇

- 特定加工食品[*2] およびその拡大表記[*3] を廃止することにより，より広範囲の原材料について，アレルゲンを含む表示が義務づけられた．

参考文献
- 消費者庁．知っておきたい食品の表示．2015．http://www.caa.go.jp/foods/pdf/syoku_hyou_all.pdf
- 消費者庁．早わかり食品表示ガイド．2015．http://www.caa.go.jp/foods/pdf/jas_1511_all.pdf

---

JAS：Japanese Agricultural Standard

*2
特定加工食品
一般的に特定原材料を含むことが予測できると考えられてきた食品（例：オムレツ←卵を含む，うどん←小麦を含む）．

*3
特定加工食品の拡大表記
表記に特定加工品の名称を含むことにより，アレルゲンが含まれることが予測できると考えられてきた表記（例：からしマヨネーズ←卵を含む，ロールパン←小麦を含む）．

Question
家庭における完全除去と誤食事故防止を指導するポイントを教えてください．

完全除去が必要なケースは限られており，早期に摂取可能な量を把握し「必要最小限の除去」を心がけることが重要です．そのうえで，いつもと違う状況では事故が起こりやすいため，ルーチンワークを大切にするよう指導する必要があります．それでも誤食事故は起こりうるため，発症時の対応を十分指導するとともに，早期摂取開始をめざすようにします．

西本　創｜さいたま市民医療センター小児科

まず完全除去が必要かの確認

- 近年，食物アレルギーに対する考え方が大きく変化している．花粉症や気管支喘息と異なり，抗原除去が必ずしも有益とはいえない可能性があり，改めて「必要最小限の除去」の重要性を最初に確認したい．そのうえで微量の抗原摂取でもはっきりした症状が発現する場合には，厳格な除去を必要とする．
- 残念ながら十分注意している保護者でも誤食事故が発生することが多いため，誤食は起こるものとしてアドレナリン自己注射薬所持とともに，発症した際の迅速で適切な対応を併せて指導する必要がある．

症状を誘発する抗原量について

個人差が大きい
- 摂取可能な抗原量は患者により大きく異なる．
- 学校や保育所などの集団生活では寛解が近い軽症患者が多いが，ごく少量の摂取でもアナフィラキシーとなる患者もおり，注意が必要である．
- 無理をしてきめ細かい対応を行うことは誤食事故を誘発することがあり，家庭と同一とすることなく完全除去を基本とし，安全性を優先する．

同一患者においても変動がある
- ふだん摂取可能な食品でも体調により発症することがあるため，集団生活や旅行先では無理をしないように指導する．
- 感染症，運動，入浴，疲労といったことが誘因になりやすい．

同じ食品でも差がある
- たとえば食パンには乳成分を含むものがあるが，1枚あたり牛乳換算で0.1 mLのものから10 mL相当まで，商品により大きな開きがある．
- 微量の乳蛋白で反応する重症患者においては食品表示を確認し，「乳」を含むものは除去する必要がある．
- 「いつもと同じもの」を心がけ，その種類を増やしていくことが重要である．

❶ 食物アレルギーサインプレート

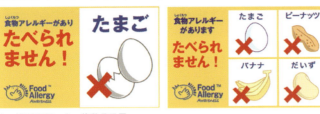

左：単品目用，右：複数品目用．
- 名刺大の絵カードで，名札ケースなどに入れて衣類やバッグに付けて使用する例が多い．
- 医療機関から診断を受けた患者に無償で配布している．
（ALサインプロジェクト．http://alsign.org/signplate.html）

誤食事故が起こりやすい状況―保護者以外の監督下

保護者は食物アレルギーに対して多くの知識を有していることが多いが，祖父母や友人は十分でないことがあるために事故が起きやすい．場合によっては食べるものを持参するなど，対策が必要である．
特定非営利活動法人ALサインプロジェクトでは，まだアレルギーを伝えることができない乳幼児が誤って摂取することがないよう「食物アレルギーサインプレート」（❶）を作成している．

食品表示と混入

表示されないケース
- 大豆やくるみなど20品目は「特定原材料に準ずるもの」とされ，あくまで表示することを推奨されているにすぎない．表示されていないことが必ずしも含まないことではないことに留意する．
- 対面販売や店頭での量り売り，飲食店などで提供される食品では表示義務はない．また，平成32年（2020年）までの経過措置期間は，表示可能面積が30 cm² 未満の場合には省略可能のままである．

わかりにくい表示
- 乳のカゼイン，ホエイ（乳清），ラクトグロブリン，小麦のグルテン，大豆のレシチン，乳化剤といった理解しにくい表示がされることがあるので注意が必要である．
- 魚アレルギーの患者がコラーゲンゼラートを摂取したり，牛乳アレルギーの患者がCPP-ACP（カゼインホスホペプチド-非結晶性リン酸カルシウム；リカルデント®）を摂取してアナフィラキシーとなることもある．

混入
- 食品業者の食物アレルギーに対する理解はさまざまであり，米粉パンにグルテンが入っていたことも経験する．アイスクリーム店で同じスクープを使用されることもよくある．食品を選択する際には企業姿勢を十分に検討し，購入する商品を選択する．

商品のリニューアル
- これまで問題なく摂取できていた商品でも，予告なく製造方法や原材料が変更となることがある．

CPP-ACP: casein phosphopeptide-amorphous calcium phosphate

▶参考文献
- 食物アレルギーひやりはっと事例集2012．平成23年度厚生労働科学研究費補助金「科学的知見に基づく食物アレルギー患者の安全管理とQOL向上に関する研究（H21-食品-一般-004）」．

Question

耐性獲得の確認を目的とした食物経口負荷試験を行うタイミングは，どのように判断したらいいでしょうか？

Answer

「特異的抗体価が低下している」もしくは「微量であっても抗原摂取を継続している」児は耐性獲得が進んでいる可能性があります．これらの因子と，これまでの症状や治療方針を考え合わせ食物経口負荷試験のタイミングを判断するとよいと思われます．

杉浦至郎｜あいち小児保健医療総合センターアレルギー科

OFC：oral food challenge

sIgE：specific IgE

*1
Shekらの報告[1]では抗体価の推移を割合として扱っており，後述する当科における検討ではsIgEの推移は対数化して扱うと実際の結果と最もよく合致していた．sIgEの推移を評価する場合は割合として，もしくは対数化して考えることが望ましいと考えられる．

*2
baked milk, baked egg
たとえば牛乳の場合，小麦とともに高温で加熱したパンやクッキーといったbaked milkは，生乳でアレルギー症状を認める児でもアレルギー症状なく摂取可能な場合があることが示されており，その摂取を継続することで早期に耐性を獲得できることが示されている[6]．同様のことは，卵を使用したbaked eggに関しても示されており[7]，baked eggに関しては摂取頻度が高いほど耐性獲得しやすいことも示されている[4]．

*3
摂取量は患者の安全性を最優先して決定されるべきであるが，経験的には固ゆで卵黄に含まれる卵白成分（ゆで卵白0.01g程度[8]）や，乳糖に含まれる乳成分のみを摂取している状態は，完全除去をしている状態とほぼ同等であると考えられる．

特異的抗体価と耐性獲得

- 食物経口負荷試験（OFC）の結果を予想しようとするとき，プロバビリティカーブを参照することが一般的である．しかし日本の食物アレルギーガイドラインに記載されているプロバビリティカーブは，耐性獲得確認のOFCのみを対象としたものではないため必ずしも正確ではない．
- Shekらは，二重盲検OFCで診断され，その後改善が期待できる一部の患児にOFCを再検した88人の鶏卵アレルギー児と49人の牛乳アレルギー児について検討し，「診断時の卵白・牛乳特異的抗体価（sIgE）が低い」，「卵白・牛乳のsIgEが経時的に低下している（とくに診断時4歳未満の児において）」が耐性獲得と関連していることを報告している[1]．
- 複数の病院で診断された鶏卵・牛乳アレルギー児[2,3]，population based cohort内の鶏卵アレルギー児[4]において，「診断時のsIgEが高い」児は耐性獲得しにくいことが示されている．このような耐性獲得とsIgEとの関係はピーナッツアレルギーにおいても証明されている[5]．
- イムノキャップ®におけるsIgEの数値はその性質上対数的な性質をもつため，抗体価の推移を表現する際には注意が必要である*1．

アレルゲン食品摂取と耐性獲得

- 加熱した鶏卵が生の状態と異なる抗原性をもつことは一般的に広く知られているが，これ以外の加工によっても低アレルゲン化が期待できる場合がある*2．
- アレルゲンを含んだ加工食品を定期的に食べている状態は，完全除去に比べて耐性獲得しやすい状態であり，その摂取頻度が高ければより良いといえる．上述の卵，ピーナッツ，baked milkの報告[4-6]では量については制限なく（比較的大量の）摂取をするよう指示を行っているが，有効性を期待するためにはどの程度以上の抗原摂取が必要なのか，という点に関する報告はない*3．

重症度改善に関与する因子の検討

- 当科では，OFCで誘発された症状をスコア化し，症状誘発までの総負荷

蛋白質量で割ったTS/Pro[9]を重症度の指標としている．この指標を用いて，2回以上ゆで卵白のOFCを行った児を後方視的に検討し，「2回目のOFCでTS/Proが低下している」ことに関連する因子の同定を試みた．

▶ その結果「1回目のOFC直前のオボムコイドsIgE（OM-sIgE）が低い」「2回目のOFC前のOM-sIgEが低い」「女児」「$\log_{10}$ OM-sIgEの低下」「2回目のOFC前に完全除去ではない（おおよそ1g未満と考えられる微量の加工品を摂取している）」がTS/Pro低下に関連する因子であった．

▶ そのなかで，再度OFCをする際に参考にするであろう「抗体価低下」「完全除去ではない」の因子はそれぞれ独立してTS/Pro低下に影響していることを示すことができた．

▶ また，「完全除去ではない」ことは牛乳アレルギー児の重症度改善に関連していることも示すことができている．

耐性獲得を目的としたOFCを行うタイミング

● OFCを行うべきタイミングは，各施設の治療方針にも影響される．たとえば軽い症状でもOFC陽性者には完全除去を指示する方針であれば，大幅な改善が予想されるようになるまでOFCを行うべきではないと思われる．一方，OFC陽性であっても，可能な範囲で積極的に食べる指導を行う方針であれば，より早期の実施に意味があると思われる．

●「耐性」の定義や，OFC後の治療方針にも影響されるが，❶に示すような因子と，以前のOFCの結果，経過中の誤食による症状などを考え合わせて，耐性獲得確認目的のOFCを計画することが望ましいと考えられる．

TS/Pro：Total Score of ASCA/cumulative protein dose

❶ 現在証明されている「食物アレルギーが改善していること」に関連する因子

寛解に関連する因子
- 特異的抗体価が低下している（卵，乳，ピーナッツ）[1,5]
- 制限のない抗原摂取（baked milk, baked egg）を継続している（卵，乳）[2-4]
- 抗原摂取の頻度が高い（卵）[4]
- 診断時の特異的抗体価が低い（卵，乳，ピーナッツ）[1-3]
- 診断時の誘発症状が皮膚症状のみ（卵）[2]

重症度の改善に関連する因子（すべて当科データ〈unpublished〉）
- 特異的抗体価が低下している（卵）
- 微量〜少量の抗原摂取を継続している（卵・牛乳）
- 診断時，再評価時の特異的抗体価が低い（卵）
- 女児（卵）

文献

1) Shek LP, et al. Determination of food specific IgE levels over time can predict the development of tolerance in cow's milk and hen's egg allergy. J Allergy Clin Immunol 2004；114：387-91.
2) Sicherer, SH, et al. The natural history of egg allergy in an observational cohort. J Allergy Clin Immunol 2014；133：492-9.
3) Wood RA, et al. The natural history of milk allergy in an observational cohort. J Allergy Clin Immunol 2013；131：805-12.
4) Peters RL, et al. The natural history and clinical predictors of egg allergy in the first 2 years of life：a prospective, population-based cohort study. J Allergy Clin Immunol 2014；133：485-91.
5) Peters RL, et al. Natural history of peanut allergy and predictors of resolution in the first 4 years of life：a population-based assessment. J Allergy Clin Immunol 2015；135：1257-66.
6) Kim JS, et al. Dietary baked milk accelerates the resolution of cow's milk allergy in children. J Allergy Clin Immunol 2011；128：125-131.e2. doi：10.1016/j.jaci.2011.04.036
7) Leonard SA, et al. Dietary baked egg accelerates resolution of egg allergy in children. J Allergy Clin Immunol 2012；130：473-80.
8) 坂井堅太郎ほか．ゆで卵の作成と放置に伴うオボムコイドの卵黄への浸透．アレルギー 1998；47：1176-81.
9) 日野明日香ほか．食物経口負荷試験における新たなスコアリングシート"Anaphylaxis Scoring Aichi (ASCA)"の提案と検討．アレルギー 2013；62：968-79.

食物経口負荷試験の結果から，どのように摂取開始を指導したらいいでしょうか？

誘発症状を評価するため，アナフィラキシーのグレード分類やASCAスコアを用います．陰性の場合は3か月以内の解除量摂取をめざしますが，体調不良時には無理に摂取しないよう指導します．陽性の場合でも誘発症状が軽ければ摂取開始可能なケースがありますが，体制を整えた施設で行うようにします．

髙岡有理｜大阪府立呼吸器・アレルギー医療センター小児科

- 食物経口負荷試験で陰性であっても即解除となるわけではない．一方，陽性であってもすべてが完全除去ではなく，比較的軽度であれば摂取開始を指導することもできる．
- 本項では，鶏卵，牛乳，小麦の負荷試験における誘発症状の判断の方法と摂取開始方法について，陰性と陽性の場合に分けて述べる．

誘発症状を評価する指標*1

*1 それぞれの特徴を理解し，施設内で使用しやすい統一したグレード分類を用いることにより，スタッフ間で共通した重症度の理解が可能となると考える．

ASCA：Anaphylaxis Soring Aichi

- 同じ閾値であっても，誘発症状の強さによって食物アレルギーとしての重症度は異なる．したがって負荷試験では，誘発閾値だけでなく誘発症状を客観的に把握する必要がある．
- 誘発症状を評価する指標として，アナフィラキシー スコアリング あいち（ASCA）（❶）[1]，アナフィラキシーガイドラインのアナフィラキシーグレード[2] などがある．

ASCA スコア*2

*2 食物経口負荷試験や経口免疫療法時に，重症度をより正確に評価することを目的に，あいち小児保健医療総合センターで作成された．

- アナフィラキシー分類よりも食物経口負荷試験で観察される誘発症状を意識して細分化した表現となっているため，医療者や医療機関での誘発症状の評価のばらつきが少ないと思われる．
- 個々の臓器に対する点数と総合点を両方つけることができるようになっている．

アナフィラキシーガイドラインに載せられたアナフィラキシーグレード

- 3段階に分かれたグレード分類で，小児アレルギー学会より提案された一般向けエピペン®の適応レベルをグレード3としている[2]．

食物経口負荷試験の結果をふまえて

陰性の場合

十分量の負荷試験で陰性の場合

*3 解除
解除量をさまざまな調理形態，加工品で摂取できることである．

- 十分量の負荷試験で陰性であっても，解除*3 と異なることに注意が必要である．十分量の負荷試験の総負荷量は，鶏卵1/2〜1個，牛乳の100〜200 mL，ゆでうどんの50〜100 gに相当する．これらの負荷試験で陰性

❶ アナフィラキシー スコアリング あいち

アナフィラキシー スコアリング あいち：Anaphylaxis Scoring Aichi(ASCA)		ID( )	氏名( )	負荷食品( )

平成　年　月　日(入院　日目)　最終摂取時刻＿＿：＿＿(最終負荷量＿＿＿＿総負荷量＿＿＿＿)　総合スコア(　　点)

症状観察時刻　(　)＿：＿　(　)＿：＿　(　)＿：＿　(　)＿：＿　[時刻毎に記号(○△×)やペンの色(○○○)を変えて記録する]

グレード/スコア	0点	① 1点	①' 5点	② 10点	②' 20点	③ 40点	④ 60点
呼吸器 (主観的症状)	なし	鼻のむずむず感	喉頭の違和感	つまった感じ 息苦しさ	発声しにくい 呼吸困難感	声が出ない 息ができない	
(客観的症状)	なし	くしゃみ	軽度で一過性の咳 鼻水	断続する咳 ごく軽度の喘鳴	時に咳込み 明らかな喘鳴 嗄声	絶え間ない咳込み 著明な喘鳴，努力呼吸 吸気時喘鳴，陥没呼吸	呼吸音減弱 陥没呼吸著明 チアノーゼ
酸素飽和度の目安				SpO₂ 98%以上	SpO₂ 97〜95%	SpO₂ 94〜91%	SpO₂ 90%以下
皮膚粘膜 (主観的症状)	なし	口周囲のかゆみ 軽い違和感，ほてり	局所の軽度のかゆみ	全身のかゆみ	掻きむしらずにいられない		
(客観的症状) 面積	なし	〈口周囲に限局〉	眼球結膜の浮腫・充血 〈局所的〉	〈複数範囲に及ぶ〉	〈急速に拡大，または全身に及ぶ〉		
所見		膨疹，紅斑，腫脹，水疱	膨疹，紅斑，腫脹，血管性浮腫	膨疹，紅斑，腫脹，血管性浮腫	膨疹，紅斑，腫脹，血管性浮腫		
消化器 (主観的症状)	なし	口腔・咽頭のかゆみ，辛味，イガイガ感	軽度の嘔気，腹痛(FS1)	嘔気，腹痛(FS2)	強い腹痛(FS3)	耐えられない腹痛(FS4)	
(客観的症状)	なし		腸蠕動亢進	下痢，嘔吐	繰り返す嘔吐	嘔吐の反復による脱水傾向	
神経	なし	摂食拒否 軽度の高揚	活気の低下 不機嫌，苛立ち	眠気，すぐ横になりたがる 軽度の興奮	明らかに異常な睡眠 興奮・泣きわめく	傾眠 不穏で手がつけられない	意識障害
循環器	なし					顔面蒼白，頻脈，四肢冷感 異常な発汗，軽度血圧低下	徐脈 中等度以上血圧低下
血圧の目安						1歳未満：<70mmHg 1〜10歳：<70+(2×年齢)mmHg 11〜17歳：<90mmHg	1歳未満：<50mmHg 1〜10歳：<60mmHg 10歳以上：<70mmHg

(日野明日香ほか．2013[2])

❷ フェイススケール(FS)

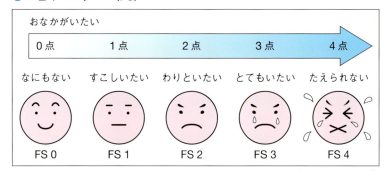

(日野明日香ほか．2013[2])

の場合は，解除を目標とした指導を行う．ここでいう解除量の目安としては，学童では加熱鶏卵1個，牛乳200mL，うどん乾めん重量50g(ゆでうどん150g相当)まで，幼児では卵1/2個以上，牛乳100mL，うどん乾めん重量20〜30g，乳児は本人が食べられる最大量までと考えられている．
- さまざまな調理形態で試すときには，加工による抗原性の変化を考慮する必要がある．
  ▶とくに鶏卵においては，加熱により大きく抗原性が変化することに注意する必要がある．加熱や消化酵素で変性しやすい蛋白質はオボアルブミ

*4
たとえば固ゆで卵白で負荷試験を行った場合，固ゆで卵白が1個摂取可能であっても，卵焼きでは症状をきたすこともある．したがって，より加熱の弱い食品を試すときには少量から試すように指導をしている．

*5
誘発症状時の対応について，当院では，病院に対する誘発症状対応の依頼文を全例に渡し，受診のタイミングを説明している．アナフィラキシーガイドラインのグレード1は自宅で観察可能だが，グレード2以上では基本的には病院に受診するように指導している．

*6
当院では全例に頓服として抗ヒスタミン薬と気管支拡張薬の頓服の処方，摂取状況を記載する摂取日記の配布，症例によりアドレナリン自己注射薬（エピペン®）の処方を行っている．

*7
負荷量と誘発症状の程度によって摂取開始量を決定する．

ンであるが，固ゆで卵，錦糸卵，炒り卵，温泉卵，生卵の順にオボアルブミンの残存量が多くなる*4．
▶ 牛乳においては，鶏卵ほど加熱によって変性はしないが，パンやマフィンなど小麦と混ぜて高温で焼くと低アレルゲン化される．
▶ 小麦においては，うどんでは湯がくときに水溶性蛋白質が溶け出すので，うどんでは症状が出ないがパンでは症状をきたすこともある．

● 同時に食品の蛋白含有量を考慮すると比較的安全に摂取ができる．「五訂増補日本食品標準成分表」によると，たとえば牛乳の蛋白質は3.3%，プロセスチーズは22.7%，有塩バターは0.6%である．したがって，牛乳30 mLと同程度の蛋白含有量を換算すると，バターでは約165 g，プロセスチーズでは約4 gとなる．

● 加工食品の解除に関しては，「加工品のアレルゲン含有量早見表」[3]や『おいしく治す食物アレルギー攻略法』[4]なども参考にできるが，似たような加工品であっても商品が違えばアレルゲンの使用量が異なる，あるいは同一商品でも成分が変わることもあり，十分に安全な量からの摂取を指導する．

少量の負荷試験で陰性の場合

● 種々の事情により少量の負荷試験で陰性で終了した場合は，再度増量して負荷試験を行うか，外来受診を併用しながら解除量まで自宅で増量する．当院では，少量で陰性で終了した場合は増量して負荷試験を行うことを基本とし，患者の同意が得られない場合は外来受診を併用しながら自宅での開始および増量を指導する．また直近の誘発症状の既往などで引き続いての増量負荷試験のリスクが高いと判断した症例は，陰性だった量までを6か月程度自宅で続けてから増量負荷試験とする．ただし，あまりに少ない負荷量（総負荷量2 g以内）では陰性でも自宅での摂取の安全性は担保できないので除去を継続し，さらに増量負荷試験後摂取開始が可能と判断することとしている．

● 自宅で開始を指示する場合，当院では開始量の目安は負荷試験時の最終負荷量からとしている．

● 少量の負荷陰性例のなかには，十分量の負荷をしたときにアナフィラキシーとなる症例が含まれる可能性があるため，摂取開始に対し十分な安全対策が必要である*5・*6．

● 自宅摂取時の注意として，①摂取後1〜2時間は自宅で様子を観察する，②摂取直後の運動は誘発症状が出やすいので注意する，③病院が開いている時間の摂取が望ましい，などと指導している．また，体調不良時は無理に摂取しなくてよいこと，とくに発熱や急性胃腸炎，喘息発作時には摂取を休むように指導している．

陽性の場合

● 負荷陽性でも，経口負荷試験結果で比較的十分な量を摂取して誘発症状も軽ければ，摂取開始が可能な場合がある*7．

● 小林らは，固ゆで卵白・生牛乳・ゆでうどん経口負荷試験において，最終

❸ 食物経口負荷試験における最終負荷量と誘発症状に基づいた摂取開始基準

負荷試験結果 最終負荷量	摂取を開始する量				
	陰性 0	TS 1〜9	TS 10〜19	TS 20〜29	TS 30〜
20 g	20 g	10 g	5 g	2 g	
10 g	10 g	5 g	2 g		
5 g	5 g	2 g		除去の継続 (経口免疫療法)	
2 g	2 g				

TS：ASCA の total score（最高 240 点）

負荷量と JPGFA2012 アナフィラキシーグレードをもとに，負荷食品の摂取開始基準を設定する方法を提案し，その方法に基づいて固ゆで卵白・生牛乳・ゆでうどんを 2 g 以上で開始ができる症例では，多くの場合，安全に摂取開始できたと報告している[5]．それをもとに 2015 年第 52 回小児アレルギー学会ワークショップでは，漢人らにより ❸ のように提案された[*8]．いずれにしろ，摂取開始にあたり十分な安全対策が必要である．

- 摂取開始は，基本的には負荷試験時に用いた食品を摂取する．より安全性を高める工夫として，開始時には外来で開始予定量を摂取して問題のないことを確認してもよい．当院では，摂取開始食品として鶏卵では固ゆで卵白，乳製品は牛乳，小麦はうどん(乾めん重量で計量)を使用している．

[*8] この摂取開始基準にて開始量がさらに少ない 1 g ないし 0.5 g となる場合は，よりリスクが高くなると考えられる．
当院においては，そのような症例は解除までに 1 年以上かかることが多く，誘発症状のために除去に戻る症例も約 30 % 程度存在した．したがって，そのような症例は十分なインフォームドコンセントのもと，経口免疫療法としての体制を整えたうえで行うことが必要だと考える．

まとめ

　これまで除去していた食品を解除する過程で計画的に摂取を開始するのは，必要な作業ではあるが，多かれ少なかれ保護者や患者にとって負担がかかる．安全性に配慮した無理のない範囲での指導が必要である．

文献

1) 日野明日香ほか．食物経口負荷試験における新たなスコアリングシート"Anaphylaxis Scoring Aichi(ASCA)"の提案と検討．アレルギー 2013；62：968-79.
2) 柳田紀之ほか．日本小児アレルギー学会アナフィラキシー対応ワーキンググループが決定・公表した「一般向けエピペン®の適応」の評価．日児誌 2014；28：201-10.
3) 加工品のアレルゲン含有量早見表．厚生労働科学研究費補助金平成 21 年・平成 22 年度 食品の安心・安全確保推進研究事業　平成 23 年度 食品の安全確保推進研究事業．委員会代表：宇理須厚雄．
4) 伊藤浩明監修．おいしく治す食物アレルギー攻略法．愛知：アレルギー支援ネットワーク；2014.
5) 小林貴江ほか．食物経口負荷試験の結果に基づくアレルゲン食品摂取指導(第 1 報)．日児誌 2013；27；179-87.

Question

クリニックにおいて「少しずつ食べる」指導はどのように進めたらいいのでしょうか？

クリニックには，専門病院と異なり低年齢で，症状が軽い子どもが多く来院します．離乳期と幼児期以降に分けて指導するとよいでしょう．離乳期には「授乳・離乳の支援ガイド」に基づき除去食物以外を進めます．1歳を超えたら食物経口負荷試験（OFC）を行って，不必要な食物除去をなくし，アレルゲン食品の摂取可能なレベルを見極め，計画的な指導を行います．

山田進一｜山田こどもクリニック

OFC：oral food challenge test

離乳期での「少しずつ食べる」指導のポイント

- 食物アレルギーがあることを理由に，離乳食の開始や進行について特別な考え方をする必要はない．「授乳・離乳の支援ガイド」の離乳食の進め方の目安に基づき，除去食物以外は進めていくことである．
- 離乳食を開始するときの注意点として，皮膚の状態がよくない場合には皮膚の状態をきれいにしたうえで離乳食を開始する．皮膚の状態が改善されていない段階で離乳食を開始してしまうと，食べた食物が原因で食物アレルギーの皮膚症状が出たかどうかの判断がつきにくいからである．
- 母乳栄養の場合，離乳食が進むにつれて乳児の消化管が発達してくることから，母親の食物除去は解除されることが多い．患児の肌の状態が改善すれば，母親の解除を進める．
- 母親の食物除去解除ができれば，母乳中に含まれるアレルゲンは数十 μg 程度と考えられるので，鶏卵の場合は卵黄，牛乳の場合は蛋白含量が少ない食パンを少量から開始できる．小麦の場合は，うどん 0.5 cm 長程度であれば開始できる[1]．

▶ よほどの重症例以外は，アレルゲンを完全除去にする期間を短くし，離乳期からアレルゲン食品を家庭から完全に排除しないことが望ましい．母親に，アレルゲン食品も工夫をすれば，自分の子どもに調理して食べさせることができることを経験させることで，アレルゲンが「食べてはいけない＝悪者」という認知が，家族や患児にすり込まれるのを避けうるであろう．

▶ 除去食を開始する時点から，食物アレルギーの解除の目安と進め方を伝え，除去食はあくまでも一時的であり，成長とともに食べられるようになることを伝える．このことは，「少しずつ食べる」指導には欠かせない．

幼児期以降の「少しずつ食べる」指導のポイント

- 1歳を超えたら，積極的に食物経口負荷試験（OFC）を行う．OFCは不必要な食物除去をなくすとともに，摂取可能なレベルを見極めるという点においても重要である[*1]．
- OFCの誘発症状の評価はJPGFA，ASCAスコアを活用し，負荷量と誘発症状の程度によって摂取開始量が2g以上の症例を対象に，少しずつ食べる指導を行う[*2]．
- 鶏卵，牛乳，小麦については，アレルゲン食品そのもの（鶏卵，牛乳，うどんなど）を用いて，決められた量を計画的に摂取すること（定量摂取）が有効である[2-4]・[*3]．
- 従来行われてきたような，クッキー程度，フライ程度といった加工食品の種類を中心とした摂食指導は，含有するアレルゲン量の把握が曖昧となり，安定した指導を行うことが困難である．アレルゲン食品そのもの（鶏卵，牛乳，うどんなど）を用いた場合，増量の指導が容易であり，アレルゲンを含む加工食品は，安全性が確認できた量を超えない範囲で摂取を許可する．
- クリニックの診療のなかで，患者と話す時間は限られているため，食物アレルギーに精通した管理栄養士がいればOFCの結果をふまえて摂取できる範囲を明示し，食事指導を行うことが可能となる．管理栄養士がいなければ医師もしくは看護師が指導する必要があり，食事指導の内容を準備しておく必要がある[*4]．各原因食品のステップに対応した食品が摂れるように指導箋を準備する[5]．
- 家庭で食べる計画は計量的に指導し，計画どおりに摂取できているかどうかは日誌を利用すると診察がスムーズとなる．
- 「少しずつ食べる」指導の際，事前に症状出現時の対応についての指導を行っておくと，保護者も困惑せずすみやかに対応することができる．
- 症状を起こさずに食べられるようになった食品であっても，かぜや下痢などで体調不良や疲労時には，食後の激しい運動などによって誘発閾値が下がり，症状が出現する場合があることを伝えておく．
- 誘発症状が起きた場合は，まず症状が誘発されやすい誘因（運動，入浴，疲労，体調不良など）がなかったかを日誌に記載するように指示しておく．
- 誘発症状がグレード1程度であれば，翌日に同量を摂取しても症状を認めないことが多い．グレード2であれば，摂取量を1段階減量する．減量した量で5～10回症状を認めなければ再度増量するように指導する．グレード3以上の症状が誘発された場合や，グレード2以下でも症状を繰り返す場合は，早めに受診するように指示し，受診時に摂取状況を確認して無理のない摂取量に改める．症状の程度によっては，救急受診が必要となる場合があるため，バックアップ病院との連携をとれるように緊急受診メモを渡しておくとよい．
- 増量計画は，患児や保護者の気持ち・状況に配慮して個別性を尊重するこ

[*1] クリニックで実践するOFCの方法の注意点については別項「クリニックOFCの注意点」（p.190）を参照．

JPGFA：Japanese Pediatric Guideline for Food Allergy

ASCA：Anaphylaxis Scoring Aichi

[*2] 負荷陰性例にも必要な摂取開始時の注意事項は別項「OFCの結果からの摂取開始の指導」（p.204）を参照されたい．

[*3] 別項「「食べられる範囲」を指導する方法」（p.211）参照．

[*4] 都道府県栄養士会が運営する栄養ケア・ステーションに問い合わせをすると，管理栄養士を紹介してもらえる．管理栄養士は食物アレルギーが専門ではないが，医師の指示さえ明確であれば，おいしく楽しく食べる指導を依頼できる．当院では3年前に管理栄養士を紹介してもらい，現在では小児アレルギーエデュケーター（p.247参照）を取得され，非常に助けられている．

とが重要である．保護者の不安が強く「食べていく」指導が進まない場合には，保護者が安心して達成しやすい目標を立て，一つずつ達成していくことを積み上げていくとよい[*5]．

- 除去を長く続けた場合，その食材を家庭で使う機会がなくなるので母親の調理能力も低くなる．そのため増量の指示だけではうまく進まない場合がある．このような場合には調理指導が必要となり，栄養士の協力を得ることが重要となる．

[*5] そのような場合，受診間隔があくと，食べられていないことが多くなる．子どもが確実に食べられるごく少量から試すことや，万が一症状が誘発されてもすぐに医療機関への受診が可能な平日の昼間に試すこと，病院に行く前や待合室で食べさせるなど，すぐ実践できる具体的な方法を示し，受診間隔を短く設定すると，保護者が安心しながら進められる．

まとめ

食物アレルギーの診療において，「少しずつ食べていく」指導が困難な例に出会うことは珍しくない．その傾向は，患児が年長になるほど顕著であり，厳格な食物除去を続けてきた場合である．このような場合には，OFCを施行しても口腔内の違和感，腹痛，かゆみなどの主観的症状を訴えやすい．患児にとっては，「アレルゲン＝悪（食物でない）」の認知が確立してしまっている印象を受ける．

こうしたことから，可能であれば食事習慣や嗜好が確立する幼児期から「少しずつ食べていく」指導を開始することが重要と痛感しており，クリニックにおいて軽症患者に対する「少しずつ食べていく」指導が広がっていくことを期待する．

文献

1) 伊藤節子．乳幼児の食物アレルギー．東京：診断と治療社；2012．p.13，153．
2) 小林貴江．鶏卵経口負荷試験陽性者に対する除去解除を目指した食事指導（第2報）．日小ア誌 2013；27：692-700．
3) 小田奈穂．牛乳アレルギーにおける除去解除のための食事指導（第3報）．日小ア誌 2013；27：701-9．
4) 楳村春江．蛋白質換算を用いた小麦アレルギー患者への除去会場指導（第4報）．日小ア誌 2013；27：710-9．
5) 伊藤浩明監修．あいち小児保健医療総合センターアレルギー科作成．おいしく治す食物アレルギー攻略法．愛知：アレルギー支援ネットワーク；2014．

加工食品アレルゲン量の換算と指導方法 ● 211

Question

鶏卵・牛乳・小麦について，加工食品に含まれるアレルゲンの量を把握して「食べられる範囲」を指導する方法を教えてください．

Answer

加工食品中のアレルゲンの量とは，その食品に含まれるアレルゲンの蛋白質量のことです．アレルゲンの蛋白質量に合った摂取可能な加工食品に換算したり，資料などを利用し指導していきます．

中川朋子 | あいち小児保健医療総合センターアレルギー科

食物経口負荷試験に基づいた定量摂取[*1]の開始

- 当院では，加工食品の紹介は食物経口負荷試験後の定量摂取が進んだ症例に対して行っている．

アレルゲン量は蛋白質量である

- 食物アレルゲンは食物に含まれる蛋白質である[1]．その蛋白質量は「日本食品標準成分表2010」[2]に収載されている．牛乳や小麦は加熱による蛋白質の大きな変化がないため，食品中の蛋白質量で摂取量を換算することができる[*2]．一方，鶏卵は加熱による低アレルゲン化が重視される．そのため，鶏卵については蛋白質量の換算が難しく，食品中に含まれる卵白の含有量で考えていく必要がある．
- アレルゲンとなる食物を主成分とする加工食品については，各製品の栄養表示を利用することにより蛋白質量を計算することができる[*3]．
- 当科では，多くの食品メーカーに商品についての情報提供を依頼してきた．そのなかから，最もアレルゲン含有量の多い商品を想定して，鶏卵，牛乳，小麦含有食品の摂取許容量の目安を作成し，『おいしく治す食物アレルギー攻略法』[3]のなかで「加工食品解除シート」として紹介している．

鶏卵

- 卵白は鶏卵の2/3に相当し，鶏卵の主要アレルゲンである．よって，鶏卵では加工食品中のアレルゲン量は蛋白質量の換算ではなく，加工食品中の卵白含有量で考える[*4]．
- 鶏卵は加熱による低アレルゲン化も考慮すべきであり，同量の卵白を含有する食品の場合には，茶碗蒸しやプリンのような低加熱料理よりも，卵焼きやオムレツのような通常加熱料理のほうが安全に摂取することが可能である．
- 当院では，安全に定量摂取できた鶏卵の量に応じて加工食品を許可している．ゆで卵白5gが摂取可能となった児に対しては，ゆで卵白2g相当の加工食品の摂取を「加工食品解除シート」（❶）[3]を用いて紹介している．
- 一方，卵黄は抗原性が卵白と比較して低値のため，卵黄のみ使用した加工食品は摂取可能なことが多く，当院ではゆで卵白1gが安全に摂取できる

[*1] **定量摂取**

鶏卵，牛乳，小麦の即時型食物アレルギーの診断が確定しており，耐性獲得の確認を目的とした経口負荷試験が陰性，または陽性であっても2g(mL)以上の摂取が開始できる児に対して，定期的に自宅でアレルゲンそのものを摂取させる指導法である．

[*2] 普通牛乳の蛋白質は3.3％，有塩バターは0.6％の蛋白質を含有している．つまり，牛乳が2mL摂取できる児は10gのバターを使用することができる．

[*3] 蛋白質量2.6％のゆでうどん100gの摂取ができるようになった児であれば，「44g（13枚）あたり蛋白質3.1g」のクラッカーは10枚摂取可能である．

[*4] ホットケーキやハンバーグにつなぎとして鶏卵1個相当を使用して，できあがり総量の○分の1と計量して摂取する．

❶ 加工食品解除シート(卵)

定量基準に基づいた **加工食品解除シート(卵)**

定量基準		左の定量基準を満たせば食べて良い加工食品
ゆで卵白重量(たんぱく質量)	全卵換算	
40g (4.5g)	1個	低加熱料理:茶碗蒸し,プリン,たまごスープ,マヨネーズ／通常加熱料理:卵焼き,オムレツ,目玉焼き
20g (2.3g)	1/2個	カステラ1切れ,バウムクーヘン1/2個,シフォンケーキ1切れ,ショートケーキ1カット
10g (1.3g)	1/4個	とんかつ1枚,ホットケーキ1枚,ドーナツ1個,ハンバーグ1個
5g (0.6g)	1/8個	うずら卵1個,コロッケ1個,中華麺1玉,から揚げ3個
2g (0.2g)	1/20個	クッキー1枚,ビスケット1枚,ロールパン1個,かまぼこ3切れ,ハム1枚,ウィンナー1本,ちくわ1本,スティックパン1本

(伊藤浩明監修. 2014[3])

児に対しては,ゆで卵黄1個を料理などに使用するように指導している.

牛乳

- 牛乳は食品中の蛋白質量で摂取量を換算することができる.普通牛乳の蛋白質は3.3%である(❷).「日本食品標準成分表2010」を使用すると,ヨーグルトは蛋白質量が牛乳とほぼ同等であるものが多く,牛乳の代替品として利用しやすい.

- プロセスチーズは22.7%の蛋白質を含有しており,蛋白質が牛乳の約7倍のため,牛乳100mL摂取可能な児は

$$100(g) \times 3.3\% = チーズ X(g) \times 22.7\%$$

という計算により,約14gのプロセスチーズであれば摂取可能である.

❷ 食品中の蛋白質量

食品	食品中の蛋白質量		普通牛乳10gに相当する食品量の目安
	含有率	普通牛乳との比	
普通牛乳	3.3%	1.0	10g
有塩バター	0.6%	0.2	55g
乳酸菌飲料	1.1%	0.3	30g
クリーム(乳脂肪)	2.0%	0.6	16g
ヨーグルト(全脂無糖)	3.6%	1.1	9g
アイスクリーム(普通脂肪)	3.9%	1.2	8g
加糖練乳	7.8%	2.4	4g
クリームチーズ	8.2%	2.5	4g
プロセスチーズ	22.7%	6.9	1g
脱脂粉乳	34.0%	10.3	1g
パルメザンチーズ	44.0%	13.3	1g未満

- 栄養成分表を利用した場合は,「コップ1杯(200mL)あたり蛋白質2.5g」という表示のコーヒー牛乳であれば,牛乳100mL摂取できる児は

$$100(mL) \times 3.3/100 = X(杯) \times 2.5(g)$$

という計算により,約260mLのコーヒー牛乳が摂取可能である.

- 『おいしく治す食物アレルギー攻略法』[3]では,鶏卵と同様に牛乳も「加工食品解除シート」で段階的に摂取可能な加工食品を紹介している.

小麦

- うどん(ゆで)は種類によって蛋白質量の違いがあるが,今回は「日本食品標準成分表2010」に記載されている数値(2.6%)を基準にして紹介する.「日本食品標準成分表2010」を使用するとスパゲティ(ゆで)は5.2%の蛋白質を含有しており,蛋白質がうどんの約2倍のため,うどん100g摂取可能な児は

$$100(g) \times 2.6\% = スパゲティ X(g) \times 5.2\%$$

という計算により,約50gのスパゲティであれば摂取可能である.

- さらに,小麦も『おいしく治す食物アレルギー攻略法』[3]で「加工食品解除シート」にて段階的に摂取可能な加工食品を紹介している.

加工食品摂取時の注意点

加工食品を使用した食事療法で注意しなければいけない点は,加工食品中に含まれるアレルゲン蛋白質量と同量のアレルゲンそのものが摂取可能ではないことである.たとえば,鶏卵アレルギー児がコロッケを1個摂取できるからといって,ゆで卵白5gが摂取可能とは考えてはいけない.

文献

1) 宇理須厚雄ほか監修.日本小児アレルギー学会食物アレルギー委員会作成.食物アレルギー診療ガイドライン2012.東京:協和企画;2011.
2) 文部科学省.日本食品標準成分表2010.
3) 伊藤浩明監修.あいち小児保健医療総合センターアレルギー科作成.おいしく治す食物アレルギー攻略法.愛知:アレルギー支援ネットワーク;2014.

Question アレルゲン食品(大豆，ゴマ，そば，魚，魚卵，甲殻類)について，診断と指導のポイントを教えてください．

これらアレルゲンの診断において，感度・特異度の優れた検査がないため，いずれも食物経口負荷試験で確認する必要があります．これらのアレルゲンは一般的に加熱の影響を受けないと考えられていますが，みそ，しょうゆ，納豆，魚のだし，缶詰などは加工の過程でアレルゲン性が低減化し食べられる場合があります．そば，魚肉，甲殻類は自然耐性を獲得しにくい代表的なアレルゲンとして知られています．

中島陽一，近藤康人 | 藤田保健衛生大学坂文種報德會病院アレルギーセンター小児科

大豆

- 大豆特異的 IgE 抗体は診断に対する感度，特異度が高くはないため，病歴および豆腐や煮豆，豆乳などを用いた食物経口負荷試験で確認する．
- 豆腐，豆乳，納豆，みそ，しょうゆ，大豆油にはアレルゲン性の違いがある．みそやしょうゆは発酵の過程で低アレルゲン化されるためほとんどの場合は食べられる．納豆も発酵の過程が加わるため低アレルゲン性となるが，納豆菌による遅発性アナフィラキシーに注意が必要である．精製された大豆油にはアレルゲンは残存していない．
- アレルゲンには Gly m 1〜8 が報告されている[*1]．
- 自然耐性獲得が期待できるため，適宜，食物経口負荷試験で確認する．

ゴマ

- ゴマ特異的 IgE 抗体陽性でも食べられる場合があり，必要性があればすりゴマや練りゴマを用いた食物経口負荷試験で確認する[*2]．
- 粒ゴマは消化されず排出されるため，通常問題にならない．
- ゴマ油は摂取可能であることが多いので食物経口負荷試験で確認する．
- 自然耐性を獲得しにくいとされており，除去指導が一般的である．

そば

- そばは吸入抗原としても知られており，そば殻枕の使用により喘息発作が誘発されることがある．
- そば特異的 IgE 抗体が高値であっても，同時に測定したこめ特異的 IgE 抗体が同等に高値を示す例では食べられる場合がある[1)・*3]．
- アレルゲンとして Fag e 1〜3 がある．貯蔵蛋白であるが果皮(そば殻)にも含まれる．可溶性蛋白質であるため湯がき汁にも注意が必要である[*4]．
- そばアレルギーは耐性を獲得しにくいとされており，除去の指導を行うとともに，誤食時の対応としてアドレナリン自己注射薬の所持を考慮する．

*1 カバノキ科花粉症で豆乳アレルギーを合併することがあり，Gly m 4 の関与が示唆されているが，全身症状をきたす詳細なメカニズムはわかっていない．

*2 ゴマのアレルゲンは Ses i 1〜7 があり，Ses i 4 と 5 はゴマ油のアレルゲンである．

*3 この現象には，植物抗原間での交差反応性を有し症状を誘発しない交差反応性糖鎖(CCD)の関与が考えられる．

CCD : cross-reactive carbohydrate determinant

*4 クッキーやかりんとうなどの菓子や，まんじゅう，クレープ，冷麺などそばを含む加工品，またコショウなどの調味料に含まれる場合がある．

PA : parvalbumin

*5 缶詰は，高温・高圧処理により低アレルゲン化されているため，摂取可能な場合があり，PA は可溶性であるため，水煮タイプのマグロの缶詰を水洗いするとよい．

魚肉

- アニサキスアレルギーとの鑑別のため，アニサキス特異的 IgE の測定や赤身魚でみられるヒスタミン中毒の可能性についても鑑別する．
- 魚の主要アレルゲンはパルブアルブミン（PA）で，魚類と両生類の筋肉中に存在するカルシウム結合性蛋白質である．可溶性で熱に強いため，加熱しても抗原性は減弱しない[*5・6]．アミノ酸配列の相同性は 60〜90％ で，魚種間で交差抗原性があり，魚アレルギー患者は複数の魚種にアレルギーをもつ場合が多い[2]．
- 魚は魚種間で PA の量が異なり，マグロ，カジキ，カツオといった赤身の魚は白身の魚に比べてその含有量が少ないため[3]，食べられる場合がある．マイナー抗原としてはコラーゲンが知られており，魚アレルギーの患者の約 1/3 が認識すると報告されている[*7]．
- 診断は特異的 IgE 抗体の測定や，新鮮な魚を使用した皮膚試験を参考に食物経口負荷試験で確認する．特異的 IgE 抗体が高値でも，食べられる場合がある．

甲殻類

- 主要アレルゲンは，筋肉を構成する蛋白であるトロポミオシン（TM）で[*8]，耐熱性である．甲殻類間のほか，軟体類，貝類，ゴキブリ，ダニとの間でも交差抗原性が報告されている．
- エビとカニの TM の相同性は 90％ 以上あるが，実際にエビアレルギー患者がカニにも症状を示すのは約 65％ と報告されている．
- エビ特異的 IgE 抗体価の診断的中率はクラス 3〜4 であっても 20％ 以下であり，逆に明らかなアレルギー症状を有する患者でも IgE 抗体陰性となる場合が 20％ 近くある．よって経口負荷試験で確認する必要がある．
- 主要アレルゲンである TM は熱に強いので，生と加熱したエビとで抗原性は大きく変わらないとされているが，生のエビのみや加熱のエビのみで症状が出る場合もある．甲殻類除去による栄養学的な問題が少ないため，治療の基本は除去である[*9]．
- 甲殻類アレルギーは自然寛解しにくく，生涯，除去の必要な場合が多い．

文献

1) Yamada K, et al. Immediate hypersensitive reactions to buckwheat ingestion and cross allergenicity between buckwheat and rice antigens in subjects with high levels of IgE antibodies to buckwheat. Ann Allergy Asthma Immunol 1995；75：56-61.
2) 中島陽一，近藤康人．実地臨床に役立つ食物アレルギーの最新情報．Ⅳ食物アレルギー各論 甲殻・軟体・魚類．小児科診療 2015；78：1227-32.
3) Kobayashi Y, et al. Quantification of major allergen parvalbumin in 22 species of fish by SDS-PAGE. Food Chemistry 2015；194：345-53.
4) Kondo Y, et al. IgE cross-reactivity between fish roe (salmon, herring and Pollock) and chicken egg in patients anaphylactic to salmon roe. Allergol Int 2005；54：317-23.
5) Tanaka K, et al. Allergen analysis of sea urchin roe using sera from five patients. Int Arch Allergy Immunol 2014；164：222-7.

[*6] かつお節や煮干しのだしは，発酵の過程で蛋白質が分解され低アレルゲン化するため摂取できる可能性がある．練り製品も水さらしの過程で水溶性の PA 量が減少するため，PA を認識する患者では食べられる可能性があるが，コラーゲンは水に不溶であり，コラーゲンを認識する患者では食べられない場合がある．

[*7] コラーゲンは吸入抗原としても知られていて，魚市場労働者における魚抗原による喘息の症例報告がある．

TM：tropomyosin

[*8] TM 以外にアルギニンキナーゼ，SCP などが同定されている．SCP は無脊椎動物のみに含まれている蛋白質で，脊椎動物の PA に相当する蛋白質と考えられている．PA 同様に Ca^{2+} が遊離すると IgE 反応性が著しく低下する．

SCP：sarcoplasmic calcium-binding protein

[*9] エビせんべい，「かっぱえびせん」などは約 80％ の患者が食べて症状が出ないといわれている．カニカマは，主成分はタラなどの魚のすり身であるが，カニのエキスを加えている場合があるので注意が必要である．

魚卵

とくに問題になるのはイクラであり，幼児期に初回摂取でアナフィラキシーをきたすことがある．
魚卵（イクラ，タラコ）アレルギーの診断は，特異的 IgE 抗体の測定を参考に食物経口負荷試験で確認する．
イクラの主要アレルゲンはビテロジェニンのβ′コンポーネントである．
魚卵の親である魚肉や鶏卵との交差抗原性はないが，魚卵間での報告はある[4]．
イクラアレルギーはほかの魚卵（タラコ，カズノコ，シシャモ，トビッコなど）やウニ[5]を摂取する際に注意が必要である．

Question
ピーナッツ，ナッツ類のアレルギーについて，診断と指導のコツを教えてください．

ピーナッツアレルギーがあってもナッツ類をすべて除去する必要はなく，また，ナッツ類の多くは分類学上かけ離れているため，個別に診断する必要があります．診断にあたっては，粗抗原に対する特異的IgE抗体価だけでなく，アレルゲンコンポーネントを測定して診断精度を高めることが大切です．ピーナッツ，ナッツ類のアレルギーはともに自然寛解率が低く，重症化する傾向があるため，食品表示に関する指導を行うとともに，エピペン®の所持を勧める必要があります．

北林 耐｜国際医療福祉大学三田病院小児科

抗原性の変化

中国ではピーナッツの消費量が多いにもかかわらず，米国に比較してピーナッツアレルギーの頻度が低い．その理由として，中国では「ゆでる」「揚げる」といった加工が主であるのに対し，欧米では「煎る」といった加工が主であることによると考えられている．「煎る」ことによりAra h 2のトリプシンインヒビター活性が3〜4倍に増強し，Ara h 1のトリプシンによる消化を阻害することでアレルゲン性が増強すると考えられている[3]．また，Ara h 1とAra h 2は糖類と加工するとメイラード反応*1が増強することが示唆されている[3]．

*1
メイラード反応
ブドウ糖や果糖などの還元糖と食品中に含まれるアミノ酸化合物（アミノ酸，ペプチド，蛋白質）を加熱した際などにみられる，褐色物質（メラノイジン）を生み出す非酵素的反応のこと．

*2
アレルゲンコンポーネント
抗原のなかに含まれるアレルゲン性を有する蛋白質分子．

ナッツ類間の交差抗原性

- ピーナッツは分類学的には大豆と共通のマメ目マメ科に属し，ほかのナッツ類とは目，科を異にするが（❶），ピーナッツアレルギー患者の約30％にナッツ類のアレルギーがあるとされている[1]．
- ナッツ類間の交差抗原性を特異的IgE抗体価で検討してみると，クルミ目クルミ科のクルミとペカンナッツ，ムクロジ目ウルシ科のカシューナッツとピスタチオの間には強い相関関係が認められる[1]．
- またピーナッツ，ナッツ類のアレルゲンコンポーネント*2（❷）についてアミノ酸配列を比べてみると，クルミとペカンナッツの2SアルブミンであるJug r 1とCar i 1，11SグロブリンであるJug r 4とCar i 4，カシューナッツとピスタチオの7SグロブリンであるAna o 1とPis v 3の類似性がきわめて高く[2]，カシューナッツの2SアルブミンであるAna o 3を用いてピスタチオアレルギーの診断を行っても，臨床上問題ないことがわかっている．

❶ 植物学的分類におけるピーナッツ，ナッツ類の位置づけ

亜綱	目	科	属	種
バラ亜綱	マメ目	マメ科	ラッカセイ属	ピーナッツ
	バラ目	バラ科	サクラ属	アーモンド
	ムクロジ目	ウルシ科	カシューナットノキ属 カイノキ属	カシューナッツ ピスタチオ
	ヤマモガシ目	ヤマモガシ科	マカダミア属	マカダミアナッツ
マンサク亜綱	クルミ目	クルミ科	クルミ属 ペカン属	クルミ ペカンナッツ
	ブナ目	カバノキ科	ハシバミ属	ヘーゼルナッツ
ビワモドキ亜綱	アオイ目	アオギリ科	カカオ属	カカオ
	サガリバナ目	サガリバナ科	ブラジルナッツ属	ブラジルナッツ

❷ ピーナッツ，ナッツ類のアレルゲンコンポーネント

	2S アルブミン	7S グロブリン	11S グロブリン	PR-10	プロフィリン	LTP	オレオシン
ピーナッツ	Ara h 2 Ara h 6 Ara h 7	Ara h 1	Ara h 3	Ara h 8	Ara h 5	Ara h 9	Ara h 10 Ara h 11 Ara h 14 Ara h 15
アーモンド			Pru du 6		Pru du 4	Pru du 3	
カシューナッツ	Ana o 3	Ana o 1	Ana o 2				
ピスタチオ	Pis v 1	Pis v 3	Pis v 2 Pis v 5				
クルミ	Jug r 1	Jug r 2	Jug r 4			Jug r 3	
ペカンナッツ	Car i 1		Car i 4				
ヘーゼルナッツ	Cor a 14	Cor a 11	Cor a 9	Cor a 1	Cor a 2	Cor a 8	Cor a 12 Cor a 13
ブラジルナッツ	Ber e 1		Ber e 2				

診断—アレルゲンコンポーネントを利用する

- ピーナッツ，ナッツ類は重篤な症状を起こすアレルゲンの一つであり[*3]，明らかなアナフィラキシーの既往があれば，診断確定や耐性獲得の確認を目的とした食物経口負荷試験は原則として推奨されない[*4]．
- ピーナッツアレルギーにおいて，ピーナッツの粗抗原に対する特異的IgE抗体価の測定は，感度は良いが特異度が低く，ピーナッツ特異的IgE抗体価が陽性であっても摂取可能な例が認められる．このため現在では，ピーナッツ特異的IgE抗体価とアレルゲンコンポーネントであるAra h 2を組み合わせて診断することが勧められる．
  - ▶ まず，通常のピーナッツ特異的IgE抗体価を測定し，$50\,U_A/mL$以上であればピーナッツアレルギーと診断，それ以下の場合にはAra h 2特異的IgE抗体価を追加測定して，$4.0\,U_A/mL$以上であればピーナッツアレルギーと診断する．
  - ▶ 逆に，ピーナッツ特異的IgE抗体価が$0.35\,U_A/mL$未満であれば，Ara h 2を測定せずにピーナッツアレルギーを否定できる（❸）[4]．

[*3] ピーナッツ，ナッツ類のアレルギーでは即時型反応が起こりやすく，アナフィラキシーショックなど多臓器にわたる重篤な症状を呈することが多い．また二相性の誘発症状を認めることがあり，誤食時には十分経過観察する必要がある．

[*4] ピーナッツやナッツ類アレルギー患者の多くは，摂取歴がないまま特異的IgE抗体価が陽性というだけでアレルギーと診断され除去指導がされている．

❸ ピーナッツアレルギー診断の目安

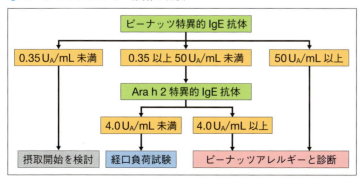

- ナッツ類のアレルギーにおいても，臨床症状との相関や交差反応性を理解するうえでアレルゲンコンポーネントの重要性が認識されてきており，種子貯蔵蛋白質である 2S アルブミン，7S グロブリン，11S グロブリンの検討がなされている．

指導―ピーナッツアレルギー発症予防

- ピーナッツ，ナッツ類は食物アレルギーを起こしやすい代表的な食品であり，日本では発症数，重篤度を勘案して，ピーナッツを表示義務のある特定原材料に，ナッツ類のうちクルミ，カシューナッツを表示推奨の特定原材料に指定している．ピーナッツ，ナッツ類はカレールーやチョコレート，ドレッシングなどに使用されている場合があり，外見だけで使用の有無を判別することは困難である．またピーナッツ，ナッツ類ともに自然寛解率が低く，重症化する傾向があるため，エピペン®の所持が必要である．
- 近年，一部の施設でピーナッツアレルギーに対し経口免疫療法が行われるようになってきたが，まだ研究段階の治療法であり，安全性などについて今後十分注意して検討していく必要がある．
- 2015 年に発表された LEAP Study で，ピーナッツアレルギーのリスクが高い児（重症湿疹，卵アレルギー，またはその両方を有する乳児）において，ピーナッツを含む食品の摂取を生後 4～11 か月の時期に開始することによって，アレルギーの発症頻度が有意に低下し，ピーナッツに対する免疫応答が調節されたとの報告があった[5]．その後，日本アレルギー学会を含む世界の 10 の学会から，ピーナッツアレルギー発症予防に関するコンセンサスステートメントが発表され，ピーナッツの導入を遅らせることがピーナッツアレルギーへの進展のリスクを増大させることにつながる可能性があるので，ピーナッツアレルギーが多い国では，乳児期（4～11 か月）にピーナッツを含む食品の摂取を開始することを推奨すべきであるとしている．

文献

1) Maloney JM, et al. The use of serum-specific IgE measurements for the diagnosis of peanut, tree nut, and seed allergy. J Allergy Clin Immunol 2008；122：145-51.
2) 丸山伸之．ナッツ類アレルゲンコンポーネントと分子構造．日小児アレルギー会誌 2015；29：303-11.
3) Stanley JS, et al. Identification and mutational analysis of the immunodominant IgE binding epitopes of the major peanut allergen Ara h 2. Arch Biochem Biophys 1997；342：244-53.
4) 海老澤元宏，伊藤浩明．ピーナッツアレルギー診断における Ara h 2 特異的 IgE 抗体測定の意義．日小児アレルギー会誌 2013；27：621-8.
5) Du Toit G, et al. Randomized trial of peanuts consumption in infants at risk for peanuts allergy. N Engl J Med 2015；372：803-13.

果物・野菜アレルギーの口腔アレルギー症候群とアナフィラキシーについて，診断と指導のポイントを教えてください．

果物・野菜アレルギーという診断だけではなく，さらに口腔アレルギー症候群なのか，それとも全身症状を認める可能性の高い感作なのかを鑑別することが重要です．そのためには，症状が出るメカニズムを理解し，原因アレルゲンが何かを考える必要があります．

夏目　統｜浜松医科大学小児科

果物・野菜アレルギーの分類―原因アレルゲンによる分類

- 果物・野菜アレルギーは，原因アレルゲン（コンポーネント）がいくつか報告されており，これによりアナフィラキシーのリスクも異なると考えられている（❶）．このなかで圧倒的に頻度が高いのはPR-10やプロフィリンが原因アレルゲンとなる口腔アレルギー症候群（OAS）である．ただ，ラテックス-フルーツ症候群やLTP，GRPへの感作は，頻度が低いものの，アナフィラキシーをきたす可能が高いため鑑別が必要である．

口腔アレルギー症候群（OAS）*1

- OASの代表的な原因アレルゲンである，PR-10やプロフィリンは熱や消化酵素によって変性・分解されやすい性質がある．そのため，口腔粘膜で吸収された症状（口唇腫脹，口や目・耳など首から上のじんま疹，口腔・咽頭の違和感）が出現するが，その後，消化酵素によってアレルゲンが変性・分解されるため，腸で吸収されるときにはすでにアレルゲンとして認識されなくなっている（❷）．したがって，全身じんま疹や喘鳴などの全身症状は出現しにくく，症状が口腔周囲に限局されるため「口腔アレルギー症候群」とよばれる．
- 加熱によってもアレルゲンが変性するため，加熱した果物・野菜は無症状で摂取できることも多い．ただ，豆乳などを飲んだ際にアナフィラキシーを呈した報告もあり[2)]，消化により変性・分解される前に腸で吸収される

OAS：oral allergy syndrome

LTP：lipid transfer protein

GRP：gibberellin-regulated protein

*1
口腔アレルギー症候群（OAS）
この言葉は，当初は原因食品に限らず口周囲に限局した「症状」をさしていた．近年は花粉症に関連した果物・野菜アレルギーをさす「診断名」として用いられている[1)]．しかし，混乱も多いため，花粉に関連した果物・野菜アレルギーをPFS（pollen food allergy syndrome）とよぶこともある．

❶ 原因アレルゲンによる果物・野菜アレルギーの分類

原因アレルゲン	代表的なコンポーネント	アナフィラキシーの可能性	診断名
PR-10	Bet v 1（シラカバ）	低い	OAS（PFS）
プロフィリン	Bet v 2（シラカバ）	低い	
ヘベイン	Hev b 6.02（ラテックス）	高い	ラテックス-フルーツ症候群
LTP	Pru p 3（モモ）	高い	
GRP	Pru p 7（モモ）	高い	
システインプロテアーゼ	Act d 1（キウイ）	高い	キウイアレルギー

❷ 口腔周囲症状と全身症状の違い

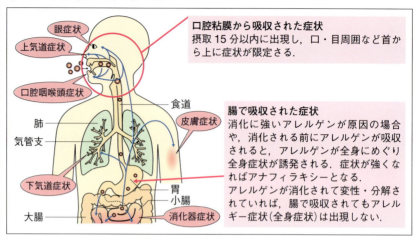

（海老澤元宏編．食物アレルギー．東京：診断と治療社；2007をもとに作成）

と，全身のアレルギー症状が出現する可能性がある．

口腔アレルギー症候群以外の果物・野菜アレルギー

- ラテックスアレルギーが確定診断された患者の30〜50％に，バナナやくりなどに即時型アレルギー反応を呈するラテックス-フルーツ症候群を合併することがある[3]．
- 近年，思春期以降にバラ科の果物（りんごやモモなど）でアナフィラキシーや食物依存性運動誘発型アナフィラキシーをきたす症例が報告されている[4,5]．この原因アレルゲンは加熱や消化酵素に強いために全身症状が誘発されると考えられ（❷），LTPやGRPが原因アレルゲンとして想定されている[4]が，詳細はまだ不明である（❶）．
- その他，比較的頻度の高いキウイアレルギーでは，Act d 1というアレルゲンが原因の場合にアナフィラキシーを呈しやすいと報告されている．

果物・野菜アレルギーの診断・鑑別

▶果物アレルギーの診断で最も重要なことは，全身症状やアナフィラキシーをきたす可能性が高いのか，それとも口腔周囲に限局した症状になりやすいOASなのかを鑑別することである．

特異的IgE検査

- 感度は必ずしも高くなく，粗抗原特異的IgEが陽性であっても，全身症状のリスクが高いのか，それともOASなのかは鑑別できない．コンポーネント特異的IgE検査[*2]は，PR-10やプロフィリンへの感作なのか，LTPへの感作なのかを確認することで上記の鑑別に有用なことがある．

皮膚プリック検査

- アナフィラキシーを認める症例において粗抗原，コンポーネント特異的IgEのいずれも陰性である症例が報告されており[5]，この場合皮膚プリッ

*2 保険適応外（2016年現在）である．

- ク検査が有用なことがある．
- 特異的IgE検査よりも感度が高い．市販のアレルゲンエキスを用いた場合は感度が低いことがあり，果物・野菜そのものを用いたprick-to-prick法のほうが感度は高い．
- 生と加熱した果物・野菜を併用した皮膚プリック検査が，全身症状を認める可能性が高いのかOASなのかの鑑別に有用であると報告されている[5]．

食物経口負荷試験
- 最終的な診断は食物経口負荷試験を行う．二重盲検化経口負荷試験が推奨されているが，全身症状を伴うかどうかはopen法でも鑑別できることが多い．

果物・野菜アレルギーの治療・指導

食事指導
- OASであれば，加熱すれば症状なく摂取できる場合が多い．非加熱の場合，各ガイドラインでは原因の果物野菜を除去するとされている．しかし，実際の臨床の場では口周囲の症状を認めながら摂取を継続している症例が多く存在すること，また症状出現のメカニズムの観点からも，一律に除去すべきかどうかは今後の検討課題である．ただし，豆乳によるアナフィラキシーの報告が散見されることから[2]，豆乳を一気に飲むことは避けるように指導する必要がある．
- 全身症状を認める例ではアナフィラキシーのリスクが高いので，加熱した果物野菜も含めて除去が必要である．

免疫療法
- OASの治療として，花粉の皮下免疫療法や舌下免疫療法は効果があるとする報告とないとする報告があり，一定の見解は得られていない．
- 全身症状を認める果物・野菜アレルギーに対する経口免疫療法については報告がなく，詳細は不明である．

文献
1) 近藤康人．口腔アレルギー症候群．小児科診療 2010；7：1175-82．
2) Kleine-Tebbe J, et al. Severe oral allergy syndrome and anaphylactic reactions caused by a Bet v 1-related PR-10 protein in soybean, SAM22. J Allergy Clin Immunol 2002；110：797-804.
3) 日本ラテックスアレルギー研究会．ラテックスアレルギー安全対策ガイドライン2013．東京：協和企画；2013．p.15-7．
4) Inomata N, et al. Identification of peamaclein as a marker allergen related to systemic reactions in peach allergy. Ann Allergy Asthma Immunol 2014；112：175-77.
5) 夏目統ほか．OASの現状と治療の展望 加熱果物を併用した皮膚プリックテストの有用性．日本ラテックスアレルギー研究会会誌 2014；17：19-24．

Question

多くの食品を除去している患者への除去解除を進める手順を教えてください．

Answer

まず，すべての食品について，患者が除去を開始した経緯を把握します．具体的には，血液検査や負荷試験で医師によって適切に診断されているかどうかを評価します．その後，除去する根拠に乏しい食品や，加工品に多く含まれるなど除去により食生活に著しく障害をもたらしている食品を優先的に一つずつ評価して除去解除を進めます．

二村昌樹｜国立病院機構名古屋医療センター小児科

除去解除の一般的な手順（❶）

- 患者が多くの食品を除去している場合，まず個々の食品について一つずつその理由を確認する．
- 過去に摂取して実際に症状がみられた食品（症状あり），検査で陽性のため除去している食品（検査陽性のみ），とくに理由がなく除去されている食品（根拠なし）にそれぞれ分類する[*1]．
- 通常は，血液検査や皮膚テストなどの結果を参考にして食物経口負荷試験により摂取の可否を判断する．しかし，過去の摂取歴や検査結果の状況に応じて，これらの手順を一部省略して解除を進めることも可能である．

解除の優先順位をつける

- 複数の食品が除去されている場合，すべてを同時に解除することはほぼ不可能である．一つひとつの食品の除去解除には時間を要する．そのため優先順位をつけて除去解除を進める．
- 優先的に解除されるべきは，除去により著しく患者や家族のQOLが障害されている食品である．
  ▶卵，牛乳，小麦，大豆などは加工品の原材料に頻繁に使用されており，

[*1] とくにピーナッツやそばは，「アレルギーが起こりそう」というイメージから根拠なく除去されていることが多い[1]．

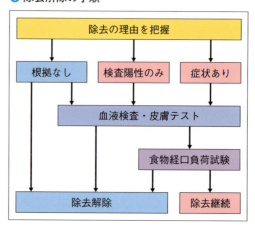

❶ 除去解除の手順

❷ 鶏卵加工食品の解除レベル

定量基準		鶏卵加工食品	
ゆで卵白重量	全卵換算		
40g(蛋白質:4.5g)	1個	通常加熱料理	卵焼き,オムレツ,目玉焼き
		低加熱料理	茶碗蒸し,プリン,たまごスープ,マヨネーズ
20g(蛋白質:2.3g)	1/2個	カステラ1切れ,バウムクーヘン1/2個,シフォンケーキ1切れ,ショートケーキ1カット	
10g(蛋白質:1.3g)	1/4個	とんかつ1枚,ホットケーキ1枚,ドーナツ1個,ハンバーグ1個	
5g(蛋白質:0.6g)	1/8個	うずら卵1個,コロッケ1個,中華めん1玉,から揚げ3個	
2g(蛋白質:0.2g)	1/20個	クッキー1枚,ビスケット1枚,ロールパン1個,かまぼこ3切れ,ハム1枚,ウィンナー1本,ちくわ1本,スティックパン1本	

左側の定量基準を摂取できれば,右側の加工食品は摂取可能と考えられる.

(小林貴江ほか.2013[4])より作表)

これらの食品を解除することで患者のQOLは飛躍的に向上する.
▶実際には患者や家族の希望を聞いて優先順位をつける.

効率的に解除を進めるコツ

- アトピー性皮膚炎を合併している症例では,湿疹を最初に改善させておくと解除を進めやすい[*2].
- 負荷試験を行う場合には陰性が予想されるものから開始するとよい[*3].
- 解除できる可能性が高い食品は,外来負荷試験を活用するなどにより,解除に要する時間を節約する[*4].
- 負荷試験で陽性反応がみられた食品も,負荷量と症状の程度に応じて加工品だけでも解除する.加工品は種類によっておおよその食物含有量がある.摂取可能量から摂取可能な食品を具体的に提示する(❷)[3,4].

[*2] 湿疹が残存していると,食物摂取後の皮膚症状が正確に判断できなくなる.また,アトピー性皮膚炎患者では,重症の湿疹があるとIgE抗体価が上昇する傾向がある[2].

[*3] 初めての負荷試験で重篤な症状が起こると,患者にも家族にも次の負荷試験への強い不安が生じたり,また症状があった食品でも長期間経過しているほど,症状が軽症ほど解除される可能性が高くなるからである.

[*4] 自宅での解除が安全と判断しても,家族の不安によって解除が進まない場合は,外来で実施するなど家族も医師も負担がない負荷試験を選択するとよい.

文献

1) 川口隆弘ほか.当科の食物アレルギー患者における食物完全除去の理由.アレルギー 2015;64:714-20.
2) Eichenfield LF, et al. Guidelines of care for the management of atopic dermatitis: section 1. Diagnosis and assessment of atopic dermatitis. J Am Acad Dermatol 2014; 70:338-51.
3) 伊藤浩明監修.あいち小児保健医療総合センターアレルギー科作成.おいしく治す食物アレルギー攻略法.愛知:アレルギー支援ネットワーク;2014.
4) 小林貴江ほか.鶏卵経口負荷試験陽性者に対する除去解除を目指した食事指導(第2報).日小ア誌 2013;27:692-700.

Question

経口免疫療法とはどんなものですか？
「少しずつ食べてみる」指導との違いは？

Answer

経口免疫療法（OIT）は，日本では「事前の食物経口負荷試験で症状誘発閾値を確認した症例に対し，原因食物を医師の指導のもと施設で統一された計画的プロトコールで経口摂取させ耐性獲得を誘導する治療法」と定義されています[*1]．それに対して「少しずつ食べてみる」方法は，比較的軽症例に対して安全摂取量の範囲での摂取を促す方法であり，食事指導の一環ととらえる見方もあります．

楠　隆｜滋賀県立小児保健医療センター小児科

[*1] 実際のところ，OITの定義について国際的にコンセンサスが得られたものはない．ただ日本では，厚生労働科学研究班による「食物アレルギーの診療の手引き2014」においてOITを，「事前の食物経口負荷試験で症状誘発閾値を確認した症例に対し，原因食物を医師の指導のもと施設で統一された計画的プロトコールで経口摂取させ耐性獲得を誘導する治療法」（下線は筆者）と定義している[1]．

経口免疫療法とは

- 従来，食物アレルギーの指導は，該当食物を摂取して症状が誘発される場合は厳格除去とするのが原則であった．しかし近年，症状を誘発しないごく少量から摂取を開始して計画的に漸増し，耐性の誘導を目標とする治療が試みられるようになり，食物アレルギーの根本的治療につながる可能性が期待されている．このような治療を経口免疫療法（OIT）とよんでいる[*2]．
- しかし，増量摂取の過程で症状が誘発されるリスクは存在し，多くは軽症とされているが，なかには生命に危険の及ぶ副反応も報告されている[3]．さらに，いったん脱感作に至っても，一定期間摂取をやめて再負荷すると

これからの食物アレルギー治療はどうあるべきか

OITの導入によって，多くの患児・家族がOIT，あるいはOITに準じた「少しずつ食べてみる」アプローチを望むようになった．しかし一方で，副反応のリスクがあることや全例に有効ではないこともわかってきた．これからは症例ごとにリスク評価を行い階層化を図り，できれば誘発症状を経験することなく解除を進めたいところである．

筆者らの施設では，症状誘発を前提とした閾値判定を目的とする負荷試験は行わず，少量負荷試験（たとえば卵なら最終量2g程度）で症状が出ないことを確認したうえで，自宅摂取と外来単回増量負荷を繰り返す方法（段階的解除法とよんでいる）を導入して，それまで除去指導されてきた症例の除去解除を試みている（❶）．

この方法は，誘発閾値を確認していないため「食物アレルギーの診療の手引2014」の定義上はOITには当てはまらない．あえて閾値をみないために，実はもっとたくさん摂取できる症例に対してむだな時間と労力を強いている可能性はある．ただ，現状ではどこまで摂取可能かを正確に予測する手段がなく，より安全な解除を優先するのならやむをえない，と考えている．

いずれにせよ最終量2g程度の少量摂取でも症状が誘発される重症例に対するOITであろうが「少しずつ食べてみる」アプローチであろうが，医師の指導のもとに計画的に増量するのであれば，安全性に対する十分な配慮が必要なことはいうまでもなく，実施施設には経験と準備が必須であることを強調しておきたい．

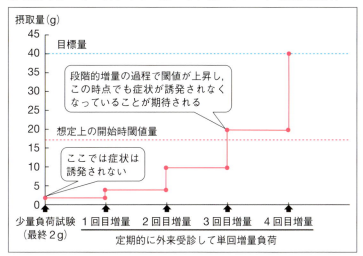

❶ 当院で行っている「少しずつ食べてみる」アプローチ（段階的解除）

最初に少量負荷試験（たとえば卵なら最終量2g程度）を行い，摂取可能であればその量を開始量として週2回程度の自宅摂取を行い，約2か月ごとに外来で摂取量を2〜2.5倍に増量して単回負荷を行い，問題なければその量で自宅摂取を行う．以上のことを，目標量に達するまで繰り返す．

OIT：oral immunotherapy

*2
少量からの抗原曝露によって耐性を誘導するという考え方自体は新しいものではなく，1900年代初めから喘息や花粉症などで試みられてきたが，抗原投与の方法は主に注射によるものであった．食物アレルギーにその考え方が積極的に導入され，経口投与による耐性誘導の試みが広がったのは2000年以降であり，日本からの報告は2010年に卵アレルギーの学童6例に対して急速OITを行って全例解除に成功した，Itohらの成績が初めてである[2]．その後も国内外でさまざまな試みが行われ，とりあえず目標量まで摂取可能となる，いわゆる脱感作の成功率は高いことが報告されている．

症状が再び誘発されるリスクもあることがわかってきた[*3]．

- OITにはこれらの限界があることから，2012年の食物アレルギー診療ガイドラインでは「一般診療においては未だ行うべきではない」と結論づけている[5]．
- 現在は，当初のOITに対する過度ともいえる期待感がもたれた時期から，その安全性，有効性を見直す時期に入っているといえる．

「少しずつ食べてみる」方法との違い

- 「少しずつ食べてみる」方法は，比較的軽症例に対して，安全摂取量の範囲での摂取を促す方法であり，食事指導の一環ととらえる見方もある．この場合，症状誘発閾値を確認することは必ずしも必須ではない[*4]．ただ，どのくらいの頻度で摂取するのか，一定量の範囲の摂取を続けるのか計画的に増量するのか，増量する場合は自宅で行うのか医療機関で行うのか，などさまざまなバリエーションが考えられる．とくに計画的に増量する場合はOITとの定義上の境界線も曖昧となる．

*3
代表的な報告としては，Burksらが55人の卵アレルギー児を対象に経口免疫療法の効果を検討した成績がある[4]．それによると，治療群における脱感作成功率は10か月後55%，22か月後は75%に上ったが，その後4〜6週の再除去期間を経て再度負荷試験を行っても症状が誘発されず耐性獲得とみなされる症例（論文では持続的不応性と表現）は治療群全体の28%にとどまった．ほかにも，好酸球性消化管障害や，運動時・ウイルス感染時の症状再燃などが報告されている．

*4
「食物アレルギーの診療の手引2014」においても，""食べられる範囲"の量を除去する必要はなく，むしろ食べられる範囲までは積極的に食べるように指示することが望ましい"と記載されている[5]．

文献

1) 厚生労働科学研究班による食物アレルギーの診療の手引き2014．厚生労働科学研究費補助金難治性疾患等克服研究事業難治性疾患等実用化研究事業．研究代表者：海老澤元宏．http://www.foodallergy.jp/manual2014.pdf
2) Itoh N, et al. Rush specific oral tolerance induction in school-age children with severe egg allergy：one year follow up. Allergol Int 2010；59：43-51.
3) Vazquez-Ortiz M, Turner PJ. Improving the safety of oral immunotherapy for food allergy. Pediatr Allergy Immunol 2016；27：117-25.
4) Burks AW, et al. Consortium of Food Allergy Research（CoFAR）. Oral immunotherapy for treatment of egg allergy in children. N Engl J Med 2012；367：233-43.
5) 宇理須厚雄ほか監修．日本小児アレルギー学会食物アレルギー委員会作成．食物アレルギー診療ガイドライン2012．東京：協和企画；2011.

食物依存性運動誘発アナフィラキシーの診断と生活指導のポイントを教えてください．

食物依存性運動誘発アナフィラキシーの診断の基本は，問診・アレルギー検査による原因食物の検索と絞り込みです．その後，誘発試験（食物摂取＋運動）により確定診断をします．診断後は，運動前には原因食物を摂取しない，原因食物を摂取した場合は最低2時間は運動を避けることを指導します．

真部哲治｜国立病院機構相模原病院小児科

食物依存性運動誘発アナフィラキシー（FDEIA）について

- 原因食物摂取後の運動負荷によってアナフィラキシーが誘発される疾患で，食物アレルギーの特殊型に分類される．
- 横浜市公立中学校の生徒を対象とした調査では，有症率は0.018％（約6,000人に1人）であった[1]．
- 初回発症のピークは10～20歳代である．
- 原因食物は，小麦・甲殻類が多いが，最近では果物や野菜の報告例も増加している．
- 臨床症状は全身性のじんま疹や血管性浮腫，紅斑などの皮膚症状で，ほぼ全例に認められ，喘鳴，咳嗽や呼吸困難などの呼吸器症状は約70％の症例に認める．血圧低下や意識レベルの低下などショック症状を起こす症例も少なくない．
- 半数以上の症例が再発症を経験し，頻回に発症を繰り返す症例も存在する．
- 発症状況は食後2時間以内の運動負荷が大部分である．運動は，サッカーなどの球技やランニングなど負荷量の大きい種目が多い．

FDEIA：food-dependent exercise-induced anaphylaxis

原因抗原の診断

- 問診・アレルギー検査による原因食物の検索と絞り込み，誘発試験により確定診断を行う．しかし，同じ食物摂取と運動負荷の組み合わせで，常に発症するとは限らず，診断は必ずしも容易ではない（❶）．

問診

- 発症時の症状，食事内容，食事と運動の間隔，運動の種類，運動開始から発症までの時間，薬物服用の有無，体調などについて確認する．食後2時間以内の運動負荷によりアナフィラキシーを発症した場合は，FDEIAを疑う．

検査

- 一般検査に加え，発症時に摂取した食物を中心に特異的IgE抗体（ImmunoCAP®），皮膚テスト（標準試薬，prick-to-prick）などを実施する．

❶ 原因食物診断のフローチャート

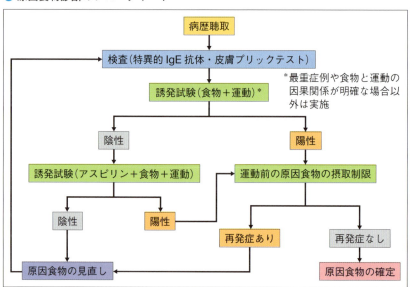

（食物アレルギー診療ガイドライン2012[2]）をもとに作成）

陽性率は特異的IgE抗体が約80%，皮膚テストが約90%である．
- 小麦が原因の場合，通常の即時型小麦アレルギーと同様，ω-5グリアジン特異的IgE値が診断に有用とされるが，小児期発症例では陽性率が50%未満と低く，診断における有用性は成人より劣る[3]．

誘発試験
- 原因食物を確定することにより，食後の運動制限の必要がなくなり，患者のQOLは確実に向上する．したがって，最重症例や問診・アレルギー検査により食物と運動の因果関係が明確な場合を除き，誘発試験の実施が望ましい．
- 誘発試験は，入院のうえ，アレルギー専門施設での実施が望ましい．
- 誘発試験は，食事摂取30分後を目安に，トレッドミルあるいはエアロバイクを用い，心拍数180回/分を目安に一定以上の強度の負荷をかける．
- 誘発試験は必ずしも陽性とならないのが問題点である．それに対して，アスピリンを食事30分前に前投薬することにより陽性率は上がる．ただし，アスピリンを投与する場合は，重篤な症状の誘発やアスピリン不耐症の可能性に留意する必要がある．
- それでも陰性であった場合[*1]は，原因食物について，病歴や検査結果を参考に見直しを行い，食物負荷量の増加や複数食物の同時負荷などについて検討する．
- 負荷試験が陽性であった場合は，運動前の原因食物の制限を指導し，再発症の有無を確認する．

[*1] 症状が誘発されない場合に，血漿ヒスタミン値の一過性上昇が診断の参考となるが，健康保険適用はない．

患者に対する生活指導，予後
- FDEIAの初回発症を予測する方法はない．したがって，2回目以降の発症を阻止することが目標である．
- 発症予防については，効果の確立した薬剤はない．
- FDEIA発症が疑われた症例に対しては，本人・保護者に対してアレルギー専門医への受診を勧める．
- 原因食物が確定した後は，生活指導を実施し，再発症を未然に防ぐようにする（❷）．運動制限の必要はない．
- 学校関係者などへの情報共有も重要である．
- 中長期的な予後は不明で，原因食物によっても異なる可能性がある．そのため，今後の症例の蓄積が期待される．

❷ 生活指導
- 運動前に原因食物を摂取しない
- 原因食物を摂取した場合は食後最低2時間は運動を避ける
- 皮膚の違和感など前駆症状が出現した段階で安静にし，必要に応じて，投薬・医療機関受診をする
- ヒスタミンH_1受容体拮抗薬，ステロイド薬，アドレナリン自己注射薬を携帯する
- 解熱鎮痛薬内服には注意する

（食物アレルギー診療ガイドライン2012[2]もとに作成）

文献
1) Manabe T, et al. Food-dependent exercise-induced anaphylaxis among junior high school students：a 14-year epidemiological comparison. Allergol Int 2015：64：285-6.
2) 宇理須厚雄ほか監修．日本小児アレルギー学会食物アレルギー委員会作成．食物アレルギー診療ガイドライン2012．東京：協和企画；2011．
3) Morita E, et al. Food-dependent exercise-induced anaphylaxis：importance of omega-5 gliadin and HMW-glutenin as causative antigens for wheat-dependent exercise-induced anaphylaxis. Allergology Int 2009：58：493-8.

参考文献
- 相原雄幸．食物依存性運動誘発アナフィラキシー．アレルギー 2007：56：451-6.

Question
アナフィラキシーの診断と初期治療のポイントは？

アナフィラキシーでは複数の臓器にアレルギー症状が出現し，急速に進行してきます．アナフィラキシーの初期治療での第1選択薬はアドレナリンの大腿筋外側部への筋注です．また，下肢を挙上させた仰臥位，酸素投与，生食もしくは等張液の急速補液を行い，全身状態の評価・管理が必要です．アドレナリン筋注後5〜15分で再評価を行い，症状が改善しなければ反復投与を行います．

伊藤靖典｜富山大学大学院医学薬学研究部小児発達医学講座

*1
アナフィラキシー
アレルゲンの侵入によって複数臓器に全身性にアレルギー症状が惹起され，生命に危機を与えうる過敏反応をいう．

アナフィラキシー*1 の診断

診断基準
- アナフィラキシーの診断基準として，① 全身性の皮膚症状，もしくは粘膜症状が出現し，急速に呼吸器症状もしくは循環器症状が出現した場合，② アレルゲンの曝露の後に，急速に皮膚・粘膜症状，呼吸器症状，循環器症状，消化器症状のうち，2つ以上を伴った場合，③ アレルゲン曝露後の急速な血圧低下を伴うとき，と定義されている[1]．さらに血圧低下や意識障害を伴う場合をアナフィラキシーショックという（❶）．

誘発症状の重症度評価とアドレナリンの適応
- アレルゲンによる即時型の誘発症状について，臓器ごとに重症度を3段階で評価する（❷）[1]．アドレナリン筋肉注射の適応は，グレード3の症状を認めた場合である．ただし，グレード2の症状であったとしても，過去に重篤なアナフィラキシーの既往がある場合，症状の進行が激烈な場合，循環器症状を認める場合，呼吸器症状で気管支拡張薬の吸入でも改善しない場合は，アドレナリンの投与を考慮する．

アナフィラキシーの初期治療（❸）

アドレナリン筋肉注射
- アナフィラキシーでの第1選択薬はアドレナリン筋注である．アナフィラキシーでは，より早期のアドレナリン投与がその後の死亡率や入院率の改善につながる*2．
- 筋注部位は大腿部中央の前外側部である．皮下注と比較し，筋注のほうがより早期に最高血中濃度に達する[3]．投与量は0.01 mg/kgであり，成人では最大量は0.5 mg，小児（12歳未満）では0.3 mgとなっている．筋注後5〜10分で再評価を行い，治療効果が乏しい場合は反復投与可能である．
- 院外などでアドレナリン自己注射器（エピペン®）を所持している患者の場合は，エピペン®を使用する．体重15〜30 kgで0.15 mg，30 kg以上で0.3 mgを使用する．一時的に効果があってもその後効果が減弱すること

*2
アドレナリンは，$α_1$作用として血管収縮作用，血管抵抗の増加による血圧上昇，気道粘膜浮腫の抑制，$β_1$作用として心収縮力増大や心拍数増加，$β_2$作用としてメディエーターの放出低下・気管支拡張作用があるため，血圧の上昇だけではなく，じんま疹や血管浮腫，気道狭窄の軽減に効果が認められる[2]．

❶ アナフィラキシーの診断基準

1. 皮膚症状(全身の発疹，瘙痒または紅潮)，または粘膜症状(口唇・舌・口蓋垂の腫脹など)のいずれかが存在し，急速に(数分〜数時間以内)発現する症状で，かつ下記a，bの少なくとも1つを伴う

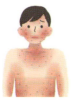
皮膚・粘膜症状

さらに，少なくとも右の1つを伴う

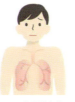
a. 呼吸器症状
(呼吸困難，気道狭窄，喘鳴，低酸素血症)

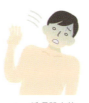
b. 循環器症状
(血圧低下，意識障害)

2. 一般的にアレルゲンとなりうるものへの曝露の後，急速に(数分〜数時間以内)発現する以下の症状のうち，2つ以上を伴う

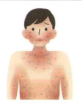
a. 皮膚・粘膜症状
(全身の発疹，瘙痒，紅潮，浮腫)

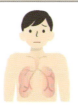
b. 呼吸器症状
(呼吸困難，気道狭窄，喘鳴，低酸素血症)

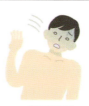
c. 循環器症状
(血圧低下，意識障害)

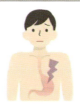
d. 持続する消化器症状
(腹部疝痛，嘔吐)

3. 当該患者におけるアレルゲンへの曝露後の急速な(数分〜数時間以内)血圧低下

血圧低下

収縮期血圧低下の定義：平常時血圧の70%未満または下記
生後1か月〜11か月　＜70 mmHg
1〜10歳　　　　　＜70 mmHg＋(2×年齢)
11歳〜成人　　　　＜90 mmHg

(アナフィラキシーガイドライン．2014[1])

があるため，使用した場合にはすみやかに病院受診を行う．

体位，酸素投与
- 仰臥位で下肢を挙上させる．急激な体位変換をすると血圧低下や意識障害をきたすことがある．
- 呼吸障害を認めるときはリザーバー付きマスクによる高濃度酸素投与(10 L/分)を行う．

補液
- アナフィラキシーショック時[*3]は，ただちにルート確保し，生食やリンゲル液などの等張液を5〜10分の間に10 mL/kgの投与量で急速補液を行う．症状が改善しない場合は，同量を反復投与する．

アナフィラキシーで使用されるその他の薬剤
- **ヒスタミンH_1受容体拮抗薬**：アレルギー反応としての皮膚・粘膜症状に

[*3] アナフィラキシー時は，血管の透過性亢進によって数分以内に血管内から血管外へ体液が漏出する．そのため，血管内脱水，低血圧が進行し，アドレナリン筋注に対しての反応も低下する．

❷ 臨床所見による重症度分類

		グレード1 (軽症)	グレード2 (中等症)	グレード3 (重症)
皮膚・粘膜症状	紅斑・蕁麻疹・膨疹	部分的	全身性	—
	瘙痒	軽い瘙痒(自制内)	強い瘙痒(自制外)	—
	口唇,眼瞼腫脹	部分的	顔全体の腫れ	—
	口腔内,咽頭違和感	口,のどのかゆみ 違和感	咽頭痛	—
	鼻症状	鼻汁,鼻閉,くしゃみ	—	—
呼吸器症状	咳嗽	間欠的な咳嗽	断続的な咳嗽	持続する強い咳き込み 犬吠様咳嗽
	喘鳴,呼吸困難	—	聴診上の喘鳴 軽い息苦しさ SpO_2 93〜95%	明らかな喘鳴,呼吸困難 $SpO_2 ≦ 92\%$ 咽頭絞扼感 嗄声,嚥下困難 チアノーゼ,呼吸停止
消化器症状	腹痛	弱い腹痛	強い腹痛(自制内)	持続する強い腹痛(自制外)
	嘔吐・下痢	嘔気,単回の嘔吐,下痢	複数回の嘔吐・下痢	繰り返す嘔吐・便失禁
神経症状	意識状態	元気がない	眠気,頭痛,恐怖感	ぐったり,不穏 失禁,意識消失
循環器症状	脈拍,血圧	—	頻脈(+15回/分) 血圧軽度低下* 蒼白	不整脈,血圧低下* 重度徐脈,心停止

*血圧低下:1歳未満<70mmHg,1〜10歳<[70+(2×年齢)]mmHg,11歳〜成人<90mmHg
血圧軽度低下:1歳未満<80mmHg,1〜10歳<[80+(2×年齢)]mmHg,11歳〜成人<100mmHg
(アナフィラキシーガイドライン.2014[1])

対して,ヒスタミン H_1 受容体拮抗薬の内服,あるいは外用薬を使用するが,アナフィラキシーでは皮膚症状のみの改善しか期待できないため,第1選択薬とはならない[4]・*4.

● 副腎皮質ステロイド薬:アナフィラキシーの遷延性反応や二相性反応*5 の予防のため,一般に経口もしくは経静脈的に投与されている.しかし,その効果の立証はされておらず[5],またステロイド薬は効果発現が4〜6時間と遅いため,アナフィラキシー時の即時型反応に対する治療には適さない.よって,副腎皮質ステロイド薬は,アナフィラキシーや各臓器の治療に対して改善が乏しい場合の追加治療として使用を考慮する.

*4
第1世代のヒスタミン H_1 受容体拮抗薬は眠気やだるさが出現するため,アレルギー症状としての神経症状との鑑別が困難となる.そのため,使用する場合は,脳内移行性が少なく,鎮静作用の少ない第2世代のヒスタミン H_1 受容体拮抗薬の内服が望ましい.

*5
二相性反応(biphasic reactions)
アナフィラキシー症状がいったん改善した後に,原因抗原に再曝露されない状況下で,再びアナフィラキシー症状が出現することがあり,二相性反応とよばれる.多くの場合は初回のアナフィラキシー発症後,72時間以内に発症し,平均発症時間は11時間との報告がある.

❸ アナフィラキシーの初期治療

```
重症度分類に基づくアドレナリン筋肉注射の適応
▶ グレード3
▶ グレード2でも下記の場合は投与を考慮
  ・過去の重篤なアナフィラキシーの既往がある場合
  ・症状の進行が激烈な場合
  ・循環器症状を認める場合
  ・呼吸器症状で気管支拡張薬の吸入でも効果がない場合
```

適応なし ↓ ／ **適応あり** ↓

【適応なし】
- ▶ 各臓器の治療を行う
- ▶ 症状の増悪がみられたり，改善がみられない場合にはアドレナリンの投与を考慮する

各臓器の治療

【皮膚症状】
・ヒスタミン H_1 受容体拮抗薬の内服

【呼吸器症状】
・β_2 刺激薬の吸入
・必要により酸素投与
・効果が不十分であれば β_2 刺激薬の反復吸入

【消化器症状】
・症状が強い場合は絶食，補液

上記治療でも改善が乏しい場合やアナフィラキシーの追加治療として，副腎皮質ステロイド薬の内服・静脈注射を考慮する

（内服）
　プレドニン*　　　　　　　　　1 mg/kg
　デカドロンエリキシル　0.1 mg/kg（1 mL/kg）
（静脈注射）
　ソル・コーテフ，サクシゾン　　5～10 mg/kg
　プレドニン*，ソル・メドロール　1 mg/kg

*プレドニンは最大量60 mg/日を超えない

【適応あり】

アドレナリン筋肉注射
注射部位：大腿部中央の前外側部
投与量：0.01 mg/kg
（最大量：12歳以上 0.5 mg，12歳未満 0.3 mg）

↓

・高濃度酸素投与（リザーバー付マスクで 10 L/分）
・臥位，両下肢を30 cm ほど挙上させる
・急速補液（生食もしくはリンゲル液などの等張液）
　10 mL/kg を 5～10 分の間に投与

↓

再評価　5～15 分

・安定していれば各臓器の治療を行う

・症状が改善しない場合
　アドレナリン筋肉注射
　急速補液　　　　　　　　　　同量を再投与

⮕ 文献

1) 日本アレルギー学会作成. アナフィラキシーガイドライン. 2014.
2) Simons FE. First-aid treatment of anaphylaxis to food：focus on epinephrine. J Allergy Clin Immunol 2004；113：837-44.
3) Simons FE, et al. Epinephrine absorption in children with a history of anaphylaxis. J Allergy Clin Immunol 1998；101：33-7.
4) World Allergy Organization. World allergy organization guidelines for the assessment and management of anaphylaxis. World Allergy Organ J 2011；4：13-37.
5) Choo KJ, et al. Glucocorticoids for the treatment of anaphylaxis. Cochrane Database Syst Rev 2012 18；4.

症状が出たときの対応を患児と保護者に指導するポイントは？

日本アレルギー学会のアナフィラキシーガイドラインの重症度分類によれば，軽症（グレード1）の場合には抗ヒスタミン薬などを内服させて経過観察を指導します．中等症（グレード2）の場合は必ず医療機関を受診し，重症（グレード3）ではエピペン®を所持している場合には投与したうえで，所持していない場合にはすぐに救急車を呼んで医療機関を受診するように説明します．とにかく治療が遅れないことが重要なので，多少重症度を過大評価してもかまいません．

明石真幸｜さいたま市立病院小児科

症状の重症度把握

- まず，患児にどのような症状が出現しているかを確認する必要がある．意識状態，じんま疹などの皮膚症状，咳嗽・鼻汁などの呼吸器症状，腹痛・嘔気などの腹部症状の有無を確認してもらう．次に，症状の重症度を評価してもらうように説明する．
- 症状が局所のじんま疹，瘙痒などの皮膚症状，1回の嘔吐や下痢，間欠的な咳嗽や鼻症状などの日本アレルギー学会のアナフィラキシーガイドライン[1]の重症度分類（別項 p.230 ❷ 参照）における軽症（グレード1）であれば，十分に観察しながら経過を観察するように指導する[*1]．
- 皮膚症状が全身に広がったり，自制内の強い腹痛が出現したり，咳嗽が断続的になるなどの中等症（グレード2）に進展した場合には，医療機関を受診するように説明する．
  ▶ 病院を受診するまでの間に，抗ヒスタミン薬や気管支拡張薬をもっている場合には使用したうえで受診することを勧める．
  ▶ 過去に重症のアナフィラキシーを認めた既往のある患者やナッツ類などでは症状が重篤になる危険性があり，エピペン®を所持している場合には遅延なく使用し救急車を呼ぶように指導する．
- さらに症状が進行して，がまんできない腹痛や呼吸困難，意識低下など重症（グレード3）に該当する症状が出現する場合には，すみやかに救急車を呼ぶように指導する．
  ▶ エピペン®を所持している場合，迷うことなく使用したうえで救急車を待つように説明する．エピペン®を使用するタイミングが遅れればそれだけ生命を脅かす危険性が高まるため[2]，遅延なく使用すること，1回の使用で症状が改善しないことや，いったん症状が改善してもまた増悪する可能性もあるため，必ず救急車は同時に呼ぶことを繰り返し説明する．
- 症状が落ち着くまでは患児を安静にさせながら，児から目を離さないよう

[*1] 局所の皮膚症状があり，抗ヒスタミン薬などを処方されている場合にはそれを内服させてもよい．軽度の咳嗽で，自宅に β_2 刺激薬の吸入か内服がある場合にはそれを使用すれば咳嗽が改善することもある．

安静を保つ体位

救急車が来るまでは安静を保つ必要があるが，呼吸困難が強い場合には呼吸を楽にするために，上半身を少し起こし後ろに寄りかからせた状態にしておくのがよい．繰り返す嘔吐がみられる場合には，吐物による窒息を防ぐため体と顔を横に向けるように指導する．ぐったりして意識がもうろうとしている場合には，血圧低下の可能性があるため仰向けで足を15～30cm高くするように説明する．

❶ 食物アレルギー症状チェックシート

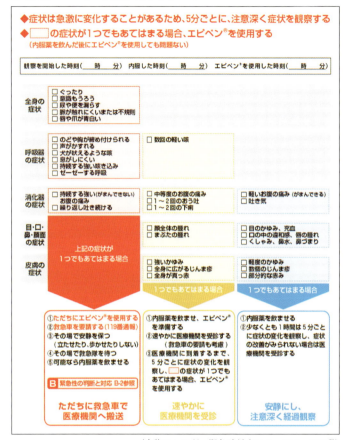

（食物アレルギー緊急時対応マニュアル．2013[3]）

にしてもらう．即時型症状が消失した後でも数％の割合で二相性反応が出現する可能性があるため，最初の症状が出現してから，少なくとも4時間は児を注意深く観察するように説明する．

指導のポイント

- 重症度に応じた処置ができるように，わかりやすく説明することが最も重要になるが，エピペン®使用や病院受診などのタイミングが遅れることは避けたいので，判断に迷う場合には多少重症度を過大評価してもかまわないと指導する場合もある．
- 実際にアレルギー症状に遭遇したときには慌ててしまう可能性が高く，口頭での説明では記憶が曖昧となり的確な対応ができなくなる可能性があるため，できるだけ文書に残してふだんから持参してもらうように指導するべきである[*2]．

➲ 文献
1) 日本アレルギー学会．アナフィラキシーガイドライン．2014.
2) Bock SA, et al. Fatalities due to anaphylactic reactions to foods. J Allergy Clin Immunol 2001；107：191-3.
3) 東京都アレルギー疾患対策検討委員会．食物アレルギー緊急時対応マニュアル．2013.

[*2] 東京都アレルギー疾患対策検討委員会が発行している食物アレルギー緊急時対応マニュアル[3]（http://www.metro.tokyo.jp/INET/OSHIRASE/2013/07/DATA/20n7o400.pdf）の症状チェックシート（❶）などを使用してもよい．

園・学校生活のなか（給食を除く）で起きる誘発事故と，それを防ぐコツは？

食物が関与する即時型アレルギーやアナフィラキシーは，必ずしも飲食後に起きるとは限りません．なんらかのアレルゲンを吸い込んだり（吸入），触ったり（接触），物を介して口の中に入って（付着）発症したり，また特定のものを食べてから体を動かした場合にアレルギー症状が起こること（食物依存性運動誘発アナフィラキシー）もあります．原因が特定できない場合は，専門医に紹介して，可能な限り原因を特定できるような対応が必要です．万一症状が出現したときに備えて，教職員がすみやかに適切に対処できるように，日ごろからの訓練も必要です．

岡藤郁夫｜神戸市立医療センター中央市民病院小児科

食物アレルゲン侵入経路別発症例

食物アレルゲンを吸入して発症
- 観光地で，そば打ちを披露している近くの土産店でお土産を探していたら咳が止まらなくなった．
- 宿泊研修先でそば殻枕で一晩寝て喘息発作を起こした．
- 調理実習で小麦粉が教室内で舞っていて咳とじんま疹が出てきた．

食物アレルゲンに接触して発症
- 図工の時間に，卵のパック，牛乳パック，小麦粘土など食物アレルゲンが付着したものを使用して手が赤くなった．
- 食物アレルゲンが手に着いた友人と一緒に遊んでいて，触れられた部分にじんま疹が出た．

食物アレルゲンが付着した物を口にして発症
- 級友のリコーダーを間違って使用して咽頭違和感が出現した．
- 理科で他人が使用したストローを使って実験して口唇が腫脹した．
- 調理実習で食器や調理器具の洗浄が不十分で食物アレルゲンが残っていたためじんま疹と腹痛が出た．

場面別発症例と食物アレルゲン対策方法

食材を用いた授業
- 食物アレルギー児のなかには，直接食べていなくても，微量の原因食物アレルゲンの吸入や接触でアレルギー症状を起こす児もいる．
  - ▶対策：小麦粘土，牛乳パック，卵パックなど，食物アレルゲンとなることが多い食材に関連した教材を極力使用しないことが必要である．
- ラテックスと交差抗原性が証明された果物[*1]などに対するアレルギーをもっている児は，ゴム手袋や輪ゴムなど天然ゴム製品に触れてアレルギー症状を起こす（ラテックス-フルーツ症候群[*2]）ことがある．

[*1] ラテックスと交差抗原性を証明された主な果物
アボカド，くり，バナナ，キウイ，パパイヤ，パッションフルーツ，いちじく，メロン，マンゴ，パイナップル，もも，トマトなど．

[*2] ラテックス-フルーツ症候群
果物に含まれる抗原とラテックス抗原との交差反応性に起因し，交差抗原性のある果物摂取や天然ゴム製品との接触により過敏反応（口唇腫脹・口腔違和感，じんま疹，喘鳴，アナフィラキシーなど）を起こす．

▶対策：通常，教職員では想像もつかない場面でアレルゲンに触れてしまうこともあるので，図工・工作以外でも体験型学習を行う際は前もって保護者と連絡をとり，事前にアレルゲンと接触する危険性がないか確認しておく必要がある．

運動（体育，掃除，休憩）— 食物依存性運動誘発アナフィラキシー[*3]

- 好発年齢は中学・高校生から青年期で，負荷量の大きい運動（球技，ランニングなど）で発症することが多い．
- 原因食物は小麦製品と甲殻類が大部分で，発症は食後2時間以内の運動負荷の場合がほとんどである．
- 診断は，問診とアレルギー検査から原因食物を絞り込み，誘発試験を実施することが好ましく，食物アレルギー診療に精通している医師に紹介して原因を特定しておくことが発症予防の面でも大切である．

対策
- アナフィラキシーを繰り返す場合にはアドレナリン自己注射薬（エピペン®）を処方しておくことが望ましく，発症時の対応を繰り返し訓練しておくことが大切である．生活指導を行う（❶）．

宿泊研修（野外活動，修学旅行など）

- 校外活動では，ふだんの授業に比べて教職員の目が行き届きにくい傾向がある．どのような状況で症状を起こすかを事前に予想することは困難なので，参加する教職員全員が，どの児童・生徒にどのような食物アレルギーがあるかを知っておく必要がある．
- 宿泊を伴う活動前のチェックポイントを❷に示す．

誘発事故に備えた十分な訓練

今までの即時型アレルギーやアナフィラキシーの原因，起こりうるさまざまな状況を知っておくことはもちろん必要であるが，即時型アレルギーやアナフィラキシーを完璧に予防するのは不可能である．

そこで，万一症状が出現したときに備えて，担任・養護教諭だけでなく，管理職も参加した「校内対応委員会」などをつくって組織的に取り組み，教職員がすみやかに適切な対処が行えるように，日ごろから訓練しておく必要がある．

参考文献
- 宇理須厚雄総監修．ぜん息予防のためのよくわかる食物アレルギーの基礎知識 2012年改訂版．川崎：環境再生保全機構；2012．
- 小俣貴嗣，井上千津子．学校現場の食物アレルギー対応マニュアル：アナフィラキシー事故を起こさないために．東京：少年写真新聞社；2014．
- 宇理須厚雄，近藤直実監修．日本小児アレルギー学会作成．食物アレルギー診療ガイドライン 2012．東京：協和企画；2011．
- 文部科学省スポーツ・青少年局学校健康教育課監修．学校のアレルギー疾患に対する取り組みガイドライン．東京：日本学校保健会；2008．

[*3]
食物依存性運動誘発アナフィラキシー（FDEIA or FEIAn）の3つの特徴
- ある特定の食物摂取後の運動負荷によってアナフィラキシーが誘発される
- 症状は全身じんま疹や血管運動性浮腫など重篤で，複数の臓器・組織にわたる症状が認められる
- 食物摂取単独，あるいは運動負荷単独では症状の発現は認められない

FDEIA or FEIAn：food-dependent exercise-induced anaphylaxis

❶ 食物依存性運動誘発アナフィラキシーを起こさないための生活指導
- 運動前には原因食物を摂取しない
- 原因食物を摂取した場合は食後最低2時間は運動を避ける
- 皮膚の違和感やじんま疹などの前駆症状が出現した段階で，運動をただちに中止して休憩する
- アドレナリン自己注射薬を携帯する
- 感冒薬や解熱鎮痛薬を内服した場合は運動を避ける

❷ 宿泊を伴う活動前のチェックポイント
- 食事（食材）の内容やアレルギー対応食などを確認
- 食材に関係した活動は要注意
- 持参薬の有無や管理方法を確認
- 搬送する医療機関を確認
- 全行程の活動を本人や保護者とも確認
- 宿泊を伴う行動の個別対応プランの立案

エピペン®を処方する適応と処方児への指導のポイントを教えてください．

エピペン®はハチ毒，食物・薬物などに起因するアナフィラキシー反応に対する補助治療薬です．適応はアナフィラキシー症状の既往者やその発現の可能性が高い者，医師が必要とした場合などです．処方時にはインフォームドコンセントを実施し，本人・保護者等に使用方法などを説明し，理解を得たうえで処方し，使用後は必ず医療機関受診の必要性を説明します．

田知本　寛｜東京慈恵会医科大学小児科学講座

---

*1
文部科学省の「学校生活における健康管理に関する調査」によると，アナフィラキシー既往生徒数は増加傾向にあり，エピペン®を必要とする患者も増加していると考えられる．

*2
アナフィラキシー経験者は繰り返し起こしやすいことが報告されている[3]．

❶ 緊急性が高いアレルギー症状

全身の症状
- ぐったり
- 意識もうろう
- 尿や便を漏らす
- 脈が触れにくいまたは不規則
- 唇や爪が青白い

呼吸器の症状
- のどや胸が締め付けられる
- 声がかすれる
- 犬が吠えるような咳
- 息がしにくい
- 持続する強い咳き込み
- ゼーゼーする呼吸（喘息発作と区別できない場合を含む）

消化器の症状
- 持続する強い（がまんできない）お腹の痛み
- 繰り返し吐き続ける

（食物アレルギー緊急時対応マニュアル，2013[2]）

処方の適応[1]

- アナフィラキシー症状（❶）[2]の既往患者*1・*2．
- アナフィラキシーを発現する可能性が高い症例．
  ▶ 微量のアレルゲンでアナフィラキシーが誘発される．
  ▶ アナフィラキシーを誘発しやすいアレルゲンに対する特異的IgEが強陽性である．
  ▶ コントロールできない気管支喘息を食物アレルギーに合併する症例．
- 医師が必要と判断した場合．
  ▶ 患者本人・保護者が希望した場合．
  ▶ 緊急受診する医療機関が遠方である場合．
  ▶ 宿泊と伴う旅行時など．

処方時の指導

- エピペン®を処方する際には，必ずインフォームドコンセントを実施し，本剤を本人・保護者またはそれに代わりうる適切な者に対して，適切に自己注射・患者への投与ができるよう，本剤の保存方法・使用方法・使用時に発現する可能性のある副作用などを指導し，患者，保護者またはそれに代わりうる適切な者が理解したことを確認したうえで処方する．
- エピペン®は，アナフィラキシー発現時の緊急補助治療薬として使用する薬剤であるので，エピペン®使用後は必ず医療機関を受診し，適切な治療を受けるよう指導する．たとえ症状が改善していても，使用後に医療機関を受診する必要性を十分に説明する．
- エピペン®には患者向け説明文と練習用トレーナーが添付されている．説明文を熟読し，定期的に練習用トレーナーを用いて日ごろからエピペン®の使用方法（❷）について訓練しておくよう指導する*3．日ごろからの訓練が大切である．❸は使用時の一例である．
- アナフィラキシーの原因となる抗原の除去を日ごろから心がけていても，誤食などの事故によって思わぬときにアナフィラキシーが起きることを患

❷ エピペン®の使用方法

① ケースから取り出す	④ 太ももに注射する
ケースのカバーキャップを開けエピペン®を取り出す	太ももの外側に，エピペン®の先端（オレンジ色の部分）を軽くあて，"カチッ"と音がするまで強く押しあて，そのまま5つ数える **注射した後すぐに抜かない！** **押しつけたまま5つ数える！**
② しっかり握る	⑤ 確認する
オレンジ色のニードルカバーを下に向け，利き手で持つ "グー"で握る！	使用前 使用後　エピペン®を太ももから離しオレンジ色のニードルカバーが伸びているか確認する **伸びていない場合は「④ に戻る」**
③ 安全キャップを外す	⑥ マッサージする
青い安全キャップをはずす	打った部位を10秒間，マッサージする

（食物アレルギー緊急時対応マニュアル．2013[2]）

者・保護者またはそれに代わりうる適切な者に理解が得られるよう指導する．アナフィラキシーは事故である．
- エピペン®を投与すべき緊急性の高いアレルギー症状の理解度を確認する（❶）[2]．緊急性の高いアレルギー症状への対応方法（❹）[2]を十分に説明する．
- とくに呼吸器症状はアナフィラキシーショックのリスク因子であることを指導する[4]．患者の血圧が低下し心肺停止状態となってからのエピペン®投与では手遅れになってしまうことがあるので，早期の投与が重要である．
- アナフィラキシー発生時の対応方法をエピペン®使用方法のみならず，緊急性の確認，救急要請時のポイント（慌てず，ゆっくり，正確に情報を伝える）などを日ごろから訓練しておくよう指導する．
- アナフィラキシー症状は急激に変化することがあるため，繰り返し症状を観察し，危険な症状を見逃さないように，注意深く観察するよう指導する．

📋 処方禁忌*4

- ブチロフェノン系・フェノチアジン系などの抗精神病薬，α遮断薬を投与中の患者には投与しない．

*3 エピペン®の表面には使用方法が明記されているが，使用した患者の後日談から，実際にアナフィラキシーが起きた緊急の場では読めなかったことが多かった．

❸ エピペン®使用時の一例

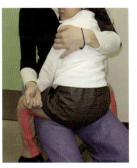

*4 投与禁忌・原則禁忌に関しては添付文書を参照．
http://database.japic.or.jp/pdf/newPINS/00050569.pdf

❹ 緊急性が高いアレルギー症状への対応

① ただちにエピペン®を使用する！
→ 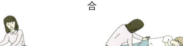 C エピペン®の使い方

② 救急車を要請する(119番通報)
→ D 救急要請のポイント

③ その場で安静にする(下記の体位を参照)
　立たせたり，歩かせたりしない！
④ その場で救急隊を待つ
⑤ 可能なら内服薬を飲ませる

◆ エピペン®を使用し10～15分後に症状の改善が見られない場合は，次のエピペン®を使用する(2本以上ある場合)
◆ 反応がなく，呼吸がなければ心肺蘇生を行う → E 心肺蘇生とAEDの手順

安静を保つ体位

ぐったり，意識もうろうの場合
血圧が低下している可能性があるため仰向けで足を15～30cm高くする

吐き気，おう吐がある場合
おう吐物による窒息を防ぐため，体と顔を横に向ける

呼吸が苦しく仰向けになれない場合
呼吸を楽にするため，上半身を起こし後ろに寄りかからせる

(食物アレルギー緊急時対応マニュアル．2013[2])

文献

1) 厚生労働科学研究班による食物アレルギーの診療の手引き2014．厚生労働科学研究費補助金難治性疾患等克服研究事業難治性疾患等実用化研究事業．研究代表者：海老澤元宏．http://www.foodallergy.jp/manual2014.pdf
2) 東京都アレルギー疾患対策検討委員会．食物アレルギー緊急時対応マニュアル．2013．
3) 佐藤さくらほか．食物アレルギー患者へのエピペン処方症例の検討．日小ア誌 2007；21：187-95．
4) Bock SA, et al. Fatalities due to anaphylactic reactions to foods. J Allergy Clin Immunol 2001；107：191-3．

園・学校の教職員にアナフィラキシー対応指導のポイント

Question
園・学校の教職員にアナフィラキシー対応の方法（エピペン®の使用を含む）を指導するポイントについて教えてください．

Answer

- アナフィラキシー症状の経験がなく，食物アレルギーやアナフィラキシーの知識をもっていない場合→症例を示して説明します．
- 日本小児アレルギー学会の「一般向けエピペンの適応」を重症と理解できない場合→症状を視覚や聴覚に訴えて説明します．
- 初めて注射をすることに大きな不安がある場合→練習用トレーナーで反復練習をするとよいでしょう．チームを組んで確認しながら対応します．ロールプレイを実施します．
- アナフィラキシーを疑ったら（迷ったら）→エピペン®を注射します．「一般向けエピペンの適応」のなかに「疑う」という記述があります．

増田　進｜南生協病院小児科

患児を担当する教職員に来院してもらい指導する場合

医療機関での説明や訪問講習会の設定
- 保護者・患児が参加して，三者面談にする．
- 保護者から学校側に打診して，開催をもちかける．主治医から園や学校に働きかけてもよい．
- 対象施設が多い場合，学校では教育委員会や教育センターに，保育所や幼稚園では行政（子ども課）に相談する．

エピペン®注射を判断する患児の症状の設定
- 患児の既往からエピペン®注射を判断する症状（キーワード）を決める．
- このキーワードを確認したら，エピペン®注射を判断する．過去の症状を把握（個人管理表の利用）しておくと，確認と判断が容易になる．

園・学校で発症した子どもへの対応
- 患児は症状と保護者が不在のため大きな不安を感じている．担任教師は患児から離れないで，声をかけて不安を和らげるようにする．すぐに，ほかの教師を呼ぶ．
- 低年齢や内気な患児は，体調の変化を自ら教師に訴えられない．発症時の様子や患児の性格を保護者に確認して，患児の変化に注意する．
- 軽症時には，安全で対応しやすい場所（職員室や保健室）への移動を考慮する．複数の教職員で移動するとよい．症状が強ければ，その場で対応し，移動は救急隊に任せる．

ぐったりしているとき，嘔吐時や苦しそうなときの体位のとらせ方
- 顔色が青白い，ぐったりしているときには，下肢を15〜30cm高くして，安静にする．立位や座位，おんぶをしない．
- 吐き気や嘔吐があるときは，体と顔を横に向ける．
- 呼吸が苦しくてあおむけになれないときは，背中に物を当てて上半身を起

こす.

練習用トレーナーでの練習
- 教職員同士，練習用トレーナーで他人の太ももに注射できるようにする．
- 患児の太ももは細く注射が難しいので，保護者と本人の同意を得て，患児の太ももで練習をする．

エピペン®注射の判断
- 発見時に緊急性があると判断したら，ほかの教師を呼ぶと同時に，すぐにエピペン®を注射する．
- 小児アレルギー学会「一般向けエピペンの適応」の症状に合致する，あるいはエピペン®注射を判断するキーワードとなる症状があるとき，チームで確認し合って判断する．

エピペン®注射する者を決めておく
- 担任教師や管理職，養護教諭や看護師（園）が対応することが多い．各教育施設で決める．
- すべての教職員がエピペン®を注射できるのが理想．リーダーがエピペン®注射担当を現場で指示してもよい．
- 講習後時間が経つと，注射手技が不確実になる．不安なら，打つ前にマニュアルなどで注射方法を確認する．

エピペン®注射と子どもの固定
- 自らエピペン®注射ができる患児には注射のサポートをする．症状が強いときには，本人に代わってエピペン®注射をする．
- 薬を服用してもエピペン®注射は可能．内服できなかったとき，エピペン®注射後，症状が落ち着いてから内服とする．
- 不安や症状で患児はじっとしていられない．エピペン®注射時の痛みで患児は不意に動き，手で払いのけたりすることがある．複数の教職員で患児の体や手・足を押さえる体制が必要である．

救急要請
- エピペン®を注射したら，すぐに救急要請をする．教職員が複数いれば，エピペン®注射と救急要請は同時進行できる．
- エピペン®を所持していないときやエピペン®を処方されていない患児では，救急要請が優先となる．
- 消防署や医療機関が遠い施設では，早めに救急要請をする．
- 救急要請は現場で電話する．職員室（患児と別の場所）で電話すると，患児の状態の質問に返答できない．携帯電話，スマートフォンを使用する．
- 救急要請では，アナフィラキシーであること，学校名，住所，患児氏名，性別，年齢，症状，エピペン®注射の有無，使用している携帯電話の番号などを（個人管理表を見て）伝える．

保護者への連絡
- 緊急性があるときには，保護者に連絡するよりも先にエピペン®注射と救急要請をする．
- 緊急性がないときには，現場で保護者に連絡する．ただし，保護者に「お

エピペン®注射の判断に迷うときの対応
- エピペン®注射で医学的に問題となる重篤な副作用はないことを伝える．
- 主治医または救急医連絡先（ホットライン）に相談する．迷って注射が遅れないようにすることが重要である．
- 原則，教育施設においてエピペン®注射を判断できるようにする．

子さんがアナフィラキシーを起こしています」などと不安を与える言動をしない．様子や経過を伝えて，患児の対応を保護者に確認する．
- エピペン®注射後の連絡では，その後の患児の様子や搬送の状況，搬送先を伝える．

その他
- 管理職，養護教諭，栄養職員，担任教師などによる食物アレルギー対応委員会を組織して，安全管理を行う．
- 学童保育（放課後児童クラブ）の場合，学童保育従事者にも指導する．
- エピペン®の保管場所を教職員が周知し，定期的に設置場所を確認する．
- 給食により発症したとき，同じ食物アレルギー患児が複数在籍していたら，ほかのアレルギー患児の様子を確認する．

園・学校に出向いて講習会を行う場合

- 可能なら全職員が参加して，講習後にロールプレイを実施する．

ロールプレイの指導[1-3]
- 医療関係者が医学的な観点から助言をして，教職員が園や学校に合わせて登場人物と配役を決め，在籍する患児に合わせてシナリオを作成する．
- シナリオの内容は発見，教職員連絡招集，ほかの子どもへの対応，観察，内服，記録，判断，エピペン®注射，救急要請，保護者連絡，救急隊誘導，病院搬送など．
- 教職員の連絡方法では，校内放送（暗号文）やインターホンを利用する．
- ほかの子どもへの対応では，誘導する場所や担当を決めておく．
- シナリオ作成（グループワーク）では，台詞を覚えるのではなく，場面と対応する行動を想像する．
- 観客にわかるように，観察や判断したこと，行動を言葉にして演じる．
- リーダーはマニュアルを見て確認しながら行動や指示をすればよく，すべてを暗記して行動する必要はない．
- 患者役に患児が参加する（保護者と本人の同意）と，相互に信頼関係が築かれ，患児が自身の症状を訴える練習になる．
- 演技後の振り返りが大切である．
- 映像資料を参考にする[4,5]．

文献
1) 宇理須厚雄監修．赤澤 晃．よくわかる食物アレルギー対応ガイドブック2014．東京：環境再生保全機構；2014．p.11-24．
2) 伊藤浩明監修．漢人直之ほか．おいしく治す食物アレルギー攻略法．愛知：アレルギー支援ネットワーク；2014．p.28-31, 54-5．
3) エピペン®のパンフレット．八千代病院HP．＞小児科＞お知らせ
http://www.yachiyo-hosp.or.jp/guidance_department/images/epipen2015octvol6.pdf
4) 文部科学省．学校におけるアレルギー疾患対応資料（DVD）映像資料及び研修資料：（YouTubeのページへリンク）(http://www.mext.go.jp/a_menu/kenko/hoken/ 1355828.htm)
5) 五十嵐徹ほか編著．養護教諭のためのフィジカルアセスメント2．東京：日本小児医事出版社；2013．p.13-21, 35．

各教育施設で準備するもの（参考図書）

- 「一般向けエピペンの適応」が記載されているアナフィラキシーの手引書・マニュアル．
- 個人管理表（個別対応マニュアル）：既往歴，所持している薬，エピペン®の保管場所，患児の住所や連絡先を記入しておく．発症時，症状や経過，エピペン®注射の時刻を記録する．個人管理表は，既往歴のない突然に発症する子どもでも使用できるとよい．

Question

文部科学省が発行した「学校給食における食物アレルギー対応指針」のポイントを教えてください．

Answer

学校給食におけるアナフィラキシー死亡事故を受けて作成された本指針では，食物アレルギーがあっても他の児童生徒と同じように学校給食が楽しめることをめざし，給食提供においては安全性を最優先すると示されました．また「生活管理指導表」の提出を義務づけ，二者択一の対応（完全除去か完全解除）方針を推奨しています．さらに複雑な対応を避ける一環で，弁当対応するべき重症者の定義を示しました．

今井孝成｜昭和大学医学部小児科学講座

「学校給食における食物アレルギー対応指針」発刊の経緯

- 2008（平成20）年に文部科学省が監修し，公益財団法人日本学校保健会が「学校のアレルギー疾患に対する取り組みガイドライン」と「学校生活管理指導表」を刊行した．このガイドラインは，アレルギー疾患児の増加を背景に，学校のアレルギー疾患管理リスクを評価し，本来対応するべきアレルギー児を抽出，その対応に必要な人材や資源を集中させること，そして緊急時に適切に対応できるようになることを目標として作成された．
- しかし2012（平成24）年12月に学校給食によるアナフィラキシー死亡事故が発生した．そこで文部科学省は専門者会議での議論をふまえ，「学校給食における食物アレルギー対応の基本的な考え方は，アナフィラキシーを起こす可能性のある児童生徒を含め，食物アレルギーの児童生徒が他の児童生徒と同じように給食を楽しめることを目指すことが重要である．」とし，これを実現するために，ガイドラインでは記述が少なかった具体的な学校給食対応をまとめ，今回の指針の発刊に至った（❶）*1．

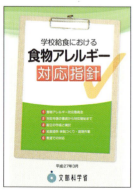

❶「学校給食における食物アレルギー対応指針」

*1
本指針は文部科学省から各学校に1部ずつ配布されているのと併せて，文部科学省のサイトからも無償でダウンロード可能である．
http://www.mext.go.jp/component/a_menu/education/detail/__icsFiles/afieldfile/2015/03/26/1355518_1.pdf

「学校給食における食物アレルギー対応指針」の原則

- 本指針は冒頭に対応の大原則が示され，給食対応の考え方の骨格と概要をつかむことができる．つまりこの大原則こそ本指針のポイントである．以下に個々に解説する．
- 食物アレルギーを有する児童生徒にも，給食を提供する．そのためにも，安全性を最優先とする．義務教育過程の児童生徒は疾病によらず，普く学校給食に供するべきと学校給食法に規定されている．そして給食提供において最優先する唯一の課題は"安全性"であることを改めて確認する．そのためには，学校給食は保護者や患児のニーズや医師の過度な指示に応える必要はない．
- 食物アレルギー対応委員会等により組織的に行う．学校長をトップに据えた食物アレルギー対応委員会を校内に組織し，対応を進める．学校長はその対応に責任をもち，各職員に対して個々に役割を与え，職員はその役割

- を習熟し遂行する．
- 「学校のアレルギー疾患に対する取り組みガイドライン」に基づき，医師の診断による「学校生活管理指導表」の提出を必須とする．生活管理指導表の提出を必須にし，医師の指示に基づく対応を実現する．医師の診断は常に精緻ではないが，少なくとも指導表の運用を必須にすることで，対応すべき対象者の選別に役立つ．
- 安全性確保のため，原因食物の完全除去対応（提供するかしないか）を原則とする．学校給食における最も理想的な食物アレルギー対応は，個々の除去食レベルに則した多段階式の代替食対応である．しかしこれを実行するには多大な労力を要し，またリスクをとることになる．このため，今回の指針においては，学校における食物アレルギーの基本対応は，除去に段階をもたせない，二者択一の方針，すなわち"完全除去か完全解除"かいずれかの対応を強く前面に打ち出した．これにより給食現場のリスク低減化が図られ，また真の食物アレルギー患者の選別にもつながる．
- 学校・調理場の施設設備，人員等を鑑み無理な（過度に複雑な）対応は行わない．過度に複雑な対応は事故リスクを上げるばかりか，調理場スタッフの疲弊を招く．その一端として，指針では弁当対応の考慮対象（❷）を例示している．
- 教育委員会等は食物アレルギー対応について一定の方針を示すとともに，各学校の取り組みを支援する．とくに市区町村教育委員会は学校に対して明快な方針を示し，積極的に関わっていく．対応に難渋する例は率先して安全を重視した方針を保護者らに説明し，理解を得られるように努める．

その他のポイント

- **使用する頻度を検討する必要がある食物**：重篤度の高い原因食物（そば，落花生）や，発症数の多い原因食物（卵，乳，小麦，えび，かに）を給食で使用するときは，使用するねらいを明確にし，使用していることが明確な料理や料理名とすることが推奨された．またできるだけ複数の料理に同じ原因食材を使用しないようにしたり，同じ食材を使用する日を週単位で検討したりするように指摘している．
- **調味料・だし・添加物**：調味料・だし・添加物に関しては，❸のような組み合わせであれば，基本的には使用できる旨を提案している．

本稿は紙面が限られているため，提供できる情報にも限りがあるが，指針にはそのあたりが余すことなく示されている．二度と悲劇を繰り返さないために，安全な給食提供環境を構築し，また食物アレルギー児童生徒たちの楽しい学校生活をわれわれ医師も応援していきたい．

❷ 弁当対応の考慮対象（極微量で反応が誘発される可能性がある等の場合）

i	調味料・だし・添加物の除去が必要
ii	加工食品の原材料の欄外表記（注意喚起表示）の表示がある場合についても除去指導がある
iii	多品目の食物除去が必要
iv	食器や調理器具の共用ができない
v	油の共用ができない
vi	その他，上記に類似した学校給食で対応が困難と考えられる状況

❸ 使用できる調味料・だし・添加物

原因食物	除去する必要のない調味料・だし・添加物等
鶏卵	卵殻カルシウム
牛乳	乳糖・乳清焼成カルシウム
小麦	しょうゆ・酢・みそ
大豆	大豆油・しょうゆ・みそ
ゴマ	ゴマ油
魚類	かつおだし，いりこだし，魚しょう
肉類	エキス

Question
学校生活管理指導表の位置づけと，記入のポイントについて教えてください．

学校生活管理指導表はアレルギー疾患の対応について，保護者と学校が話し合うために必要な医療情報を医師が提供することが主な目的です．正確な診断に基づき，個々の患者の状態に応じた適切な記入が必要です．

西野　誠，柳田紀之｜国立病院機構相模原病院小児科

学校生活管理指導表の位置づけ

- アレルギー疾患の児童・生徒に対応するには，個々の児童・生徒について正しく把握することが必要である．その一つの手段として，学校生活管理指導表（アレルギー疾患用）が「学校のアレルギー疾患に対する取り組みガイドライン」に提示されている[1]．
- 学校生活管理指導表には個々の児童・生徒のアレルギー疾患に関する情報を主治医が記載し，入学時，進級時などには，これに基づいて患者と学校側が対応について話し合う．

学校生活管理指導表記入のポイント

- 学校生活上，アレルギー疾患のなかでとくに詳細な指示が必要となるのは食物アレルギーであり，学校給食における対応が重要となる．管理指導表の記入例を❶に示す．

食物アレルギー病型
- 学童期の食物アレルギーの病型は即時型，口腔アレルギー症候群，食物依存性運動誘発アナフィラキシーの3つに分類される．病型により学校生活上の注意点が異なる．
  ▶ **即時型**：症状はいわゆる典型的な食物アレルギーで，原因食物摂取後，通常2時間以内に症状が出現するものをさす．
  ▶ **口腔アレルギー症候群**：口唇・口腔粘膜における果物・野菜などによる症状で，摂取後5分以内に症状を認めることが多い[2]．加熱すれば原因食物を症状なく摂取できることが多く，給食での厳密な除去が必要ないこともある．
  ▶ **食物依存性運動誘発アナフィラキシー**：原因食物を摂取後，運動を行ったときにアナフィラキシーを起こす疾患である．児童・生徒における有病率は約12,000人に1人の頻度であり，原因食物として小麦，甲殻類が多い．原因食物摂取から4時間以内の運動で発症することが多く[3]，給食後の運動の管理が重要である．

原因食物と診断根拠
- 食物アレルギーの診断根拠は3つに分類される．すなわち，① 明らかな

❶ 学校生活管理指導表記入例

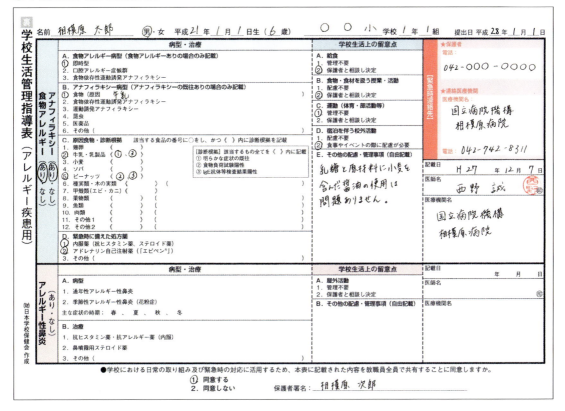

症状の既往，② 食物経口負荷試験陽性，③ IgE抗体等検査結果陽性である．そのなかで最も信頼性が高いのは ② であり，次いで ① である．
- ③ のみでは食物アレルギーと診断することはできないが，摂取の安全性が確認できていない場合にはいったんは管理指導表に除去食物として指定せざるをえない．しかし，不必要な除去を行っている可能性もあるため，自施設で負荷試験ができなければ，専門施設への紹介を考慮する．
- また，①，② が診断根拠であっても，最後の症状誘発から一定期間が経過している場合には，耐性獲得していることもあり，管理指導表の記載に際して定期的な再評価が望まれる．

緊急時に備えた処方薬
- 緊急時に備え処方される医薬品としては，内服薬とアドレナリンの自己注射薬がある．

内服薬
- 多くの場合，抗ヒスタミン薬が処方される．抗ヒスタミン薬は主に皮疹・瘙痒感のコントロールに用いられ，30分〜1時間程度で効果が現れる．
- 内服薬には即効性はないため，原則として内服後には医療機関を受診するように指示する．

アドレナリンの自己注射薬（エピペン®）
- 注射後数分以内に効果が現れる．体重に応じて「エピペン®0.15 mg」また

は「エピペン®0.30 mg」の処方が可能である.
- 処方の適応は，基本的にはアナフィラキシーの既往がある場合である．ただし，原因食物の微量摂取で症状を認める場合，緊急受診する医療機関から遠方に在住している場合などでも処方を考慮する[2]．
- エピペン®を処方する際には必ず使用するタイミングを指示し，使用後はただちに医療機関を受診する必要性があることを説明する．

給食対応
- リスク管理の観点から，学校での給食対応は各食物に関して，原則的に完全除去か完全解除のいずれかで対応することが望ましい[*1]．
- ただし，使用頻度が高く，安全に摂取できる調味量などに関しては一定の配慮が必要となる[*2]．これらのものが安全に摂取できることが自宅・病院で確認できていれば，給食での利用も検討されてよい．
- 病型が口腔アレルギー症候群で野菜や果物の摂取で口やのどの症状だけを認める場合には，加熱すれば症状なく食べられることが多い．問診でこのことを確認できていれば，違和感を認めた際に食べることを中止するよう管理することで，必ずしも厳密な除去を指示する必要性はない[4]．

運動の管理
- 病型が即時型または口腔アレルギー症候群であれば，基本的に運動の制限は必要ない．
- 病型が食物依存性運動誘発アナフィラキシーであれば，原因食物摂取から2時間(可能なら4時間)運動を控える必要性がある[2]．ただし，実際にこのような運動制限を行うと学校での体育の授業に参加することが困難となる．代わりに，午後に体育がある日は原因食物の除去で対応することも可能である．

緊急時連絡先
- 緊急時連絡先の欄には，学校で誤食などにより症状が認められた際に受診する最寄りの入院施設を備えた病院を記入する．

文献
1) 日本学校保健会. 学校のアレルギー疾患に対する取り組みガイドライン. 2008. http://www.gakkohoken.jp/book/bo0002.html
2) 厚生労働科学研究班による食物アレルギーの診療の手引き2014. 厚生労働科学研究費補助金難治性疾患等克服研究事業難治性疾患等実用化研究事業. 研究代表者：海老澤元宏. http://foodallegy.jp/manual2014.pdf
3) 日本アレルギー学会Anaphylaxis対策特別委員会. アナフィラキシーガイドライン. 2014.
4) 厚生労働科学研究班による食物アレルギーの栄養指導の手引き2011. 厚生労働科学研究費補助金免疫アレルギー疾患等予防・治療等研究事業食物アレルギーの発症要因の解明および耐性化に関する研究. 研究分担者：今井孝成. http://www.foodallergy.jp/nutritionalmanual2011.pdf

---

*1 同じ原因食物でも，患者によって症状が誘発されずに安全に食べられる量が異なるため，個別対応を行うと作業が煩雑となり，事故の危険性が高まるためである[4]．

*2 しょうゆ，みそに含まれている大豆や小麦の蛋白質の大部分は分解されているためアレルギー症状の原因とならず，利用可能であることが多い．また，乳糖に関しては原料の乳蛋白質がごく微量に残っているが，アレルギー症状の原因となることはまれである[4]．

小児アレルギーエデュケーター（PAE）の資格について教えてください．

小児アレルギーエデュケーターは，2009年に日本小児難治喘息・アレルギー疾患学会が開始したアレルギー専門のメディカルスタッフを対象にした認定資格制度です．高度なアレルギーの知識と技術，行動科学に基づいた教育技術により医師と協働してチーム医療を進めていくことができます．

赤澤　晃｜東京都立小児総合医療センターアレルギー科

PAE：Pediatric Allergy Educator

患者教育の必要性

- 多くの慢性疾患の治療は，最近まで，急性の増悪対応と終末期対応だった．つまり小児喘息では急性発作の対応，アトピー性皮膚炎では皮疹の急性増悪への対応が中心であった．しかし，病態の解明が進み，気道の慢性炎症を抑える薬剤の開発，皮膚の炎症を抑える薬剤やその使用方法が開発され，急性増悪の予防と発症予防をめざす考えが実践できるようになった．
- 現時点までのエビデンスでは，気管支喘息，アトピー性皮膚炎の確かな発症予防と治癒は実現できていないが，急性増悪の予防，重症化予防が可能となり，薬剤を上手に使うことによって症状をコントロールする医療を提供するまでに至っている．
  - ▶この慢性疾患をコントロールするために医療者は，適切な薬剤を適切な方法で適切な期間使用する必要がある．そして，アレルギー疾患は環境により大きく影響される疾患であることから，薬剤だけでなく環境調整も怠ることができない．
  - ▶患者にとって症状のない生活を送りQOLを向上させるために医療者は，明確な目標を設定して患者のアドヒアランスのステージに合った積極的な介入をしていく治療計画を立てるが必要である．
  - ▶しかし，こうした作業は，これまでの医学教育を受けてきた医療者には苦手であった．なぜなら，そのような教育を受けておらず，近年になってようやく，チーム医療，患者に寄り添った医療，パートナーシップ，患者の目線で，など患者医療者関係が少しずつ改善してきてはいるが，明確な治療効果を示すことができる患者教育が求められるようになってきたからである．そのためには，アドヒアランスを向上させるための知識と技術をもった医療者が関わっていくことが必要となる．

日本小児難治喘息・アレルギー疾患学会

- 日本小児難治喘息・アレルギー疾患学会は昭和59年（1984年）に日本小児難治喘息研究会として発足した．当時は多くの難治喘息児が国立療養所

(現在の国立病院機構の病院の一部)に長期入院して院内学級や併設の養護学校に通学しながら医師，看護師，心理療法士，養護学校教諭をはじめ多くのメディカルスタッフと治療を行っていた．研究会は，こうした子どもたちの治療成績を上げること，QOLを向上させることを目的に設立された．

- 現在は，吸入ステロイド薬の開発，治療・管理ガイドラインの普及により長期入院治療の必要な難治喘息児は激減した．しかし，適切な治療を継続するという目標は変わらず，医師とメディカルスタッフの協働作業により取り組むことで，効率の良い患者教育を行うためのしくみづくりを開始することになった．
- そして創設されたのが，「小児アレルギーエデュケーター」認定制度で，アレルギー専門医と協働してアレルギー患者の指導を行っている．それぞれのスタッフが高度なアレルギーの知識と指導技術をもたなければ達せられず，この制度は，こうしたメディカルスタッフを育成，認定して，活動してもらうことを目的に2009年から開始されている．

小児アレルギーエデュケーター(PAE)認定制度

- PAEは，小児喘息，アトピー性皮膚炎，食物アレルギー等の小児アレルギー疾患の医療を多職種協働で推進していくために，2009年から日本小児難治喘息・アレルギー疾患学会が養成・認定している資格制度である．
- アレルギー専門のメディカルスタッフによる患者教育の認定資格制度には，米国で先行しているNAECBがある．これは，メディカルスタッフ向けの研修プログラムで勉強して資格試験を受験して，認定資格を取得するものである．
- 本学会のPAEも同様の制度で，基礎講習会を受講したのちに，基本的なアレルギー疾患の知識の試験に合格し，さらに患者教育技術の講習を受講して認定試験に合格することで認定される[*1]．

NAECB：National Asthma Educator Certification Board

*1 2015年度までに約350名のPAEが認定され現場で活躍している．現在PAEは，看護師，薬剤師，管理栄養士の3職種に限定されている．

PAEの活動

- PAEはメディカルスタッフという立場で，アレルギー疾患に関する高度な知識をもち，患者教育に必要な理論や技法を習得している．そして高度なコミュニケーションスキルを駆使して患者とその家族のアドヒアランスの向上に役立っている．
- 活動の範囲は，病院，クリニックなどの医療現場だけではなく，保健所等の患者向け講演会，相談会，学校，保育所等の職員向け研修会の講師を務め，臨床研究，学会活動も積極的に行っている．
- 喘息患者には，PAEの優れたコミュニケーション能力により，発作の原因，コントロール不良の原因を見つけだし，その対策を推し進めていく．コントロール評価のために，ピークフローメータでのモニタリングの説明と実施方法を習得させ，患者と一緒にJPACで症状を評価し，服薬状況を聞き出す．ふだん，医師が聞き漏らしてる情報を収集することもしばしばある．

JPAC：Japanese Pediatric Asthma Control

- 治療においては，発作時の対応，各種吸入デバイスによる吸入指導，治療を継続できない，薬を忘れる子どもたちのアドヒアランスを向上させている．
- アトピー性皮膚炎患者には，病態から発症増悪因子の検査とその対処方法を指導し，スキンケア指導では石けんの具体的な使用方法，洗い方を指導する．ステロイド軟膏の適切な塗り方とプロアクティブ療法の指導を行う．
- 食物アレルギーの患者には，緊急時の対応，エピペンの使用方法を指導している．管理栄養士の PAE は，除去食メニューの紹介，食品表示の見方など患者が日ごろ困っていることを具体的に指導している．

PAE 認定資格の取得

- 資格を取得できるのは，臨床現場で働いている看護師，薬剤師，管理栄養士である．3～5 年以上の臨床経験，アレルギー専門医のもとで指定の研修期間等が必要で，学会開催の基礎講習会に参加して，体系的な基礎知識を習得する．その後，筆記試験を行い，合格者は実技を中心にした講習会を受講し，その後，指導症例のレポートによる試験を実施している．
- 資格の維持には，5 年ごとの更新作業が必要となる．詳細は，学会ウェブサイトを参照されたい[*2]．

*2
日本小児難治喘息・アレルギー疾患学会
http://jspiaad.kenkyuukai.jp/
日本小児難治喘息・アレルギー疾患学会は，2017 年 7 月より一般社団法人 日本小児臨床アレルギー学会に改称移行する．

Question

食物アレルギーを診療するうえで，看護師・薬剤師・管理栄養士とチーム医療を進める役割分担を教えてください．

Answer

食物アレルギーの診療では，日常生活の一部である食べるということについて指導する必要があります．また，ほかのアレルギー疾患との関連も考慮した診療を必要とします．そのためには，スキルミクス（多職種協働）がとりわけ重要となり，看護師は生活全般に関わる指導，薬剤師は薬物療法の実施指導，管理栄養士は除去食などの指導，医師は診断・治療内容を決定し，他職種に依頼したりします．

高増哲也｜神奈川県立こども医療センターアレルギー科

スキルミクス

多職種協働ともいわれ，医師とほかのメディカルスタッフのチームのなかで，それぞれの役割の補完をしたり，分担を見直したりすることをさす．

❶ 食物アレルギーの診断

① 食物により症状が起きるという事実の確認
↓
② 免疫学的機序の確認

この順序が重要

*1 皮膚症状がある場合はスキンケア，外用療法により，皮膚の状態をできるだけ正常化させておく．

❷ 人間にとって食べることの意味

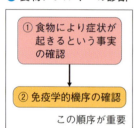

生きるためのエネルギーの源 ― 栄養 ― 身体面
除去食の際には，栄養を代替食で摂取させることを考える必要がある．

生きる楽しみを感じる時間 ― おいしく ― 心理面
食事は生きる楽しみのなかで重要な位置を占めており，ほかの人が食べられるものを自分だけが食べられないことのつらさを考えに入れる必要がある．

家族や仲間とのふれあいの場 ― 楽しく ― 社会面
食事をともにすることで，家族や友人とのつながりは深まるものであり，除去食はそれをじゃますることでもありうる．

「食べる」ことについての指導―チーム医療を始める前に

食物アレルギーの診断・治療をめぐる問題

- 食物アレルギーは，食物により症状が出現するという事実があり，それが免疫反応によって生じているという2段階で成り立っている（❶）[1]．
- 食べたことのない食物にアレルギーがあるかどうかを判断することは困難で，食物経口負荷試験を行う必要がある場合もある．
- 除去する必要があるとは思えない食物を除去していることで，食生活が困難になっていたり，成長・発達に障害をきたしている症例もある．

食べるということの意味を見直す

- 食物アレルギーでは，原因食物を除去した食生活を必要とすることが多い．除去食を行うにあたっては，食べるということの意味を見直しておくことが大切である（❷）[2]．
  ▶ エネルギーの源，栄養摂取による身体の成長・発達という側面
  ▶ おいしく食べることによって生きる楽しみを感じるという心理的側面
  ▶ 人と人とのつながり・絆・団欒により楽しくすごすという社会的側面

ほかのアレルギー疾患との関連

- 食物アレルギーは皮膚症状を起こすことが多いため，アトピー性皮膚炎の原因ととらえられがちであるが，皮膚の炎症は消化管でのアレルギーの生じやすさにも関連する可能性がある[*1]．
- 食物アレルギーの症状のうち，呼吸器症状はアナフィラキシーにつながる危険な症状であり，気道過敏性の亢進，気道の慢性炎症があることで生じやすい[*2]．

スキルミクスにおける各職種の役割と連携[2,3)]

- **看護師**：生活をまるごと「み(看)まもる(護)」視点をもち，食生活，スキンケア，家庭内での人間関係など，生活全般に関わる指導を行う．
- **薬剤師**：薬物療法の実施指導を行う．外用薬の使用法や，吸入手技の指導，アドヒアランスの向上のための働きかけなどを担当する．
- **管理栄養士**：食事・栄養について担当する[4)]．除去食の作り方，代替食の選び方，離乳食の進め方の指導などのほかに，エネルギー・栄養素の必要量を満たしているかどうか確認する．
- **医師**：診断・治療の内容を決定し，それが実際に行われるように，必要な指導を自身で行ったり，他職種に依頼する．

*2
食物アレルギーを解決していくためにも，気管支喘息がある場合はあらかじめコントロールをよくしておく．

各職種が連携して診療を行うケース

3歳男児．前医で血液検査の結果により，卵，牛乳，小麦，魚の除去食が必要と言われ，母親は本人に何を食べさせてよいのかわからなくなり，悩んでいる．全身に湿疹が広がっており，かゆみで夜も目が覚めてしまう．また，日に当たることでかゆみが悪化することを心配して，外に連れ出すことも控えている．週に2，3回，明け方に咳き込んで喘鳴を認めている．

初診時，医師はまず皮膚と気道の状態をよくするために，スキンケア，ステロイドの塗布と吸入を勧めた．看護師にスキンケアとステロイド塗布の方法の指導，同時に生活上の不安についての把握を依頼した．薬剤師には吸入指導を依頼した．管理栄養士に現状の食事内容でのエネルギー，栄養素の摂取量の評価と，現状の条件で改善できる点についての指導を依頼した．

2度目の来院時には，皮膚状態は劇的に改善し，喘息発作もみられなくなり，本人も母親もよく眠れるようになっており，笑顔がみられた．食事は米を主食として，肉や野菜を取り入れて栄養面でほぼ問題のない食事がとれるようになり，適度な外出による日光の照射も可能となった．食物経口負荷試験により，小麦と魚の除去は必要がないことがわかり，さらに食事の幅を広げることができた．

スキルミクスが機能するための条件

- それぞれの職種がその枠組みを超えて3つの条件(❸)を獲得している必要がある[*3]．
- これらを獲得するためには，学習と実践の両者が必要となる．医師による支援も必須である．

❸ スキルミクスが機能するための条件

- アレルギー疾患の病態・治療に対する医学的知識
- 行動科学に基づいた，患者指導に対する基本的な技術
- 異なる職種と情報のやりとりを進めるための調整力

*3
臨床的な知識・技術・調整力を高めていく活動をfaculty development[5)]という．

文献

1) 高増哲也．食物アレルギーの検査と免疫寛容．小児内科 2015；47：631-3．
2) 高増哲也．食物アレルギーとスキルミクス．アレルギーの臨床 2015；35：1140-3．
3) 高増哲也．小児アレルギー診療におけるスキルミクス(多職種協働)．日小難喘ア誌 2015；13：199-202．
4) 磯部宏子．不必要な多品目除去をしていた保護者への管理栄養士の関わり．小児看護 2015；38：56．
5) Steinert Y. Faculty development；core concepts and principles. In：Steinert Y, editor. Faculty Development in the Health Professions：A Focus on Research and Practice. Springer；2014. p.3-25.

食物アレルギーをもったまま思春期から成人期に移行していく患児に対するアドバイスを教えてください．

思春期以降の食物アレルギーは，新規発症例を含め自然耐性を獲得することが少なく，現時点では確立された治療方法がありません．ライフスタイルを重視した適切なアドバイスを行うために，正確な診断と必要最小限の食物除去が求められます．

続木康伸｜札幌徳洲会病院小児科・アレルギー科

思春期以降の食物アレルギー患者の傾向

- 食物アレルギー罹患率は，世界的に増加している[1-4]．
- 思春期以降では，小児期からの持ち越し例のほかに新規発症例がある．しかし，思春期以降を取り扱った報告は十分ではない．
- 原因食品の頻度は，年齢，人種や居住地域，各病院の受診患者層でも異なる．参考に，当科を受診した20歳以上の症例360例中食物アレルギーを合併していた117例（32.5％）と20歳以上における即時型食物アレルギー全国調査[1)]との比較を ❶ に示す．

*1
食物アレルギーが採血だけで診断できないことは，各自治体の保育所・幼稚園ガイドラインにも記載されており[3)]，医療者側こそ必須の知識として求められている．

*2
食物アレルギーに対する経口免疫療法は，原因食品によっては小児期以降でも有効であるといった研究報告もある．しかしながら，思春期〜成人期においてこそ今後の研究が期待されるものである．

食物アレルギーの正確な診断

- 当科での思春期以降における最多のセカンドオピニオンの理由は，「診断が曖昧で，原因が不明」「指導された除去食品と数が疑問」であった．正確な診断のうえで指導を行うことが重要である．
- 思春期以降の食物アレルギーでも，採血結果だけで診断することは困難である[*1・1-4)]．

治療・有症状時の対応

治療方法
- 思春期以降の食物アレルギーが自然耐性を獲得するのは難しいが，現時点では確立された治療方法はない[*2]．
- 症状を起こさないことを前提とした，必要最小限の食物除去が重要である[1-4)]．

有症状時の対応
- 抗ヒスタミン薬，点鼻，点眼，エピペン®などの対症療法となる[1-4)]．
- アナフィラキシー症例では，エピペン®携帯を患者と十分に相談するが，使用する状況・方法の説明を曖昧にしてはならない[2,4,5)]．

患者指導とアドバイス

患者重症度に合わせた対応
- 当科では，小学校高学年〜高校生にかけての食物アレルギー患者受診率は極端に低下する．一方で重症度は反比例し，12〜18歳における食物アレルギー患者48例中26例（54.1％）が，アナフィラキシーを経験していた．
- ①正確な診断，②必要最小限の食物除去，③原因食物と個人に合った生活指導をふまえて説明を行い，患者希望や重症度により専門病院に紹介する必要がある．

修学・海外旅行などのイベントについて
- アナフィラキシーの既往がある生徒や除去食品数が多い生徒が，中学・高校側からイベント参加を断られた事例を複数経験している．患者の心理的負担はかなり大きい．

❶ 20歳以上における原因食品別割合

		食物アレルギー診療ガイドライン2012	札幌徳洲会病院小児科・アレルギー科
症例数		366	117
順位	1	甲殻類（18％）	果物・野菜（69.2％）
	2	小麦（14.8％）	甲殻類（15.4％）
	3	果物（12.8％）	小麦（12％）*
	4	魚類（11.2％）	鶏卵（9.4％）
	5	そば（7.1％）	ナッツ類（6.8％）

*小麦アレルギー患者14例中13例が，食物依存性運動誘発アナフィラキシーであった．

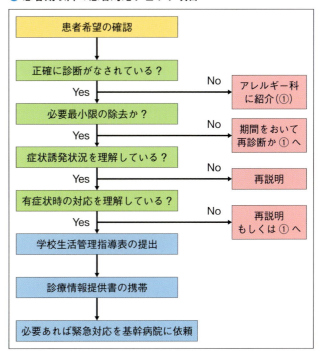

❷ 思春期以降の患者対応チェック項目

- 幼稚園や小学校以上に保護者-学校間でトラブルになることもあるため，学校生活管理指導表や学校への意見提出は，慎重に行う必要がある．
- 保護者-学校間での旅行参加におけるトラブルに関して，仲裁や再診断を求めて受診するケースも多い．学校側が理解できるように，正しく情報を伝えることが必要である[5]．
- 旅行中の安全を確保するためには，患児自身が完全除去と有症状時の対応を十分理解すること，診療情報提供書の携帯が必要である．

思春期以降の患者指導と社会生活について

- 思春期以降の患者への説明・確認とその対応チェック項目を❷に示す．
- 年齢や原因食物，人種，ライフスタイル，患者希望によりアドバイスや生活指導は大きく異なる．
- 症状を誘発しやすい状況は，疲労，体調不良，運動時が多い[2,5]．とくにアナフィラキシーを起こす状況には，個別の対応が必要である．

文献

1) 宇理須厚雄，近藤直実監修．日本小児アレルギー学会食物アレルギー委員会作成．食物アレルギー診療ガイドライン2012．東京：協和企画；2011．
2) Muraro A, et al. EAACI food allergy and anaphylaxis guidelines：diagnosis and management of food allergy. Allergy 2014；69；8；1008-25.
3) 厚生労働省．保育所におけるアレルギー対応ガイドライン．2011. http://www.mhlw.go.jp/bunya/kodomo/pdf/hoiku03.pdf
4) Burks AW, et al. ICON：Food allergy. JACI 2012；129；4；904-5.
5) Muraro A, et al. The management of the allergic child at school：EAACI/GA^{2}LEN Task Force on the allergic child at school. Allergy 2010；65：681-9.

食物アレルギー

除去解除ができても食べようとしない子ども

楳村春江 | 名古屋学芸大学管理栄養学部

- 当科では，食物経口負荷試験の結果に基づいて摂取開始量を決定し，計画的な除去解除指導を行って，その成績を報告してきた[1-3]．この指導によって，1～2年間の経過で解除に至る子どもも多いが，なかには鶏卵や乳成分を含有する加工品は食べるが，そのものは嫌いで食べられない子どもが存在した．除去解除となった患児においても，必ずしもそれをおいしく喜んで食べているとは限らず，「自由に食べてよい」と主治医に言われると，むしろこれまで半ば義務的に摂取してきたものを食べない生活に戻ってしまうこともしばしば経験した．

 卵，乳完全解除児を対象としたアンケート調査結果から

- そこで当科では，卵，乳完全解除の指示が出さ

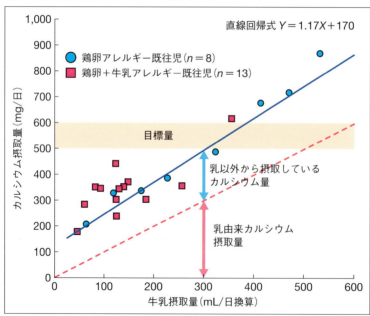

❶ 牛乳摂取換算量とカルシウム摂取量

牛乳摂取とカルシウム摂取量の関係は，カルシウム摂取量（Y mg）は，牛乳摂取換算量（X mL）と強い相関を示し（$r=0.94$, $p<0.001$），直線回帰で $Y=1.17X+170$ の関連を認めた（——）．牛乳100 mL 中のカルシウム含有量を110 mg として，乳由来カルシウム摂取量の理論値（- - -）を差し引くと，対象者が牛乳成分以外から摂取するカルシウム量の平均±SD値は $185±62.5$ mg であった．これは，回帰直線の Y 切片値170 mg とほぼ一致した．
さらに，回帰直線（——）と乳由来カルシウム摂取量理論値の傾き（- - -）がほぼ平行であることから，対象者が牛乳成分以外から摂取しているカルシウム量は牛乳摂取量とは関係なく，1日およそ180 mg と推定され，除去食生活の影響が残っていた．

（楳村春江ほか．2015[4]）

れた38人を対象として，3日間の食事調査と食事状況のアンケートを行った．自宅の食事では，36人が家族と同じ食事を食べていた．しかし給食では，11人は鶏卵・牛乳の除去（部分除去を含む）が継続されていた．20人は通常給食を食べていたが，そのうち9人は，鶏卵・牛乳を含む料理を「時々残す」と回答した．さらに，母親が管理できない祖母宅や友人宅などでは，7人が卵・乳が含まれる可能性のあるものを「食べない」と回答した．

- 患児自身の気持ちの変化として，30人が「卵・牛乳を食べられてうれしい」と回答した．一方，保護者では，22人は症状に対する恐怖感や不安感，30人は大量摂取や非加熱の食品に対する抵抗感を残していた．

- 食事調査において，鶏卵アレルギー既往児で1日あたり鶏卵1/2個以上摂取しているのは半数のみであった．牛乳アレルギー既往児の大部分は，加工食品に含まれる乳成分も含めて1日200 mL相当以下の摂取量であり，カルシウム摂取量も不足していた[4]．

除去解除後に栄養士ができること

- 食事指導に携わる栄養士は，除去食を開始する時点から介入し，主治医の指示のもと，アレルゲンを微量含有する加工品摂取を試みる支援や，患児に対してアレルゲンである鶏卵や牛乳を「怖いもの」「悪いもの」という印象を植えつけず，本当は「おいしいもの」「体に良いもの」という理解を失わないことが望ましい．そのためには，両親やきょうだいは自然に鶏卵・牛乳の料理を食べる場面を維持することも望ましいかもしれない．将来的に「いずれ食べられるようになる」といった見通しをもって解除までの道のりに寄り添っていく必要がある．

- 幼児期に経験する食物除去は，単なる「食べられない」だけの問題ではなく，間違って食べたときの誘発症状が，トラウマや不安に変化していく．家庭で十分に摂取しなければ学校給食の除去が解除されず，「食物アレルギー」というレッテルが外されないこともある．

- アレルギー児の除去解除後の食生活において，食への拒否感をなくし，より自由で安心できる「真の解除」をめざしていくために，食事指導に携わる栄養士の果たすべき役割は大きい．除去を継続しているときから将来を見通した，適切な援助のあり方を追求したい．

文献

1) 小林貴江ほか．鶏卵経口負荷試験陽性者に対する除去解除を目指した食事指導（第2報）．日小ア誌 2014；27：692-700.
2) 小田奈穂ほか．牛乳アレルギーにおける除去解除のための食事指導（第3報）．日小ア誌 2014；27：701-9.
3) 楳村春江ほか．タンパク質換算を用いた小麦アレルギー患者への除去解除指導（第4報）．日小ア誌 2014；27：710-20.
4) 楳村春江ほか．鶏卵・牛乳アレルギー児における除去解除後の食生活実態調査（第5報）．日小ア誌 2015；29：691-700.

食物アレルギー

エピペン®はお守り？
―ご利益は使えなければ得られない

森下雅史｜公立陶生病院小児科

アナフィラキシーを発症してもエピペン®が使用されない現状

- アナフィラキシーに対するプレホスピタルケアの切り札であるエピペン®は，処方されたうちの1%程度[1]，重症例が集まる専門施設でも5%程度[2]しか使用されていない．幸いにもアナフィラキシーに遭遇しなかったならよいが，実際にはアナフィラキシーを発症してもエピペン®が使用されないまま病院を受診する例も多い．
- 抗原の回避によってアナフィラキシーを避けることがいちばん大切であることは論をまたな

い．しかし，十分な注意をしていてもアナフィラキシーは起こりうるため，万が一の場合にエピペン®を適切に使えることが必要となる．
- アナフィラキシーの際にエピペン®を使用できない理由として，に示すものがあげられる．薬効や症状に対する理解の不足，手技への自信のなさが患者や家族の不安につながり，必要時に使用できないことになると考えられる．
- わが子や自分に注射をすることに不安を覚えない人はいない．エピペン®を使用するときに，最後に必要になるのは，不安や恐れに打ち勝てる「勇気」である．しかし，実際に「勇気をもって打つ」ためには，丁寧な手技指導だけでは不十分である．患者や家族の不安の根底に存在する，症状判断や副作用などに対する知識不足を解消できるように，指導を工夫する必要がある．

 アナフィラキシー発症時にエピペン®が使えない原因

エピペンが手元にない
・必要な症例に適切に処方されていない
・常に携行できていない（家族がついているから大丈夫，などの思い込み）
・期限切れや，変色・破損のために使用できない

使用すべき症状・状況が把握できていない
・アナフィラキシーかどうかが判断できない
・使用すべき症状やタイミングがわからない
・抗ヒスタミン薬などの頓服との使い分けがわからない

手技がわからない
・医師の説明不足（小冊子やDVD任せになっていないか）
・トレーナーを用いた練習の不足
・手技説明を直接聞いていない家族，祖父母，友人などがバイスタンダーの場合

不安・恐れがあり打てない
・注射することそのものへの恐れ
・判断への不安：本当にアナフィラキシーなのか，タイミングが早すぎないか
・薬剤への不安：副作用への不安，効果や必要性の理解不足

患者・家族への指導

- 指導に際して，以下の点を具体的に患者や家族に伝えるべきである．
  - ▶保管方法の確認，外出時は常に携行する（携行方法も確認）．
  - ▶使用するタイミングについては，今までに患者・家族が経験した実際の症状を思い出してもらいながら，具体的に．
  - ▶エピペン®を使用すべきかどうか迷ったときは"迷わず"使用する．
  - ▶抗ヒスタミン薬の内服の有無に関係なく使用してよい．
  - ▶安全性に関して，動悸，頭痛などの副作用は起こりうるが，正しく筋注された場合にはまず問題にならない．また「エピペン®を使用してはいけない症例には処方していない」

期限切れエピペン®を用いた手技練習の実際

- 目的：実薬とトレーナーの違いを体験・理解すること
  - ▶ バネの手応え・音，安全キャップの外しにくさ，使用後のニードルカバーの状態，などの違いを体験する．
    - ＊実際，手応えの違いに，思わず手を引いてしまうこともよくみられる．
- 準備するもの
  - ▶ 期限切れのエピペン®
  - ▶ 自作の練習用パッド（タオルを固く丸めてプラスチック容器に入れたもの，❷ a），または，他剤の自己注射練習用のパッド．
    - ＊針の太さは22G，針の長さは0.15 mgで1/2 inch（＝12.7 mm），0.3 mgで5/8 inch（＝15.9 mm）あるため，安全のため一定以上のパッドの厚さ，底の硬さが必要．
- 方法
  - ▶ まず，トレーナーを用いて注射手技を再度確認する．
  - ▶ 次に，期限切れエピペン®を用いて，練習用パッドに打つ（❷ b）．
    - ＊年少児は家族，年長児であれば本人に実施してもらう．
- 留意点
  - ▶ 太ももへの注射手技そのものはトレーナーを用いて繰り返し練習する．
    - ＊安全のため，太もも付近での実薬での練習は避けている．

❷ 期限切れエピペン®と練習用パッド

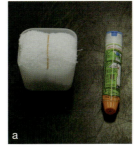
a
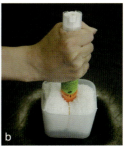
b

（禁忌を避けることは処方医の責任である）．
- 手技への不安に対しては，時々外来で「実演」してもらって手技を確認（指導直後でも手順を間違える家族も存在する）したり，期限切れエピペン®を用いて，音や手応えなどを実感してもらうことも有用である．
- エピペン®を上手に活用するためには，正しい手技の指導はもちろん大切だが，手技指導だけに偏ることなく，具体的でわかりやすい説明を行っていくことが重要である．患者や家族が不安を解消できず，結果的に自己管理できないようでは，せっかくのエピペン®処方も医師の単なる自己満足に終わる．一方的な指導にならないように留意したい．

▶ エピペン®の使用について，本人・家族が何を不安に思っているのかを把握して，それに寄り添った指導を継続的に行うことが，本当にエピペン®を必要とするときの「勇気」につながると考える．

文献
1) 海老澤元宏ほか．アナフィラキシー対策とエピペン．アレルギー 2013；62：144-54.
2) 安井正宏ほか．当科でアドレナリン自己注射器を処方した患者の実態調査．日小ア誌 2013；27：684-91.

アレルギー性鼻炎・花粉症

　最前線で臨床に携わっていると，小児科でも耳鼻咽喉科でも，急激ではないものの，アレルギー性鼻炎や花粉症患者数の増加を感じている方が少なくないと思われる．アレルギー発症のメカニズムは，年齢や性によって変わることはないものの，小児のアレルギー疾患の臨床像は成人のそれとはさまざまな点で異なり，小児のアレルギー性鼻炎や花粉症を診るときには，成人とは異なった配慮が必要なことが少なくない．短期に決め手となる治療法がないことも事実である．

　そこで，今回は成人と小児の相違点に配慮して，問題点を掘り起こし，まず臨床上重要と考えられる問題点を抜粋した．そのうえで，実際にアレルギー性鼻炎は増加しているか，低年齢化や重症化していないか，視診の困難な小児のアレルギーを見極め得る決め手は何か，見落としがちな副鼻腔疾患について見分け方は，注目すべき抗原は，小さくて狭い未熟な鼻腔に血管収縮薬の使用の可否と必要な注意は，乳幼児の治療はいかにあるべきか，少なくない合併症をどのように扱うべきか，小児科と耳鼻咽喉科でどのように分担したらよいか，などを検討課題として掲げた．

遠藤朝彦（遠藤耳鼻咽喉科・アレルギークリニック）

アレルギー性鼻炎は増えていますか？
低年齢化や重症度はどうですか？

通年性アレルギー性鼻炎とスギ花粉症は小児，成人ともに明らかに増加しています．発症の低年齢化もみられますが，重症度に関しては明らかにされていません．

竹内万彦 | 三重大学大学院医学系研究科耳鼻咽喉・頭頸部外科学

アレルギー性鼻炎の有症率の変化

有症率調査の手法

- アレルギー性鼻炎に関する全国疫学調査として「耳鼻咽喉科医とその家族を対象とした疫学調査」[1]があげられる．診断としては確実だが，対象が偏っていることは否めない．
- その他に疫学調査で用いられている質問票である ATS-DLD，ISAAC の日本語版，ECRHS 日本語版にアレルギー性鼻炎や花粉症の項目が含まれている．

ATS-DLD：American Thoracic Society Division of Lung Disease

ISAAC：International Study of Asthma and Allergies in Childhood

ECRHS：European Community Respiratory Health Survey

国内のアレルギー性鼻炎有症率の推移

- 耳鼻咽喉科医とその家族を対象とした調査では，1998～2008 年の 10 年で通年性アレルギー性鼻炎が 18.7％ から 23.4％ に，スギ花粉症が 16.2％ から 26.5％ に増えている[2]．アレルギー性鼻炎全体でも 29.8％ から 39.4％ に増加している[2]（❶）．小児については，0～4 歳で 1.7％ から 1.1％ に，5～9 歳で 7.2％ から 13.7％ に，10～19 歳で 16.7％ から 31.1％ に変化し，10 代での増加が著しい[1]．
- ATS-DLD の質問票を用いた「西日本小学児童におけるアレルギー疾患有症率調査」[*1]，北海道上士幌町における成人において ECRHS 日本語版に

*1
ATS-DLD の質問票を用いた「西日本小学児童におけるアレルギー疾患有症率調査」では，1992，2002，2012 年のアレルギー性鼻炎の有症率は 15.9％，20.5％，28.1％，スギ花粉症の有症率は 3.6％，5.7％，9.9％ であり，いずれも増加している[3]．

❶ 1998 年と 2008 年のアレルギー性鼻炎・花粉症の有病率の比較

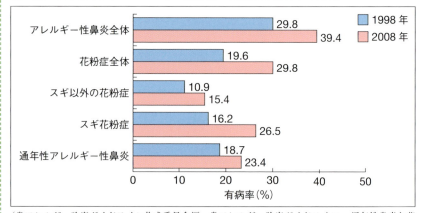

（鼻アレルギー診療ガイドライン作成委員会編．鼻アレルギー診療ガイドライン―通年性鼻炎と花粉症―2013 年版（改訂第 7 版）．東京：ライフ・サイエンス；2013）

て調査した結果*2，京都の7〜15歳の学童を対象とした調査*3ではいずれも増加を認めている．

増加の原因

- 通年性アレルギー性鼻炎の増加の原因には，ハウスダストやダニの増加，住宅建築様式の変化，生活様式の変化が関与しているものと考えられるが，明確な確証はない．
- スギ花粉症の増加は，スギ花粉飛散量によるところが大きい．
- 北海道上士幌町における成人の調査では，喘鳴の有症率と関連がある喫煙，肥満とアレルギー性鼻炎の有症率との間には有意な関連は認められなかった[4]．

アレルギー性鼻炎の低年齢化，重症度の変化

低年齢化

- 喘息をもつ2〜10歳の130人のコホート研究で，鼻炎発症の年齢についての検討がある[6]．喘息の小児の83.8％に持続性の鼻症状があり，アレルギー性鼻炎の有症率は77.7％である．アレルギー性鼻炎の平均発症年齢は2.9歳であり，児の8.9％では生後1年までに鼻症状が出現する[6]．
- 小学1年生のときにダニに感作されている学童は，非感作の学童に比べて小学校の間にスギの感作が陽性となることが多く，スギの感作にダニ感作が強く関連していることがわかる[7]．

重症度の変化

- 重症度の変化については明らかにされていない．
- スギ花粉感作の強さについては関連性が検討されている（❷）．

文献

1) 中江公裕, 馬場廣太郎. アレルギー性鼻炎の全国調査—1998年調査と2008年調査との比較. Prog Med 2009；29：283-9.
2) 馬場廣太郎ほか. 鼻アレルギーの全国疫学調査2008(1998年との比較)—耳鼻咽喉科医およびその家族を対象として. Prog Med 2008；28：2001-12.
3) 西間三馨ほか. 西日本小学児童におけるアレルギー疾患有症率調査—1992, 2002, 2012年の比較. 日小児アレルギー会誌 2013；27：149-69.
4) 清水薫子ほか. 北海道上士幌町における成人喘息, アレルギー性鼻炎有病率の検討—2006年, 2011年の比較. アレルギー 2014；63：928-37.
5) Kusunoki T, et al. Changing prevalence and severity of childhood allergic diseases in Kyoto, Japan, from 1996 to 2006. Allergol Int 2009；58：543-8.
6) Masuda S, et al. High prevalence and young onset of allergic rhinitis in children with bronchial asthma. Pediatr Allergy Immunol 2008；19：517-22.
7) Kanazawa A, et al. Continuous 6-year follow-up study of sensitization to Japanese cedar pollen and onset in schoolchildren. Allergol Int 2014；63：95-101.
8) Ozasa K, et al. A 13-year study of Japanese cedar pollinosis in Japanese schoolchildren. Allergol Int 2008；57：175-80.

---

*2 北海道上士幌町における成人においてECRHS日本語版にて調査した結果では，鼻アレルギーのある割合は，2006年，2011年の比較で，男性が17.6％から23.2％，女性が23.0％から25.4％と増加を認めている[4]．

*3 京都の7〜15歳の学童を対象とした調査では，1996年と2006年におけるアレルギー性鼻炎の有病率はそれぞれ20.3％と27.4％であり，増加傾向がみられた[5]．

❷ スギ花粉感作との関連

- 学童におけるスギ花粉感作とスギ花粉症の発症に影響を及ぼす因子の13年間の検討では，スギ花粉の感作の強さは，年齢，観察年の飛散花粉量，出生の翌年の飛散花粉量，出生月（夏よりは冬に生まれたほうが強い）および最近出生した群との関連性が認められた[8]．
- スギ花粉IgEレベルを調整後の症状は最近の出生コホートと負の相関性を示した[8]．スギ花粉感作は最近出生した群および出生直後と観察季節における飛散花粉の増加に関連すると考えられる．
- スギ花粉感作と比較して，強いダニ感作は男児に多く，最近の出生コホートと関連した[8]．

アレルギー性鼻炎の診断の決め手は？

アレルギー性鼻炎の診断基準は，典型的な3主徴があって特異的IgE抗体検査（皮膚テストまたは血清特異的IgE抗体検査），鼻汁好酸球検査，鼻誘発テストの3つのうち，2つ以上陽性であれば確定診断できます．

後藤　穣｜日本医科大学多摩永山病院耳鼻咽喉科

アレルギー性鼻炎の診断基準

- 鼻アレルギー診療ガイドラインによれば，発作性反復性のくしゃみ，水様性鼻漏（粘性，膿性ではない），鼻閉がある患者に，次の3つの診断基準①皮膚テストまたは血清特異的IgE抗体検査，②鼻汁好酸球検査，③鼻誘発テストのうち，2つ以上陽性の場合にアレルギー性鼻炎と確定診断できる[*1]．
- 小児の場合にはこれらの診断基準を実施すること自体が難しい症例も多いので，3主徴のうち，とくにくしゃみと水様性鼻汁に注目し，可能なら特異的IgE抗体検査を実施して診断を進めることになる．
  ▶ 保護者からの問診も重要である．
  ▶ 小児アレルギー性鼻炎患者の特徴といわれている目の下のクマ（allergic shiner）がないか，鼻の下をこするしぐさ（allergic salute）がないか注意して診察する．
  ▶ 鼻閉については小児の場合には自覚症状に乏しく鼻粘膜所見と一致しないことが多いため評価が難しい．

[*1] 鼻汁好酸球検査では症状の有無によって検査所見が大きく影響を受ける．つまり花粉症患者の場合には季節外では陽性率が低下する．鼻誘発テストは市販されている誘発ディスクがハウスダストとブタクサのみのため，ほかのアレルゲンの診断はできない．

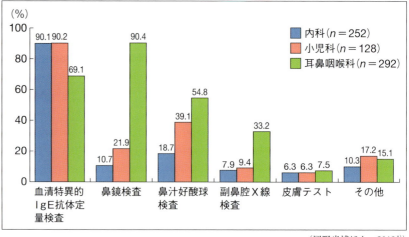

❶ 花粉症の検査実態（複数回答）

（岡野光博ほか．2012[1]）

❷ 鼻鏡（内視鏡）所見

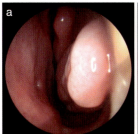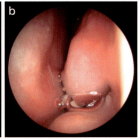

a：正常（左鼻腔），b：アレルギー性鼻炎（左鼻腔）．

❸ 鼻鏡（内視鏡）所見

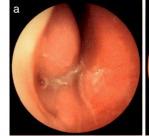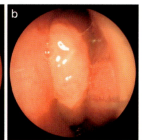

a：急性鼻炎（右鼻腔），b：慢性副鼻腔炎，鼻ポリープ（左鼻腔）．

臨床医が実際に行う診断手技

- 2011年に岡野ら[1]は，インターネットを用いて全国のスギ花粉症診療を行う医師約1,000人を対象にアンケート調査を行った．内訳は内科医560人，小児科医163人，耳鼻咽喉科医321人である．スギ花粉症診療においてどのような検査を実施しているのか回答を得た．
- 内科医，小児科医では，血清特異的IgE抗体検査を実施する割合が耳鼻咽喉科医よりも高いが，耳鼻咽喉科医は鼻鏡検査，鼻X線検査，鼻汁好酸球検査を実施する割合が高かった（❶）．
- 日常診療においてガイドラインの診断基準をすべて行う必要は決してないが，初診時には何が原因のアレルギー性鼻炎かまで診断すべきである．

鼻粘膜所見

- アレルギー性鼻炎患者の鼻粘膜の色調は蒼白で，腫脹（浮腫）している．腫脹の程度はさまざまだが，重症になると中鼻甲介が見えなくなる（❷）．
- 急性鼻炎や副鼻腔炎の場合には鼻粘膜が蒼白になることはなく，炎症の程度によって鼻粘膜は発赤し鼻汁も粘性や膿性になる．アレルギー性鼻炎の水様性（透明な）鼻汁とは大きく異なっている（❸）．
- 通常，耳鼻咽喉科医は鼻鏡（❹a）や鼻内視鏡を用いて鼻腔内所見を観察している．鼻鏡検査はすべての鼻症状を有する患者に行っている．鼻鏡の代用としてデジタルマクロビュー®（ウェルチ・アレン製）で鼻内所見をとっている小児科医も多いだろう．
- 鼻閉の客観的評価のためには鼻腔通気度検査を行うが，簡便に行うなら気息鏡（❹b）を利用することができる．鼻から息を吹きかけて金属面のくもり具合によって，鼻閉の程度や患側を評価できる．

❹ 鼻鏡，気息鏡

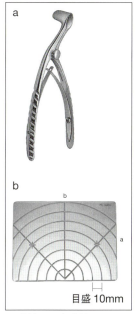

a：鼻鏡，b：気息鏡．
（永島医科器械カタログより）

文献

1) 岡野光博ほか．スギ花粉症治療におけるステロイド薬の処方と検査法─インターネットによる医師調査（続報1）．Prog in Med 2012；32(2)：379-84．

Question: 鼻汁の好酸球検査は有効ですか？

Answer: アレルギー性鼻炎の原因抗原診断基準は，鼻汁好酸球陽性，血清IgE抗体，皮膚テスト，鼻誘発テストのうち陽性が2個以上とされています．しかしこのうち鼻汁好酸球陽性は診断に重要ですが，陰性であるからといって否定するものではありません．鼻汁に出現する細胞は鼻炎の状況によって好中球やマスト細胞も出現し発症に重要であるので，これらの細胞をも含めた細胞診が望ましいと考えます．

大塚博邦｜大塚耳鼻咽喉科医院

アレルギー性鼻炎，花粉症の診断

- 通年性アレルギー性鼻炎や花粉症の診断にはくしゃみ，鼻水，鼻づまりの3主徴に，特異的IgE抗体，皮膚テスト，鼻汁好酸球増多，鼻誘発テストのうち陽性が2項目以上あれば確定抗原が診断される[*1]．

*1 この診断基準がつくられたのは40年以上前で，当時はHD/ダニアレルギー，ブタクサ花粉が主で患者数も多くはなかった．その後，副鼻腔炎患者数の減少とともにHD/ダニアレルギー患者が増え，さらにスギ花粉症患者（北海道ではイネ科花粉，シラカバ花粉）がさらに追い打ちをかけるようにして爆発的に増多した．また抗原種に即したディスクが手に入らない．現在は問診から通年性か季節性であるかを推定し，鼻汁好酸球陽性を確認し血清IgE抗体または皮膚テストによって診断する方法をとっている．

HD：house dust（ハウスダスト）

鼻汁好酸球検査から鼻汁細胞診への流れ

- 花粉症患者で季節外では多くは好酸球は陰性になる．
- 通年性アレルギー性鼻炎あるいは花粉症とすでに診断された患者が季節の変わり目あるいは季節外にも発症することがある．多くの場合，好中球増多を伴う細菌感染によることが多い．
- 乳幼児や小児では，鼻汁症状は好中球を伴う細菌感染による鼻炎でありながらアレルギー性鼻炎として治療されるケースが多い．
- 欧米では以上の理由で鼻汁好酸球に対する評価は高くはない．また鼻汁好酸球検査という用語はない．好酸球はアレルギー性鼻炎・花粉症の鑑別診断の一つとしているが，マスト細胞の浸潤も考慮の対象としている．好中球の増多など他の細胞をも合わせて評価することにより，鼻炎をタイプ別に鑑別する方法を取り入れている（鼻汁細胞診）[1]．

筆者の行っている染色法

- 鼻の下鼻甲介から下鼻道を綿棒で擦る．綿棒に付着した粘液・上皮層をスライドガラスに塗布する．ドライヤーで熱することなく乾燥する．99%メタノール（70%メタノールではマスト細胞は染色されない）で3〜5分間固定し，ハンセル染色液を2〜3滴たらしスライドを上下左右に動かして付着していない部分をなくす．染色時間は40秒（夏）〜1分（冬）とし，染色時間が長すぎると黒色化する．水洗の後，99%メタノールで脱色し顕微鏡で観察する．

- 欧米の鼻汁細胞診は綿棒採取でメタノール固定し，染色液としてはライト・ギムザ染色，メイ・グリューンワルド染色を使用しているが，いずれもメチレンブルーとエオジンの入ったアルコール液である．

鼻汁細胞診

- **好酸球（❶）**：鼻汁に出てくる好酸球はアレルギー性鼻炎，花粉症，非アレルギー性好酸球性鼻炎，好酸球性副鼻腔炎，アスピリン喘息などに出現する．アレルギー性鼻炎の寛解期，花粉症の季節外では好酸球が観察されないことが多い．「好酸球がない」はアレルギー性鼻炎，花粉症の否定にはならない．花粉飛散前のスギ花粉症患者（単独感作例）の鼻汁好酸球陽性率は14％に対し，飛散開始後では84％であった[2]．
- **マスト細胞（❷）**：マスト細胞に遊走性はなく上皮層に増殖する．標本の上皮細胞層を探すとマスト細胞が観察される．花粉抗原曝露が終わっても数か月〜1年マスト細胞は残る[2]．また鼻症状は好酸球よりもマスト細胞により相関する報告もある[3,4]．
- **好中球（❸）**：乳幼児の鼻汁の多くは細菌感染によって鼻副鼻腔炎をきたす．起炎菌の多くは肺炎球菌，モラキセラ・カタラーリス，インフルエンザ菌である．しかし年齢とともに黄色ブドウ球菌の検出率が高くなる[5,6]．
- **黄色ブドウ球菌（❹）**：黄色ブドウ球菌による鼻炎は鼻粘膜の発赤と乾燥であり，鼻汁よりも上皮表層付近に好中球が浸潤する特徴がある．アレルギー性鼻炎，花粉症に黄色ブドウ球菌の保菌率が高い[*2]．鼻前庭炎や鼻出血の原因にもなる．

*2 筆者はこの黄色ブドウ球菌による活性化が粘膜上皮を損傷し，季節変化によるアレルギー症状の発現や増強，または花粉飛散前の発症に関わっているものと考えている[2,7]．

❶ 好酸球

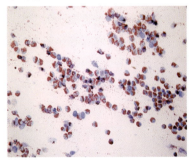

❷ マスト細胞

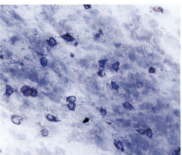

❸ 好中球

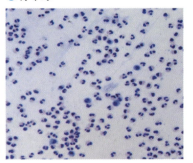

❹ 黄色ブドウ球菌

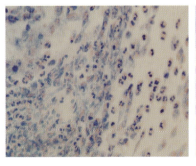

❺ アレルギー性鼻炎と細菌感染の併発例

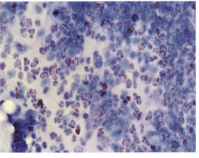

- **アレルギー性鼻炎に細菌感染が併発する症例（❺）**：この場合はまず感染に対する治療を行い，次いでアレルギーの治療を行うことが望ましい．このため正確な診断が重要となるので繰り返し鼻汁細胞診を行うことが望ましい．
  - ▶感染の消失後，好中球が消失するとともに好酸球・マスト細胞が現れる．乳幼児の鼻汁は大部分が細菌感染によるものであるが，患児には突如くしゃみ，鼻水が現れる．小児におけるアレルギー性鼻炎発現である[6]．

染色法の注意点と各細胞数の変化

- 欧米では鼻汁採取法として綿棒による擦過が一般的に用いられている．擤鼻採取では上皮層が採取できないためマスト細胞，上皮層表面に局在する好中球は観察できない．70％アルコール固定ではマスト細胞は染まらない．外注検査では70％アルコールを使用しているところもある．
- 鼻汁の細胞は気候変化，環境の変化，生活様式によって常に変化する．抗原の曝露によって好酸球が増えるが，好中球の増多を伴うことも多い．感染が進行すると好中球が増え，好酸球やマスト細胞が消失する．感染の改善とともに好酸球やマスト細胞が再び増える．鼻汁の各細胞は常に変化することを理解しておくことが必要である．

鼻汁細胞診のルーチン化は不要な治療を回避し医療費の削減につながる

- 日本では一部の専門医以外は鼻汁好酸球検査を外注している．あくまでも好酸球のみの検査であり，他の細胞を評価しないことから鼻炎の病態を把握するのには適していない．「木を見て森を見ず」に等しい．
- さらに鼻炎の病態の変化を繰り返し行う鼻汁細胞診によってとらえることができる．再検査，あるいは再々検査によって治療法を変更し，不要なあるいは不適当な治療が回避できる．しかし現在の保険診療では月1回の検査のみで再検査（15点：150円）が認められない状況下にある．理不尽と感じるのは筆者だけではないと思う．

文献

1) Bernstein JA. Characterizing rhinitis subtypes. Am J Rhinol Allergy 2013；27：457-60.
2) 大塚博邦ほか．スギ花粉症における鼻腔細菌と鼻汁細胞診―季節前無発症群，季節前発症群および季節中発症群の比較．アレルギー 2013；62：689-97.
3) Otsuka H, et al. Heterogeneity of metachromatic cells in human nose：significance of mucosal mast cells. J Allergy Clin Immunol 1985；76：695-702.
4) Gelardi M, et al. The clinical stage of allergic rhinitis is correlated to inflammation as detected by nasal cytology. Inflamm Allergy Drug Targets 2011；10：472-6.
5) 大塚博邦．鼻汁による鼻炎の鑑別．小児科臨床 2006；59：2006-12.
6) 大塚博邦．鼻汁好酸球検査の方法と検査結果の臨床意義について教えてください．JOHNS 2009；25, 339-45.
7) Otsuka H, et al. Involvement of Staphylococcus aureus and Moraxella catarrhalis in Japanese cedar pollinosis. Am J Rhinol Allergy 2016；30：99-106.

ダニアレルギー治療と部屋の掃除

Question
部屋の掃除はダニアレルギー治療にどれくらい役立ちますか？

Answer

ダニアレルゲンと寝具

- 気管支喘息，アレルギー性鼻炎，アトピー性皮膚炎といったアレルギー疾患の主要な原因の一つにダニアレルゲンがある．そのため，アレルギー疾患の発症予防や症状増悪抑制のために，ダニアレルゲン対策が非常に重要であることが指摘され続けている．

- ダニアレルゲンはダニ生体そのものではなく，ダニの死骸や糞の中に存在する．ダニアレルゲンは一般家庭においては敷き布団や掛け布団の寝具に多く存在する．床のじゅうたんにも同程度のダニアレルゲンが存在する．ただし，生活の約1/3を寝具の中で過ごすことを考えれば，寝具対策が最も重要であることがわかる．寝具に存在するダニアレルゲン量は，喘息を発症しやすいと考えられている量の2倍に相当する．つまり，日本においては，遺伝的素因があればいつ喘息が発症してもおかしくはない状況にあると考えられる．

ダニアレルゲン対策

- これまで，ダニアレルゲン対策による喘息発症予防や喘息症状増悪抑制，アレルギー性鼻炎症状増悪抑制に関する数多くの論文が報告されてきた．その成功を報告した多くの論文のダニアレルゲン対策の中心は，防ダニ布団カバーである．近年数多くの防ダニ布団カバーが販売されていて性能にばらつきがあるが，どれも高価である．実際の現場で，最初から患者家族に防ダニ布団カバーを勧めるのは適切ではない．

- 一般家庭で，あまりお金をかけないでダニアレルゲン対策を行うこととして，寝具に対する掃除機による掃除機掛けが推奨される．回数は週1回，$1m^2$あたり20秒間布団表面を掃除機掛けをする．大人用の布団なら40秒，子ども用の布団なら20秒である．家庭用の掃除機に布団専用のノズルをつけると，布団も傷つけにくく掃除もしやすい．これを1年間続けるとかなりの量までダニアレルゲンが低下する．だいたい，1/10くらいまで減少する．じゅうたんや床の掃除も併せて週1回行う．その結果，喘息症状が明らかに減少した患者も多く存在する[1]．

ダニアレルゲン対策指導のコツ

- 筆者が外来で患者にダニアレルゲン対策を指導するうえで気をつけていることは，まず最初からたくさんのことを患者に指導しないことである．「まずは寝具から」と一つだけ提案する．それがクリアできたら「次にじゅうたん」といったように行う．また，ダニアレルゲン対策によって「1/3くらい喘息発作が減少する」と説明する．年齢や重症度によっても効果は異なるが，幼児であればそれくらいの効果は筆者らの研究で認められている[1]．

- 最後に，ダニアレルゲン対策を行っても症状が改善しなくて悩んでいる患者や家族に対して，「ダニアレルゲン対策の掃除は，ダニアレルゲン以外にも外から入ってくるネコやイヌなどの動物の毛やさまざまな花粉，雑菌をも除去しているので，家族みんなの健康に貢献している」と伝え励ましている．

- ダニアレルゲン対策は，まず寝具に対する掃除機掛けからである．

文献

1) Nishioka K, et al. Effect of home environment control on children with atopic or non-atopic asthma. Allergol Int 2006；55：141-8.

西岡謙二（西岡アレルギークリニック）

花粉症と急性鼻炎・副鼻腔炎との見分け方は？

花粉症の主症状が水様性鼻汁，鼻閉，くしゃみであるのに対し，副鼻腔炎は鼻閉，粘性鼻漏，頭重感であり，自覚症状からある程度鑑別できます．急性鼻炎は感冒に伴う鼻粘膜の急性炎症なので臨床経過から見極めます．花粉症の診断には鼻汁好酸球検査が有用ですが，花粉非飛散期には陰性となるので注意が必要です．副鼻腔炎の診断は臨床的に行い，先行する感冒症状が改善しても鼻閉，膿性鼻汁，頰部痛が改善せず，中鼻道に膿性鼻汁の貯留を認めます．判断が難しい場合にはCT検査が有用です．近年，花粉症を含むアレルギー性鼻炎と副鼻腔炎を合併する症例が増加傾向にあります．

浅香大也｜東京慈恵会医科大学耳鼻咽喉科

花粉症と小児副鼻腔炎の合併

近年，鼻アレルギーや喘息，アトピー性皮膚炎などのアレルギー疾患との合併例の増加とともに，アレルギー因子を含んだ副鼻腔炎が増加している．
小児副鼻腔炎はアレルギー性鼻炎が合併していると遷延しやすいが，合併例でもマクロライド薬による併用療法は有効と報告されている．

*1
3か月以上副鼻腔炎の症状と所見が持続する場合は慢性鼻副鼻腔炎と診断する．

花粉症と小児副鼻腔炎の病態の違い

- 小児鼻疾患において，アレルギー性鼻炎と鼻副鼻腔炎の2疾患は患者数も多く，小児の代表的鼻疾患といえる．

花粉症

- アレルギー性鼻炎のなかで花粉をアレルゲンとする季節性アレルギー性鼻炎に分類され，日本ではスギ花粉を抗原とするスギ花粉症が最も多く，2〜4月の飛散シーズン期のみに鼻症状を引き起こす[1]．
- 典型的症状は水様性鼻汁，くしゃみ，鼻閉だが，子どもは自分の症状を正確に把握して医師に伝えることが難しく，鼻すすり，口呼吸，鼻や目をこするしぐさが重要となる．
- 多種類の抗原に感作しているのかを問診で見極めることも重要で，問診で抗原を選出したら，皮膚テストや血液検査による特異的IgE検査で診断を確定する．しかし小児では採血量が少ないことが多く，皮膚テストを嫌がる場合もある．そこで，実際に鼻粘膜局所でアレルギー炎症が起こっているかどうかを判断する方法として，鼻汁好酸球検査は副鼻腔炎との鑑別上有用である[2]．

副鼻腔炎

- 発症の状況と罹病期間から急性鼻副鼻腔炎と慢性鼻副鼻腔炎[*1]に分けられる[3]．
- 小児副鼻腔炎は副鼻腔炎のなかでも小児に発症するものを示し，急性中耳炎とともに小児耳鼻咽喉科領域のなかで頻度の高い疾患の一つである．
- 感冒を契機として起こる急性細菌性副鼻腔炎の遷延化が病態の中心であり，感冒症状が改善しても鼻閉，膿性鼻汁，頰部痛が改善せず，鼻内所見上中鼻道に膿性鼻汁の貯留を認めれば臨床的に小児副鼻腔炎と診断する．近年はアレルギー因子の関与した副鼻腔炎も増加傾向にある．

❶ アレルギー性鼻炎の右鼻内所見

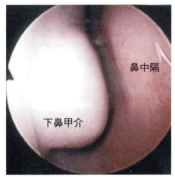

蒼白,腫脹した下鼻甲介粘膜を認める.

❷ 慢性副鼻腔炎の左鼻内所見

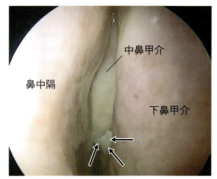

中鼻道に膿汁の貯留を認める(→).

- 画像検査としては副鼻腔 X 線検査が広く行われ,副鼻腔の病的陰影を確認する.しかし判断が難しい場合には CT 検査が有用である.

花粉症と慢性副鼻腔炎の鑑別

- 鼻鏡検査による鼻内所見の評価は有用である.
- 通年性アレルギー性鼻炎の下鼻甲介粘膜は浮腫状,蒼白であるが(❶),季節性アレルギー性鼻炎である花粉症単独の場合はアレルギー炎症反応により充血して発赤が強い場合も多い.また季節外には鼻粘膜所見は正常化する.
- 慢性副鼻腔炎の典型例では,中鼻道の鼻ポリープや膿性・粘性鼻汁を認める(❷).
- 小児は患児の協力が得られず,また鼻腔が小さいため観察が難しい場合もあるが,拡大耳鏡や内視鏡を用いると観察しやすい.また,鼻閉を有する小児はアデノイド肥大を合併していることも多く,上咽頭の評価も重要である.

文献

1) 鼻アレルギー診療ガイドライン作成委員会編.鼻アレルギー診療ガイドライン―通年性鼻炎と花粉症―2013 年度版(改訂第 7 版).東京:ライフ・サイエンス;2013.
2) 斎藤博久監修.花粉症と周辺アレルギー疾患.東京:診断と治療社;2007.p.2.
3) 日本鼻学会編.副鼻腔炎診療の手引き.東京:金原出版;2007.p.11.

アレルギー性鼻炎の抗原（アレルゲン）を見極めるためには？

小児のアレルギー性鼻炎のなかで，通年性アレルギー性鼻炎は増加傾向にあるものの，その増加は近年やや緩やかなってきています．それに対し，スギ花粉症は急激な増加傾向を示しており，今後，スギ花粉の飛散量の推移とともに，有病率の変化に注意が必要といえます．発症の低年齢化，重症化は小児のアレルギー性鼻炎の診断をする際の重要なポイントであり，2〜3歳からの年齢でもアレルギー性鼻炎の発症があることを念頭に診断することが重要です．

永倉仁史｜ながくら耳鼻咽喉科・アレルギークリニック

小児における発症抗原の年齢による変化

- 近年，小児のアレルギー疾患が増加してきているなかで，感作アレルゲンの種類が変化してきているのとともに，花粉による感作の低年齢化が指摘されている．

アレルゲン感作の全国調査

- 気管支喘息，アトピー性皮膚炎と診断された小児589人を対象としたアレルゲン感作の全国調査が実施され，各年齢における吸入性・食物性アレルゲンに対する特異的 IgE 抗体保有率が調査された[1]．

感作アレルゲンの原因

- 0歳ですでに72.7%が吸入性・食物性アレルゲンに感作されており，成長

小児のアレルギー性鼻炎の症状の特徴

大人にみられるような，「くしゃみ」「鼻水」「鼻づまり」という症状ではなく，「鼻すすり」「鼻出血」「鼻の下が赤くあれる」といった症状であることが多く，発症の有無を見極めるには，保護者が小児の症状を注意して観察することが最も大切である（❶）．

❶ 小児のアレルギー性鼻炎の特徴

大人
・くしゃみ
・鼻水
・鼻づまり
・目のかゆみ

小児
・鼻すすり
・鼻をこする
・鼻出血
・鼻の下が赤くただれる
・目をこする
・目が充血する

❷ 各年齢における吸入性・食物性アレルゲンに対する特異的 IgE 抗体保有率

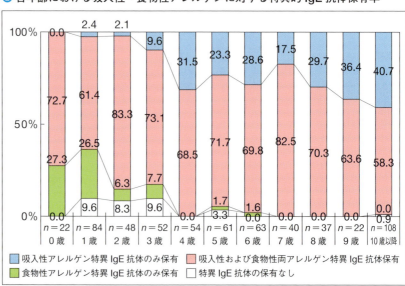

（西間三馨ほか，2006[1]）

❸ 年齢別特異的 IgE 抗体保有率（0〜1 歳，2〜5 歳，6〜15 歳）

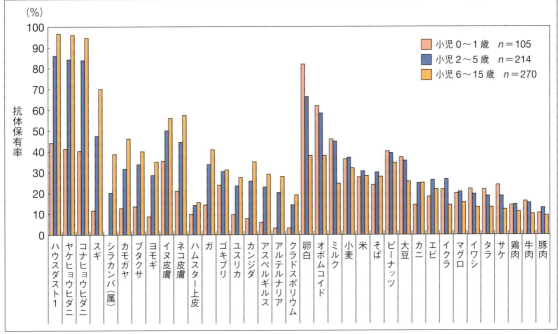

(西間三馨ほか．2006[1])

につれこれらのアレルゲン陽性率は増加し，4歳ではほぼ100% なんらかの吸入性抗原に感作されていた（❷）．

● これらの調査からも，0歳から吸入性アレルゲンと食物アレルゲンに感作が成立していること，アレルギー性鼻炎の原因となる吸入性アレルゲンに感作されている割合をみると，2歳から増加し，4歳以上では95% 以上が吸入性抗体陽性となっていることが判明した．

年齢別特異的 IgE 抗体保有率

● 0〜1 歳，2〜5 歳，6〜15 歳の3群で比較すると（❸），
  ▶ 0〜1 歳：食物性アレルゲンは卵白（81.9%），ミルク（45.7%）が最も高く，吸入性アレルゲンではハウスダスト（約40%）が最も高く，それに対し，スギ花粉は10数% とまだ低値．
  ▶ 2〜5 歳：吸入性抗原がさらに増加し，ハウスダストは86.0%，スギ花粉は40 数% と著明に増加．
  ▶ 6〜15 歳：ハウスダストは，ほぼ全例で陽性（95.0%）であり，スギ花粉もさらに増加し，約70% 陽性．

● 吸入性抗原に陽性となる割合は，2歳ごろより急増しており，6歳にはアレルギー児のほぼ全例において陽性となっていた．

⤵ 文献
1) 西間三馨ほか．小児アレルギー疾患におけるアレルゲン感作の全国調査．日小ア誌 2006；20：109-18．
2) 鼻アレルギー診療ガイドライン作成委員会．鼻アレルギー診療ガイドライン―通年性鼻炎と花粉症―2016年度版（改訂第8版）．東京：ライフ・サイエンス；2015．
3) 東京都福祉保健局．花粉症患者実態調査報告書．2007年9月．

アレルギー性鼻炎の有病率の変化

アレルギー性鼻炎の有病率の調査では，1998年と2008年を比較すると，通年性アレルギー性鼻炎では，18.7% から23.4% と増加しているのに加え，スギ花粉症は16.2% から26.5% と増加しており，アレルギー性鼻炎全体では29.8% から39.4% と増加しており，日常臨床でも感じているように，アレルギー性鼻炎はここ10年で10% 以上増加してきている（p.260 ❶ 参照）．そのなかでも，スギ花粉症は，通年性アレルギー性鼻炎よりも有病率が高くなっており，今後のスギ花粉症の有病率の増加にはさらなる注意が必要である[2,3]．

Question
子どもの鼻づまりに血管収縮薬を使ってもいいですか？注意点は？

Answer
2歳未満の乳幼児には禁忌です．添付文書上は6〜7歳以上からの使用が推奨されています．それより年長の小児でも最小限にとどめるべきです．当初は鼻づまりに対して有効ですが，反復使用により薬剤性鼻炎を引き起こし有効性が低下するとともに使用頻度が増加します．また中枢移行による副作用も懸念されます．鼻噴霧用ステロイドやロイコトリエン受容体拮抗薬内服などを併用し，それらの効果が出始める1週間程度で中止すべきです．

松根彰志｜日本医科大学武蔵小杉病院耳鼻咽喉科

小児に対するアレルギー性鼻炎・鼻閉の治療

- 日本では，昭和40年代以降の高度経済成長の過程で，核家族化とそれに伴う都市型の気密性の高い住宅での生活が進み，乳幼児をとりまく環境も大きく変わった．そのため，アレルギー性鼻炎対策の観点で最も重要なことは，ダニ対策である．敷物類，ふとん，ぬいぐるみなどダニの巣になりやすいものを減らし，洗濯・乾燥・掃除機かけなどの手入れを十分行うことは，有効な予防と治療になる．
- **薬物治療**：対症療法の観点から重要である．日本におけるアレルギー性鼻炎に対する薬物治療の中心は抗ヒスタミン薬[*1]であるが，頑固な鼻閉に対しては鼻噴霧用ステロイド[*2]やロイコトリエン受容体拮抗薬の併用を行う．血管収縮薬の点鼻は最小限にとどめるべきである．
- **免疫療法**：日本でもスギ花粉症，ダニによるアレルギー性鼻炎に使えるようになった．3年程度継続すれば鼻閉にも有効である．ただし，現時点では欧米のように5歳からの適応はなく12歳以上が適応となっている．
- **手術治療**：保存的治療が無効な鼻閉に対しては手術治療となる．小児では顔面の発育・発達の観点から，骨・軟骨を処理する術式は用いられず，一般的には鼻粘膜の切除減量やレーザーなどによる焼灼術が行われている．

[*1] 抗ヒスタミン薬を使う場合は，中枢抑制などの副作用がない新しい世代のものを使用すべきである．

[*2] ステロイドの内服などの全身投与は，成長障害などの副作用が懸念されるので避けるべきである．

血管収縮薬点鼻の効果と問題点

- 鼻閉は鼻粘膜の腫脹による鼻腔通気の低下によって起こる．鼻粘膜の腫脹は毛細血管からの血液成分の漏出による粘膜浮腫と，血管(主に容積血管)の拡張による(❶)[1,2]．

❶ 鼻粘膜の血管構築—毛細血管と容積血管

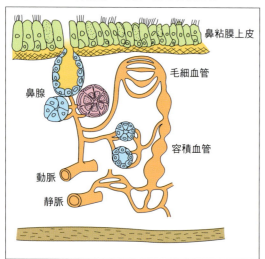

(今野昭義ほか．2000[2])をもとに作成)

❷ 鼻用血管収縮薬とその特徴

一般名	商品名	成人量		アドレナリン受容体	特記事項
硫酸ナファゾリン	プリビナ	2～4滴/回	数回/日	α_1, α_2	
塩酸オキシメタゾン	ナシビン	2～3滴/回	1～4回/日	α_1, α_2	
塩酸トラマゾリン	トラマゾリン(旧トーク)	2～3滴/回	数回/日	α_{2B}	中枢への作用が比較的少ない
硫酸テトラヒドロゾリン	ナーベル	2～4滴/回	3～5時間ごと	α	血圧上昇作用が強い
硫酸テトラヒドロゾリン・プレドニゾロン	コールタイジン	2～3滴/回	3～5時間ごと	α	血圧上昇作用が強い

注1)トラマゾリン®は中枢への移行が比較的少ない．これは，主な作用機転であるα_{2B}受容体が，α_{2A}受容体と異なり中枢ではなく主に末梢血管に多いためである．
 2)テトラヒドロゾリンの血圧上昇作用は，エピネフリンと同等で(ただし，作用発現はエピネフリンより遅い)，ナファゾリンの約5.9倍，フェニレフリンの約5.6倍である．
 3)アドレナリン受容体の詳細については，添付文書などで判明した範囲内で記載した．

(市村恵一．2007[4])をもとに作成)

- 血管の拡張を抑制して鼻閉症状を改善する目的で，血管収縮薬の点鼻が古くから行われてきた．鼻閉に対する即効性が期待されるが，中枢のα_{2A}受容体刺激による急性抑制反応(嗜眠，呼吸抑制，循環虚脱)といった副作用が，とくに血液脳関門が未熟な小児では問題となる．さらに長期使用により薬剤性鼻炎，リバウンドが高率に認められるため，効果の持続性がなくなり使用頻度，使用量が増加するのみならず，鼻粘膜の浮腫性腫脹が増悪する．したがって，2歳未満では禁忌であり，添付文書上は6または7歳からの使用が推奨されている．それ以上であっても低濃度に希釈して，1週間以下に限定して使用すべきである(❷)[3,4]．

鼻噴霧用ステロイド，ロイコトリエン受容体拮抗薬との併用

- 鼻閉が強く不眠が続く場合はやむをえないが，鼻噴霧用ステロイドやロイコトリエン受容体拮抗薬などと併用し，血管収縮薬は1週間程度で終了とする．
- 併用の際，鼻粘膜全体にステロイドを行きわたらせるために，ステロイド鼻噴霧の10～30分前に血管収縮薬を点鼻するとよい[5]．
- 最近の鼻噴霧用ステロイドは，バイオアベイラビリティーが低く血中への移行が少ないため，小児での適応が認められている．また，鼻噴霧用ステロイドの併用は，薬剤性鼻炎の軽減効果があるともいわれている*3．

*3
市販薬の血管収縮薬とステロイドの合剤に含まれているステロイドはプレドニゾロンであり，バイオアベイラビリティーの低いものではないので小児での使用は避けるべきである．

文献
1) 今野昭義ほか．鼻アレルギーにみられる鼻粘膜腫脹の発現機序．耳展 1996；39：2：127-36．
2) 今野昭義ほか．花粉症発症のメカニズム．Prog Med 2000；20：2421-6．
3) 市村恵一．小児科医が知りたい・聞きたい「子どもの耳・鼻・のど Q&A」9．鼻閉．小児科臨床 2006；59：2707-12．
4) 市村恵一．子どもの薬―私なら今こう使う―29．点鼻薬．小児科臨床 2007；60：2515-9．
5) 増田佐和子．患者満足度を上げる花粉症の診療．国民病をどう対処する？ 患者から受ける疑問を中心に解説します 診断・治療 小児における治療のポイント．治療 2011；93：405-9．

アレルギー性鼻炎・花粉症

Question
アレルギー性鼻炎の低年齢への治療は？
小児の治療は成人例とどのように違いますか？

小児では，原則として経口第2世代抗ヒスタミン薬と鼻噴霧用ステロイド薬のなかから，有効性と副作用に留意して良好なアドヒアランスが得られるものを選択します．症状や病態に合わせたきめ細かな治療を行い，将来への展望を示します．

増田佐和子｜国立病院機構三重病院耳鼻咽喉科・アレルギーセンター

治療の留意点

- アレルギー性鼻炎は自然治癒しにくい疾患であり，罹病期間は長期にわたる．小児の治療管理に際しては，成長過程にある鼻の生理的な機能を保つことを基本とし，年齢や環境，合併症などにも配慮する．
- 低年齢児では，くしゃみ，鼻汁，鼻閉の程度による症状の分類は難しい．また薬剤の種類も限られるため，成人で示されている重症度・病型別の治療選択[1]は困難である．
- 小児では多抗原感作例や複数のアレルギー疾患合併例が少なくなく，治療中に新規感作やほかの疾患の発症も起こりうる．ほかの医師との情報共有や新たな症状への注意が必要である．
- 低年齢児ほど上気道炎に罹患しやすい[2]．鼻症状がアレルギーによるのか感染によるのかを見極め，炎症の状態に応じてきめ細かく治療を行う．

抗原回避と生活指導

- 抗原を明らかにし，疾患を理解することが必須である．多くの場合，抗原対策は母親に委ねられる．母親をねぎらいつつ家族の協力が得られるよう，また患児が年齢なりに理解して取り組めるよう指導する．
- スギ花粉の回避は，戸外での集団活動が多い子どもでは難しい．外出時はなるべくマスクなどをつけ，室内に花粉をもち込まないよう家族全員が気をつける．
- 受動喫煙を避け，かぜをひきにくい生活習慣を心がける．

薬物治療

- 低年齢児では成人のような重症度や病型別の薬剤の選択は困難である．通常は経口第2世代抗ヒスタミン薬または鼻噴霧用ステロイド薬を用いる．症状が強く日常生活に支障が大きければこれらを併用し，改善すればステップダウンする．
- 花粉症の小児の保護者が治療薬に対して最も求めているのは有効性であり，次いで持続性，そして眠気を含めた副作用がないことである．これに加えて，十分な服薬アドヒアランスを得られるよう配慮する．

内服薬

- 第2世代抗ヒスタミン薬には適応年齢や剤形，投与回数に特徴をもつ多くの薬剤がある（❶）．
- 副作用として眠気や作業効率の低下などのほか，小児ではけいれんや興奮状態，不眠などを起こすこともある[1]．第2世代抗ヒスタミン薬は第1世代に比べて中枢抑制や抗コリン作用などの副作用は少ないが，なかでも後期に開発された，非鎮静性抗ヒスタミン薬を選択するのが望ましい[1]．
- ロイコトリエン受容体拮抗薬は成人でとくに鼻閉への有効性が示されている．喘息合併児では，上下気道双方への効果も期待される．小児用の剤形ではプランルカストドライシロップのみがアレルギー性鼻炎の適応をもち，モンテルカスト細粒またはチュアブルは喘息のみに適応である．

局所用薬

- 鼻噴霧用ステロイド薬は強力な抗炎症作用によりくしゃみ，鼻汁，鼻閉を

❶ 主な第2世代抗ヒスタミン薬

小児用量の設定	一般名	商品名	剤形	1日投与回数
6か月から	塩酸フェキソフェナジン	アレグラ	ドライシロップ	2回
	ケトチフェンフマル酸塩	ザジテン	ドライシロップ，シロップ	2回
	レボセチリジン塩酸塩	ザイザル	シロップ	1回（1歳未満）2回（1歳以上）
1歳から	メキタジン	ゼスラン ニポラジン	シロップ，細粒	2回
2歳から	オロパタジン塩酸塩	アレロック	顆粒	2回
	セチリジン塩酸塩	ジルテック	ドライシロップ	2回
3歳から	エピナスチン塩酸塩	アレジオン	ドライシロップ	1回
	ロラタジン	クラリチン	ドライシロップ	1回
7歳から	塩酸フェキソフェナジン	アレグラ	錠剤	2回
	オロパタジン塩酸塩	アレロック	錠剤，OD錠	2回
	セチリジン塩酸塩	ジルテック	錠剤	2回
	ベポタスチンベシル酸塩	タリオン	錠剤，OD錠	2回
	レボセチリジン塩酸塩	ザイザル	錠剤	2回
	ロラタジン	クラリチン	錠剤，レディタブ	1回

小児用量設定年齢順，一般名の五十音順に示す．

❷ 鼻噴霧用ステロイド薬の一覧

小児用量の設定	一般名	商品名	剤形	1日投与回数
2歳から*	フルチカゾンフランカルボン酸エステル（FF）	アラミスト	エアロゾル	1回
3歳から**	モメタゾンフランカルボン酸エステル（MF）	ナゾネックス	エアロゾル	1回
5歳から***	プロピオン酸フルチカゾン（FP）	フルナーゼ 小児用フルナーゼ	エアロゾル	2回

小児用量設定年齢順に示す．
*：2歳未満に対する安全性は確立していない．
**：3歳未満に対する安全性は確立していない．
***：4歳以下に対する安全性は確立していない．

改善させる．頓用ではなく継続して使い，鼻粘膜の消炎を図る．
- 小児用量が設定されている薬剤を❷に示す．これらの薬剤は局所から血中へ移行する割合が低く，安全性は高い．
- モメタゾンフランカルボン酸エステルやフルチカゾンフランカルボン酸エステルは刺激感や特有のにおいが少ない．保護者の協力が得られて自分で鼻がかめる患児では使用できることが多いが，いやがるようなら無理をせず時期を待つ．
- 市販の点鼻薬の多くは血管収縮薬を含有しているので小児には使用しない．

文献
1) 鼻アレルギー診療ガイドライン作成委員会．鼻アレルギー診療ガイドライン—通年性鼻炎と花粉症—2016年版（改訂第8版）．東京：ライフ・サイエンス；2015．
2) 原 寿郎．反復感染と免疫不全．加藤裕久編．ベッドサイドの小児の診かた．第2版．東京：南山堂；2001. p.379.

アレルゲン免疫療法と手術治療

- アレルゲン免疫療法は治癒または長期寛解が期待できる治療法である．また鼻炎の改善だけでなく，アレルギー疾患の進展を予防できる可能性がある．現在，適応年齢は皮下法が5歳から，舌下法が12歳からである．
- 手術治療は学童以上が適応である[1]．
- 幼児期においては，これらの治療法についても情報提供を行い，将来への見通しを示す．

アレルギー性鼻炎・花粉症の合併症で気をつけることは？

アレルギー性鼻炎は下鼻甲介の腫脹による鼻閉のために，睡眠障害や集中力の低下，さらには発達の遅れをもたらします．また，滲出性中耳炎と急性・慢性副鼻腔炎の発症リスクを高め，遷延化させる要因となります．シラカンバ，ハンノキ，カモガヤ，ブタクサによるアレルギー性鼻炎は口腔アレルギー症候群を合併することがあり，時にアナフィラキシーショックを引き起こすことがあります．

藤枝重治，小山佳祐｜福井大学医学部耳鼻咽喉科・頭頸部外科

滲出性中耳炎

病態，原因

- 幼児や低学年児童において，耳管機能不全状態によって中耳(鼓膜よりも奥)に滲出液がたまる疾患である．
- 難聴を主訴とし，聞き返しや話しかけても気づかないことが多くなる．
- 鼓膜はニカワ色をしており(❶)，滲出液の液面(effusion line)が認められることがある．
- 原因としては，アデノイド肥大，粘膜下口蓋裂，アレルギー性鼻炎，慢性副鼻腔炎がある．
- アレルギー性鼻炎では，① 下鼻甲介後端の腫脹，② 上咽頭・鼻腔の鼻汁貯留，③ ヒスタミンなどの化学伝達物質の耳管開大筋への作用などの3つの要因によって，耳管の開口が妨げられ，滲出液の排出障害を起こす．

治療，予後

- 第2世代抗ヒスタミン薬，気道粘液修復薬(カルボシステイン)を処方する．
- 耳管通気，鼻処置，ステロイド入りネブライザーを行う．
- 気道聴力低下があるときには，鼓膜チューブ挿入術を行う(❷)．
- 10歳で99.5％治癒するが，遷延化症例のなかには真珠腫性中耳炎，癒着性中耳炎などを生じることもある．

❶ 滲出性中耳炎の鼓膜所見

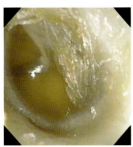

ニカワ色をしている．

❷ 滲出性中耳炎に対する鼓膜換気チューブ挿入後の状態

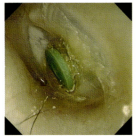

緑色が鼓膜換気チューブ．

急性・慢性副鼻腔炎

病態，原因

- 急性はかぜ症状とともに発症し，発熱，鼻閉，鼻汁(水様性から膿性)，咳を示す．
- 慢性では，鼻閉，口呼吸，鼻汁(粘性から膿性)，頭痛などを示す．12週以上の鼻症状を有する場合が慢性の分類に該当する．
- アレルギー性鼻炎において多くの細胞から産生されるケモカイン，サイトカインは非アレルギー炎症(鼻副鼻腔での炎症反応)を誘導しやすくした

り，増強したりする．
- 慢性副鼻腔炎は，粘性・膿性鼻汁の存在を確認して診断が可能で，内視鏡検査は非常に有用である(❸)．
- 咽頭後壁を流れる鼻汁がみられる場合は，副鼻腔炎の可能性が非常に高い(❹)．
- 小児と成人では，病態が異なることが多い*1．

治療，予後
- 急性副鼻腔炎，慢性副鼻腔炎再燃時は，アモキシシリンと気道粘液修復薬の処方が基本である*2．
- 膿性鼻汁から粘性鼻汁に変化したら，マクロライドに切り替える*3．
- 急性期に抗ヒスタミン薬を併用すると，鼻汁の切れが悪くなり，逆に鼻閉を増強することがあるので注意を要する．
- 小児慢性副鼻腔炎で手術をすることはまれである*4．

睡眠障害

病態，原因
- 下鼻甲介の腫脹による鼻閉によって生じる．
- 花粉飛散期に重症化しやすい．
- 小児では鼻閉が睡眠障害を起こすとともに，顎顔面骨の発育に影響を及ぼし，上顎の劣成長や下顎の後退を引き起こし，閉塞性睡眠時無呼吸症候群に移行する*5．

治療，予後
- 小児では，抗ロイコトリエン薬が鼻閉に著効を示すことが多い．
- 第2世代抗ヒスタミン薬も鼻閉を改善し(鼻汁の減少)，有効である．
- 鼻噴霧用ステロイドは，即効性はないが，1週間使用するとかなり鼻閉を改善し，睡眠障害を減少させる．
- 血管収縮薬は，花粉飛散期の重症時期に使用するにとどめ，その使用も1〜2週間の短期間に限定する．
- 乳幼児では，血管収縮薬は禁忌(傾眠傾向を示す)．

口腔アレルギー症候群(OAS)

病態，原因
- OASは，即時型アレルギーの特殊型で，果物や野菜摂取時に口腔・咽頭粘膜の過敏症状をきたすものをいい，重篤な場合にはショックを起こす．
- シラカンバ花粉症，ハンノキ花粉症などの主抗原 Bet v 1(もしくは Bet v 1 関連蛋白)に対する IgE が，Bet v 1 関連蛋白に構造が似ている果物や野菜の抗原蛋白と結合することで発症する．
- メロン，パイナップル，キウイ，リンゴ，モモ，サクランボで起こることが多い．
- 診断基準を ❺[1]に示す．

❸ 鼻腔に存在する膿性鼻汁

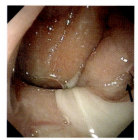

→は耳管咽頭口．上咽頭に流れ込もうとする膿性鼻汁．

❹ 後鼻漏

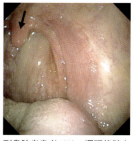

副鼻腔炎患者では，咽頭後壁を流れる鼻汁(後鼻漏)を認めることが多い．→は口蓋垂．

*1 小児の副鼻腔炎では，好酸球浸潤が少なくリンパ球浸潤が多い反面，成人では粘膜のポリープ様変性，腺の過形成，粘膜固有層の浮腫が著明．

*2 アモキシシリンの治療効果がない場合，鼻副鼻腔の細菌検査を参考に抗菌薬を変更する．

*3 マクロライド少量長期療法は慢性副鼻腔炎の治療法であり，急性副鼻腔炎には適応がない．

*4 大きな鼻茸を有するときのみ手術する．

*5 成人重症例では，勤務時間帯に居眠りをして交通事故を起こしたり，脳血管障害や冠動脈疾患を引き起こしたりする．

OAS：oral allergy syndrome

❺ OAS の診断基準

① 特定の食物を摂取時に口腔・咽頭粘膜の過敏症状を示す.
② ① の食物によるプリックテストが陽性を示す.
③ 血清中に ① の食物特異的 IgE が証明される.

① を必須条件として，② または ③ を満たす場合を OAS とする.

参考所見
- 特異的 IgE 検査よりも，プリックテストの信頼性が高い.
- 果物，野菜が原因の場合は，関連する花粉特異的 IgE（カバノキ科：シラカンバ，ハンノキ，イネ科：オオアワガエリ，カモガヤ，キク科：ブタクサ，ヨモギ）が証明されることが多い．カバノキ科はバラ科果物（りんご，もも，サクランボなど）やマメ科，イネ科花粉・ブタクサ花粉はウリ科果物（メロン，スイカなど），ヨモギ花粉はセリ科野菜（パセリ）と交差反応しやすい.
- ラテックス-フルーツ症候群においてもバナナなどによる交差反応が生じることがある.

（森田栄伸．2015[1]）

治療，予後

- 原則，原因となる果物・野菜を摂取しないことが第一である.
- どうしても摂取したいときは，加熱をするか第 2 世代抗ヒスタミン薬を内服する.
- 豆乳，バナナ，パセリなどではアナフィラキシーショックを起こすことがあるので注意する.
- Bet v 1 に関するアレルゲン免疫療法は，OAS の治療効果としては乏しい.

文献
1) 森田栄伸．特殊型食物アレルギーの診療の手引き 2015．http://www.med.shimane-u.ac.jp/dermatology/FAguideline2015.pdf

Question & Answer

アレルギー性鼻炎への鼻腔焼灼

❓ Question
アレルギー性鼻炎に対する手術治療—鼻腔焼灼は有効か,効果の期間は?

❗ Answer
- アレルギー性鼻炎の手術治療は通常,保存治療などに抵抗する重症,最重症の症例に適応とされる.
- 小児に対する手術治療の代表的なものとしてはCO_2レーザー手術があげられ,通年性アレルギー性鼻炎で約70%程度に効果が期待でき,効果は2〜3年程度は持続することが多い.花粉症に関しても有効であるが,飛散量に左右されるため,明確な有効率,効果持続期間の明確なエビデンスはない.

アレルギー性鼻炎に対する手術治療の役割—ガイドラインによる検討
- 鼻アレルギー診療ガイドライン2016年度版では,通年性と花粉症いずれの場合にも重症,最重症の症例で,とくに鼻腔形態に問題があり鼻閉の強いものが適応である(http://pgmarj.a-nex.net).
- 外来で日帰り処置で行われるレーザー手術から入院して行われる観血的な手術まで多彩である[1].
- 小児に対する観血的な手術に関しては,一般的にはコンセンサスが十分得られているわけではない[2].

手術治療の適応
- 重症アレルギー性鼻炎例に対する治療は,免疫療法や薬効の異なる複数の薬剤の併用であるが,とくに重症化が進み下鼻甲介粘膜肥厚が強い症例には手術治療が必要になることがある.
- 鼻中隔彎曲症など鼻腔形態異常が強いと保存療法の効果が出にくいので,治療抵抗性の鼻閉症例では耳鼻咽喉科的精査を考慮する.
- 薬物治療が長期にわたり,服用を減らしたいと保護者が考える症例は少なくない.また受験を前に薬物の使用や通院を減らしたいような場合にはアレルゲン免疫療法や手術治療が選択されることがある.

手術の種類と適応
- 外科的処置はさまざまな手法で行わており,下鼻甲介粘膜の変性を目的とした下鼻甲介粘膜焼灼術,鼻汁分泌の抑制を目的とした後鼻神経切断術,鼻腔形態異常に対する下鼻甲介切除などがあげられる.
- 最も普及している下鼻甲介粘膜変性方法の一つはCO_2レーザー下甲介粘膜焼灼[3]であるが,ほかにアルゴンプラズマや高周波電気凝固,コブレーションや,近年では光線療法[4]など多くの選択肢がある.
- 中心的に行われている手術は,外来日帰り手術であるCO_2レーザー下鼻甲介粘膜焼灼と,観血的手術である粘膜下下鼻甲介骨切除術などの下鼻甲介手術や後鼻神経切断術などの鼻汁抑制手術である.
- CO_2レーザー手術では浸潤麻酔は使用せず,15分程度の表面麻酔で外来日帰り手術として行われており,施術に要する時間は数分から10分程度であるのが一般的である.手術侵襲はあまり強くなく,小児にも適応が可能[1,5]であるので,学童で薬物療法が無効例には一考されたい.
- 観血的手術である下鼻甲介切除や神経切断術,鼻中隔矯正術などは,顔面や鼻腔の発育途上にある小児に対する適応は十分にコンセンサスが得られておらず,慎重に適応を判定する必要がある.
- 手術治療を行った場合でも症状の再燃をきたす症例もあること,また重症度が高い場合に十分効果が得られないこともあることを念頭におく必要がある.

文献
1) 朝子幹也ほか.アレルギー性鼻炎の外科的治療—術式の選択と粘膜下下鼻甲介骨後鼻神経合併切除術.日鼻科会誌 2010;49:8-14.
2) 朝子幹也.花粉症の治療 手術療法 子どもの花粉症に手術のメリットはあるのか? チャイルドヘルス 2012;15:120-4.
3) 川村繁樹.下鼻甲介粘膜レーザー手術(表層焼灼術)—術後7年の遠隔成績.日鼻科会誌 1999;38:117-21.
4) 朝子幹也.アレルギー疾患治療の最前線—光線療法.医薬ジャーナル 2013;49:113-9.
5) 朝子幹也ほか.小児鼻アレルギーに対するCO_2レーザー下鼻甲介粘膜焼灼術.小児耳鼻 2001;22:38-41.

朝子幹也(関西医科大学耳鼻咽喉科・頭頸部外科)

アレルギー性鼻炎・花粉症

Question
アレルギー性鼻炎をどこまで小児科が診ていいですか？

Answer
小児科では，抗ヒスタミン薬，抗ロイコトリエン薬の内服，点鼻薬が使用され，重症であればアレルゲンをチェックし，減感作療法も検討されます．また環境整備も必要ですが，コントロール不良の場合は慢性副鼻腔炎などの感染症を調べ，副鼻腔炎を合併していればしっかり治療します．それでも奏功しない場合は耳鼻咽喉科，アレルギー専門医への紹介を考えたほうがいいでしょう．自院での対応可能な範囲までにとどめるべきです．

永倉俊和｜用賀アレルギークリニック

小児科での一般的対応

- 小児科医では，まず抗ヒスタミン薬，抗ロイコトリエン薬の内服，同時に各種点鼻薬（ステロイド点鼻を含む）を使用するのが一般的である．それでも奏功しないときは，上記の各薬を変更することになる．
- 薬を変更して奏功しないときは，再度，鼻の粘膜を鼻鏡によりチェックするとよい[*1]．
- アレルギー性鼻炎が重症であれば，アレルゲンをチェックし，減感作療法が可能であれば，それを検討する．しかし，子どもはたとえ皮下注射であっても嫌がるため，減感作療法を継続する本人の意思が重要である[*2]．
- 通年性アレルギー性鼻炎の治療が奏功しない場合は，環境整備を再度チェックする必要がある．防ダニ商品は高価であり，またJIS規格のようなきちんとした規格がなく，自社規格であり，長期使用のデータもないので，購入の際は専門医のアドバイスが必要である．
- レーザー治療は半年で再発する例もあることを銘記すべきである．

慢性副鼻腔炎などの感染症のチェック，治療

- 以上のことをきちんと行い，それでもコントロール不良の場合，慢性副鼻腔炎などの感染症の有無をチェックする．副鼻腔炎は保護者に対する詳細な問診を行い，鼻鏡の使用に慣れていれば比較的容易に診断できる[*3]．
- アレルギー性鼻炎に副鼻腔炎を合併していると，症状は治まりにくいため，これをきちんと治す必要がある．治療としては，マクロライド系の抗菌薬の内服があるが，2～4週間以上使用すると，保護者から副作用の心配の声が上がる．その際に低用量長期使用を提案するが，期間が長いため，実行しにくい．
- このような場合，当クリニックでは耳鼻咽喉科で使用している混合薬液を使用して，鼻内ネブライザー療法を行う．家庭で継続治療することにより，副鼻腔炎をコントロールすると，アレルギー性鼻炎の治療が行いやす

[*1] 鼻粘膜はふだんから診ておかないと，何が正常か，アレルギーか，感染を合併しているか，識別できない．

[*2] 近年，保険適用となったスギの減感作療法はアレルギー科，耳鼻咽喉科，小児科，内科で行われる．現時点では，12歳未満では適応がない．チリダニ（ハウスダスト）も治験中であり，数年後には小児でも使用されるだろう．舌下減感作は今後，より低年齢の小児でも行われるだろう．

[*3] この場合の鼻鏡は，耳鼻咽喉科医が使用する本格的なものではなく，充電式のものでよい．

❶ 簡易鼻腔内洗浄用ネブライザー（ライノウォッシュ®）

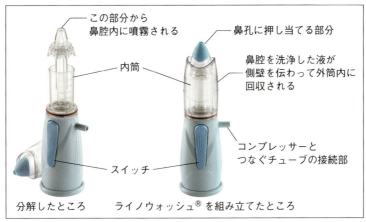

（東京エム・アイ商会）

くなる．
- 以上を行っても奏功しない場合に，筆者は耳鼻咽喉科へ紹介している．しかしクリニックによっては対応できないこともあるので，上記のどの段階でも，耳鼻咽喉科またはアレルギー専門医へ紹介してもよい．

簡易鼻腔内洗浄用ネブライザーの使用

- 慢性副鼻腔炎では，簡易鼻腔内洗浄用ネブライザー（❶）を使用すると奏功する例もある[1]．その場合，アレルギー性鼻炎も軽快することがよくみられる．
- 混合薬液の作製：耳鼻科用セフメノキシム（ベストロン®）50 mgを添加された溶解液50 mLのうち5 mL捨て，残りの45 mLで溶解する．これはベストロン®の最終濃度を1％にするためである．さらにアドレナリン注射液（ボスミン®）2.5 mL，デキサメタゾン注射液（デカドロン®）2 mLを加える．冷所に保存し，1回2 mLを使用する．
- 簡易鼻腔内洗浄用ネブライザー（ライノウォッシュ®，東京エム・アイ商会）で有効に鼻内噴霧させるには，動力として使用する吸入用ネブライザーが必要である．その際には一定以上のコンプレッサーの出力が必要なため，あらかじめメーカーに確認する必要がある．

使用手順
① 生理的食塩水または水道水を8〜10 mLライノウォッシュ®の内筒に入れて鼻腔内を洗浄する（3分間ずつ，左右交互に洗う）．
② 外筒を外し，鼻腔内を洗浄し終わった汚れた液を捨てる．
③ 洗浄後よく鼻をかませる．
④ 上述の薬液2.5 mLを内筒に入れて，左右の鼻腔に30秒ずつ噴霧する．その後5〜10分は鼻をかまないよう指示する．

➔ 文献
1) 永倉俊和．小児喘息，後鼻漏の咳．日医雑誌 2013；142：1289-93．

アレルギー性鼻炎・花粉症

Question
アレルギー性鼻炎をどこまで小児科で診ていいですか？
（耳鼻咽喉科医からの要望）

Answer
治りにくい症例（とくに鼻づまりが治りにくいとき），汚い，くさい鼻汁が出たとき（急性副鼻腔炎），耳が痛いとき（急性中耳炎），聞こえが悪くなったとき（滲出性中耳炎）はすぐに耳鼻咽喉科医に紹介してください．

登坂　薫｜登坂耳鼻咽喉科医院

*1
鼻水と患者は言うが，副鼻腔炎では膿性の鼻汁，いわゆる，あおっぱな，どろっぱなである．

*2
大人は鼻をかめるが，子どもは学校や幼稚園で鼻をかむのが嫌なので鼻をすすってしまうことが多い．

❶ 中鼻道に膿性の鼻汁が充満

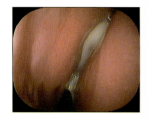

❷ 小耳鏡（上）と小児用吸引嘴管（下）

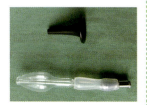

*3
最近は指先採血により短時間で半定量検査が可能になり，8項目まで検査できるが，必要ない項目まで調べなければならない．

*4
血管収縮薬の使用
乳幼児には禁忌．学童に出すときも2倍希釈にして保護者に管理させる．鼻閉を訴えても，下鼻甲介粘膜が腫れているのか，総鼻道に鼻汁が充満して鼻閉を訴えるのか，本来は2つを鑑別しなければならない．

耳鼻咽喉科での診断から治療までの過程

- アレルギー性鼻炎の診断から治療までの過程で，どこまで小児科医が関与していいか，筆者が行っている診断と治療の過程と関連づけてみる．

① 問診　耳鼻咽喉科＝小児科

- くしゃみ，鼻水*1・*2，鼻づまりの3主徴のほか，眼症状，皮膚症状が現れたり，鼻がかゆいので鼻をこすったり，顔をしかめたり，チック用の顔貌になったりすることがある．鼻づまりはわかりにくく，子どもも保護者も自覚していないことが多い．
- 鼻づまりの結果，口呼吸になり，口内乾燥から夜間の咳嗽をきたしたり，いびきをかき，睡眠障害を起こしたりする．睡眠障害があれば日中眠くなり学校での活動が低下し，学習や精神衛生にも影響を及ぼす．そして鼻づまりにより嗅覚障害をきたすこともある．

② 視診（鼻鏡検査）　耳鼻咽喉科

- 鼻内所見だけでもアレルギー性鼻炎と副鼻腔炎の違いがわかる．
  ▶ アレルギー性鼻炎では鼻粘膜が蒼白腫脹し，水性鼻汁がみられる．
  ▶ 副鼻腔炎ならば粘膜の腫脹もみられるが，鼻汁が膿性であり（❶），咽頭後壁に膿性の後鼻漏が観察される．
- 鼻鏡検査は小児科でもできると思うが，乳幼児の鼻孔は小さく痂皮が付いていることも多いので，それを取らないと観察できない．このときに傷をつけてしまうこともあるので注意が必要である．
- 乳幼児の鼻腔は狭いので，小さい耳鏡を用いて観察する（❷）．また小児科で使用している吸引器を用いて，❷に示すような中が透明な吸引嘴管で鼻を吸うと，水性か膿性かの区別が簡単にでき，おまけに鼻汁を取ることにより鼻呼吸が大変楽になり，有用である．

③ 鼻汁好酸球検査　耳鼻咽喉科＞小児科

- 当院では綿棒で鼻汁を採取しスライドグラスに塗布し，アルコールランプでさっとあぶり，エオジノステインで染色し即顕微鏡で観察する．この間10秒くらいである．すぐに診断がつき，その場で患者に説明できる．
- 好酸球があればアレルギー性鼻炎と診断し，感染があれば好中球が多くみられる．
- この検査はとくに難しいものではなく，保険点数も付いているので小児科

の医師もぜひ行ってほしい．もし綿棒で取りにくいなら，薬包紙かサランラップで鼻をかませても鼻汁は採取できる．

④ 血清特異的IgE抗体検査　耳鼻咽喉科＝小児科
- 採血するだけですみ，有用な検査である[*3]．

⑤ 鼻内誘発試験　耳鼻咽喉科
- 手間がかかり点数も安いので，当院では行っていない．なくても診断には困らない．

⑥ 鑑別診断・合併症　耳鼻咽喉科＞小児科
- 鑑別診断さえ間違えなければ，治療方法は耳鼻咽喉科でも小児科でも同じなので，後は経過をみながら合併症に注意するだけである．

初診時の鑑別診断
- 急性副鼻腔炎：症状は鼻水，鼻づまり，頭痛，後鼻漏による咳嗽などである．初診時にこれさえ間違えなければ，それぞれの治療方法に従い，通常どおり治療するだけである．

診断後の治療中に起こる問題点
- アレルギー性鼻炎に感染を起こせば急性副鼻腔炎になる．
- 鼻内異物：3歳までの子は鼻に物を詰めることがある．多いのはビーズ玉，消しゴム，豆類，スポンジなどである．通院中に鼻がくさいと言ってきたら，まず鼻内異物を疑う．
- 鼻づまり[*4]がなかなか治らない：アレルギー性鼻炎が軽快しても，鼻中隔弯曲症，扁桃肥大やアデノイド増殖症があれば，いつまでも鼻づまりがよくならない．
- 急性中耳炎の合併：アレルギー性鼻炎で治療中にかぜを引くと，急性中耳炎を起こしやすい．学童なら耳痛を訴えるが，乳幼児は耳痛を訴えず，夜泣きや機嫌が悪くなったりしてくるので注意が必要である．これは耳鏡で鼓膜を観察することにより一目瞭然である（❸）．
- 知らない間に滲出性中耳炎：アレルギー性鼻炎の子ども（とくに小学生未満）は頻繁に滲出性中耳炎を起こす．痛くないので発見が遅くなり，難聴がかなり進んでから気づくことが多い．鼓膜所見で診断できる（❹）．
- 嗅覚障害：鼻づまりにより嗅覚障害が起こることがある．プリビナ®液やリンデロン®液を点鼻する[*5]．

⑦ 治療方法—薬物治療　耳鼻咽喉科＝小児科
- 鼻アレルギー診療ガイドライン2013年版[1]があるので，それに準じれば耳鼻咽喉科も小児科も変わりないはずである．

どの時点で耳鼻咽喉科に紹介するか

- アレルギー性鼻炎の治療中に ❺ に示すようなことがあれば，なるべく早く耳鼻咽喉科医に紹介してほしい．

文献
1) 鼻アレルギー診療ガイドライン作成委員会．鼻アレルギー診療ガイドライン—通年性鼻炎と花粉症—2013年版（改訂第7版）．東京：ライフ・サイエンス；2013．

---

❸ 急性中耳炎の鼓膜
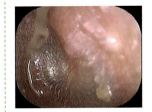
発赤し，シワシワになっている．

❹ 滲出性中耳炎の鼓膜
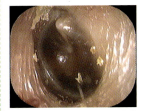
鼓膜が陥凹し，茶褐色の滲出液が貯留している．

[*5] リンデロン®液を漫然と使用していると，いくら外用でも副作用が起こる．当院では3か月でムーンフェイスが起こったことがある．

❺ 耳鼻咽喉科医への紹介が望ましい場合
- 治りが悪く経過が長引く
- 膿性鼻汁が出る，鼻がくさい
- 耳痛を訴える*

*：抗菌薬で様子をみないで，すぐに紹介してほしい．抗菌薬で耳痛はなくなるが，滲出性中耳炎に移行することが多い．

小児科医が鼓膜を診ておかしいと感じたら
熱心な小児科医は耳を診るが，ほとんどの小児の外耳道には耳垢があるので正確な鼓膜所見がとれず，耳垢を取ろうとして傷つけ出血することもある．診ても耳垢がたくさんあるときや，どうも鼓膜の色調がおかしいと感じたときは，すぐに紹介してほしい．

スギ花粉の舌下免疫療法の手技と注意点について教えてください.

小児のスギ花粉症は増加しており,舌下免疫療法も有効な治療と考えられています.自宅で行う治療であり,予想外の副反応の防止のためにも,適切な手技で治療し,注意点を守ることが重要です.

湯田厚司 | ゆたクリニック

❶ スギ花粉症舌下免疫療法の適応外

万一の重篤な副作用時に使用する薬が問題となる場合
・近い将来に妊娠を希望している
・重い心疾患で,アドレナリンの投与が危険(高血圧などで非選択的β遮断薬を服用例は,薬の変更が必要)

既存疾患の悪化が懸念され,安全性が保てない場合
・喘息患者で治療でのコントロールが悪い(1秒率70%未満)
・重篤な免疫疾患・免疫不全がある

安全な治療継続が保証できない場合
・重篤な精神障害がある
・適切な治療薬服用が望めない

*1 大学通学のため親元を離れると治療を継続しないこともあるので,大学受験までに効果を十分期待できる時期での開始を勧めたい.

*2 スギ花粉の舌下免疫治療液は舌下保持2分間だが,ほかの舌下免疫製剤は1分間のものもある.

診断と適応

- 例年のスギ花粉飛散期の症状に悩む例が適応となる.鼻アレルギー診療ガイドライン[1]では軽症例にも適応があるが,長期にわたる治療も考慮して適応を考える.
- 薬物コントロールが不良な気管支喘息例(目安は1秒率70%未満)には治療を行えない.また,治療期間中に気管支喘息が悪化すると治療を中断することもある.適応外を ❶ に示す.
- 数年以上にわたる治療であり,筆者は事前に長期の治療が必要であることを説明し,早い時期からの治療を勧めている[*1].
- スギ花粉症の舌下免疫はIgEを介した治療であるので,採血または皮膚反応でスギ特異的IgE抗体を確認する.
- スギ花粉症単独でないほかのアレルゲンによるアレルギー性鼻炎の合併例にも行えるが,スギ花粉症以外への効果を期待してはいけない.
- 治療を開始する前に,❷ に示す注意事項について説明し,確認する必要がある.

舌下免疫療法の手技・注意点

手技

- 治療は自宅で1日1回舌下投与する.アレルゲンを含有する製剤を2分間舌下に保持した後に嚥下する[*2].ただし,初回投与は必ず医療機関で行う.舌下投与はできれば毎日の決まった時間に行うのが望ましい.舌下投与後の5分間はうがいや飲食をしない.
- アレルゲンを漸増する増量期後は,維持期として毎日同じ最大アレルゲン量を投与する.
- スギ花粉飛散期に治療を開始してはいけない.スギ花粉飛散期に維持期になっていることが望ましい.スギ花粉と共通抗原を有するヒノキ花粉も考慮して,2〜3月にスギ花粉が飛散する地域では1〜5月での治療開始は控える.
- 治療の効果発現までに最低3か月を要し,初年度にも効果があるが,1年目よりも2年目で効果が増強する[2].最低2シーズンが終了する時期までは治療を継続したい.ある程度効果があれば,合計3年間以上の治療継

続がよい[3]．

治療中の注意点

- アレルゲンを口腔内に投与するため，抗原抗体反応による副反応（副作用）が起こりうる．理論的にはアナフィラキシーを誘発する可能性があるが，現実にはその可能性はきわめてまれである．アレルゲンの過投与が最も危険であるため，自己判断での用量変更は行わないように指導する．
- 些細な副反応は多い．とくに，処置を要しない口腔内違和感や花粉症症状が多い[4]．小児では胃腸症状が出ることもある．その際には舌下保持後に嚥下をせずに吐き出す方法（舌下吐出法）に変更するとよい．
- 投与後の激しい運動を避ける．できれば舌下投与後2時間程度の運動は避けるほうがよく，学童では体育の授業時間も考慮しての舌下投与時間が望ましい．
- 発熱時や体調不良時には舌下投与を控える．感冒やインフルエンザなどで発熱しているとき，体調の悪いときには治療を休む必要がある．また，舌下の口腔粘膜からゆっくり吸収させる方法であるので，口内炎や歯科治療時などで口腔内に傷がある場合には，直接アレルゲンが粘膜下に入るため治療を中断する．
- 修学旅行などの宿泊を伴う学校行事での対応には決まった指針がない．毎日の治療であるため持参する例も想定されるが，短期間の行事であればその期間だけ休薬するのも一案である．旅行などでも同様に考えてもよい．
- 鼻症状などのアレルギー症状が出たときには，適切なアレルギー治療薬を併用してQOLを保つ．
- スギ花粉飛散期には多少の症状が出やすので，舌下免疫療法を行っているからほかの薬を飲まないなどのことがないようにしたい．内服ステロイドは免疫療法の機序に関わるため，ごく短期の服用を除いて避ける．ただし，局所ステロイド（鼻噴霧，軟膏，点眼，吸入など）は使用可能である．とくに気管支喘息の合併例では適切な吸入ステロイドの併用を考える．

❷ 治療開始前の患者への説明・確認

- アレルゲンの舌下投与を毎日継続する必要がある
- 定期的な受診が必要である
- 数年以上の長期にわたる治療である
- すべての患者に効果があるわけではなく，治療前に効果を予測できない
- 治療してすぐに効果が現れる治療ではない
- 治療を終了した後に効果が減弱する可能性がある
- 副反応への理解と対応が可能である

QOL：quality of life

舌下免疫の保険適用

スギ花粉の舌下免疫は12歳以上に保険適用である．5歳以上の小児も対象とした治療薬が開発中であり，対象年齢が低くなる期待もある．ダニ（ハウスダスト）の舌下免疫も同様である．舌下免疫療法は国際的にWAOの指針[5]で5歳以上に適応とされ，海外では5歳から適応の雑草花粉症製剤がすでに発売されている．

WAO：World Allergy Organization

文献

1) 鼻アレルギー診療ガイドライン作成委員会作成．鼻アレルギー診療ガイドライン—通年性鼻炎と花粉症—2016年版（改訂第8版）．東京：ライフ・サイエンス；2016.
2) 湯田厚司ほか．スギ花粉症に対する舌下免疫療法の治療年数による臨床効果の増強と治療終了後の継続効果．アレルギー 2010；59：1552-61.
3) Yuta A, et al. Therapeutic outcomes and immunological effects of sublingual immunotherapy for Japanese cedar pollinosis. Clin Exp Allergy Rev 2012；12：29-35.
4) 小川由起子ほか．スギ花粉症に対する舌下免疫療法207例の副反応の検討．日耳鼻会報 2015；118：1429-35.
5) Canonical GW, et al. Sublingual immunotherapy：World Allergy Organization position paper 2013 update. World Allergy Organ J 2014；28：6.

カンパニア ドルチェ　Compania Dolce

小児アレルギー疾患を診る

気管支喘息，アトピー性皮膚炎，食物アレルギー
── 過去の事象から今後の動向を見据える

赤澤　晃｜東京都立小児総合医療センターアレルギー科

これまでとこれから

　現在この本をご覧になり一般小児科外来をされている先生方は，20歳代後半から90歳ぐらいまで幅広い年齢層と思います．それぞれの年代で，私たちが診てきた疾患は異なっていたことと思います．戦後70年間で私たちをとりまく環境は大きく変化し，子どもたちの疾患も変化してきました．その背景には環境が良い面，悪い面で変化しています．経済的に豊になり食事の内容が変わりました，衛生環境が良くなり感染症が減りました，医療環境が良くなり抗菌薬の使用が増加しました．こうした環境の変化でヒトの免疫のバランスが少しずつ変化してきていることがわかってきました．

　戦後のアレルギー3疾患の動向とそれらの関わりについて振り返り，今後私たち小児科医がどのようにアレルギー診療を行っていったらよいかを考えてみたいと思います．

❶ 学校保健統計調査による喘息有病率の推移

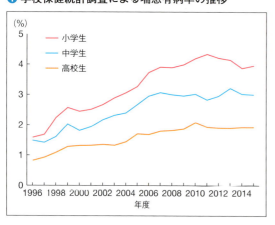

気管支喘息

　戦後は衛生環境の悪いなかで，感染症，とくに結核，栄養状態が問題でした．その後，日本は高度経済成長期に入り，1960年代には全国総合開発計画の法律に基づき工業が発展するとともに，各地で大気汚染が進行し，呼吸器障害患者が急増しました．

　このころから，気管支喘息の増加が問題になっています．どのくらい増加したのかというと，1963年に馬場ら[1]が東京都の小学生の比較的大規模な調査を行い，男児0.92％，女児0.47％，平均0.7％と報告されています．現在の東京都の学校保健統計調査[2]では，5.2％なので，単純に比較してはいけないですが，およそ7倍に増加したことになります（❶〜❸）．全国的にもこの時期は喘息が急増していることが報告されています．「小児気管支喘息治療・管理ガイドライン」の疫学の章を参照いただきたいのですが，増加したことは，西間ら[3]の西日本の小学校調査でも

❷ 東京都保育施設でのアレルギー疾患有症率

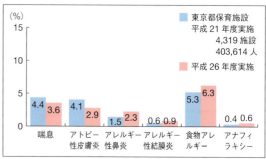

（平成26年度「アレルギー疾患に関する施設調査」東京都健康安全研究センターより）

❸ 児童生徒のアレルギー疾患有病率の推移

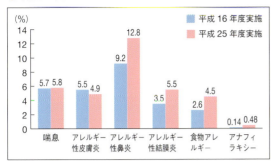

❹ 小児おける喘息死の推移

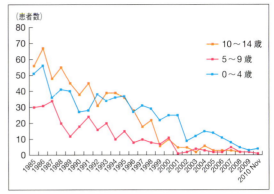

（厚生労働省人口動態統計）

1982年が3.2%，1992年が4.6%，2002年が6.5%，2012年が4.7%であり，2002年までは急激に増加したことが示されました．さらにこのころは，喘息による死亡数も多く，1980年代の20歳未満の喘息死は，年間200人前後で推移し，1997年以後は100人以下，2005年以後は10人以下に減少しています（❹）．1960年ごろからの急激な喘息有病率の増加で，発作好発時期は24時間救急外来に喘息発作患者があふれかえり，吸入や注射で発作の対症療法をしていた時代がありました．重症の喘息児も多く，重症化の予防と発作時の対処のために施設入院（長期入院）をしている子どもたちも多く，1970年代の国立療養所（現在の国立病院機構の一部の病院）では，喘息患児が何百人も長期入院していたことがありました．

治療薬の変遷をみると，喘息患者の増加とともに，DSCG吸入薬（インタール®），徐放性テオフィリン製剤が開発され，β_2刺激薬のレギュラーユースの時代があり，喘息死は多少減少したものの根本的治療には至っていませんでした．さまざまな抗アレルギー薬が開発されましたが，これらも本質的に喘息の寛解・治癒には至りませんでした（❺）．

1990年代になり吸入ステロイド薬とロイコトリエン受容体拮抗薬の登場により世界の喘息治療が大きく変わっています．吸入ステロイド薬とロイコトリエン受容体拮抗薬の登場，そして1993年には喘息治療ガイドラインが作成されました．その後，喘息死の減少と軽症化が起こり，ほとんどの喘息患者が症状をコントロールすることがで

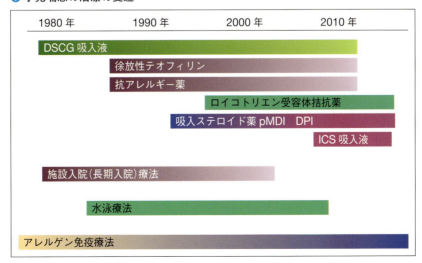

❺ 小児喘息の治療の変遷

きることがわかってきました．

2000年以後は，吸入ステロイド薬とロイコトリエン受容体拮抗薬の全盛時代となり，それまでのβ_2刺激薬吸入の単独使用は，気道過敏性を亢進する可能性が報告されたり，テオフィリン徐放製剤使用中のけいれん発作により重篤な副反応が多数報告されたことから，小児ではほとんど使用されなくなりました．

一方，1970年ごろから公害対応の法案や取り組みがさかんに行われ，指定地域の大気汚染は改善の方向に向かい1988年には大気汚染指定地域が解除されました．これらの効果かどうかは検証されていませんが，2000年以後の喘息の有病率が横ばいか減少傾向に変わってきたことが観察されるようになってきました．この傾向が今後どうなるかはまだ予測ができません．

2006年には，吸入ステロイド薬は喘息を治癒できるかという疑問に対して，いくつかの有名な論文が発表されました．PEAK study と IFWIN study です．どちらも，幼児期の喘息児に長期間吸入ステロイド薬を使用した場合，使用している間は症状がコントロールされていますが，中止すると再び症状が出現したり，治療を継続していても呼吸機能は低下しているという結果で，吸入ステロイド薬の治療の限界が示されました．

そして，重症喘息児のための薬剤として，抗ヒトIgE モノクローナル抗体であるオマリズマブ（ゾレア®）が2012年に登場しています．

現在の小児喘息の状況と問題点
① 小学1年生の喘息有病率は，4.7％（2012年西日本 ATS-DLD 調査），期間有症率10.1％（2015年全国 ISAAC 調査），有病率3.95％（2015年学校保健統計調査，小学生）で，横ばいあるいは減少傾向にある．
② 軽症化していること，重症喘息患者が減少していること，喘息死が減少したこと
③ 喘息発作での救急受診，緊急入院が減少したこと
④ ロイコトリエン受容体拮抗薬と吸入ステロイド薬でガイドラインに沿った治療を行えば多く喘息児の症状コントロールが可能になったこと
⑤ ほとんどの患者が，クリニックなど非アレルギー専門医で診ていかれるようになったこと
⑥ しかし，症状が十分コントロールされていない患者が多いこと
⑦ 最重症持続型にも対応できる薬剤が開発されたこと
⑧ 治療のアドヒアランスを向上させる患者教育・治療薬が必要なこと

アトピー性皮膚炎

アトピー性皮膚炎も古くからある慢性の皮膚炎であり，すべての世代にわたり同じくらいの有病率を示しています（❻）．喘息と同様に，戦後から2000年ごろまでは増加をしていたと考えられますが，2000年以後は横ばいあるいは減少傾向が観察されています．

アトピー性皮膚炎治療の歴史のなかでいくつかの大きな問題がありました（❼）．

アトピー性皮膚炎に関与するアレルギーの割合

アトピー性皮膚炎と喘息はもともと症状によって診断する疾患でした．原因がわからない時代か

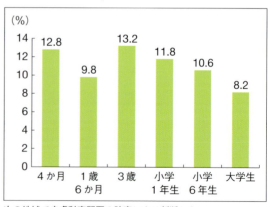

❻ アトピー性皮膚炎の年齢別有症率
（全国8地区平均）

次の地域で皮膚科専門医の診察により判断した．
4か月：北海道，関東，中部，近畿，中国，九州の7地区．
1歳6か月，3歳，小学1年生，小学6年生：北海道，東北，関東，中部，近畿，中国，四国，九州の8地区．
大学生：東京大学，近畿大学，広島大学の3大学．
（河野陽一ほか．厚生労働科学研究費補助金 免疫アレルギー疾患予防・治療等事業．平成14年度研究報告書第1分冊2003．p.78-80）

❼ アトピー性皮膚炎治療の歴史のなかでの問題点
1. アトピー性皮膚炎に関与するアレルギーの割合
2. スキンケアの方法
3. 軟膏の塗り方
4. ステロイド忌避
5. チーム医療の必要性

ら,「慢性に経過する増悪と寛解を繰り返す瘙痒を伴った皮膚炎」をアトピー性皮膚炎と診断していたので,そこにどれだけアレルギーが関わっているのかは,見方により大きく異なっていたのだと思います.1980年代からアレルギーの関与は少ないと主張する皮膚科医と食物や環境性アレルゲンの関与が大きいとする小児科医の間で食物アレルギーの関与にかかる論争がありましたが,近年アトピー性皮膚炎の病態として,バリア機能障害,環境因子,アレルギー性炎症反応が解明されてくると,乳幼児では食物アレルゲンの関与があること,年長児でも環境性アレルゲンの関与があることが理解されてきました.

スキンケアの方法

バリア機能障害に対して,皮膚の洗浄,保湿剤の使用・不使用,保湿剤の使用量は,さまざまな指導がなされていたり,十分な説明や指導がされていませんでした.その原因は,皮膚の洗浄回数,保湿剤の使用量,回数に関する臨床研究がなく医師の経験に基づいて行われていたためと考えられます.現在のガイドラインでは,石けんを泡立てて使用すること,よく洗い流すこと,が明記されました.

軟膏の塗り方

ステロイド軟膏の塗布方法も薄く塗る,よくすり込むなどさまざまな塗り方が指導されていましたが,現在はフィンガーチップユニット(FTU)という軟膏量の使い方が広がってきました.

治療目標も,小児では皮疹がなくなるまで,つまりつるつるすべすべの状態になるまで治療することを目標にすることがほとんどの患者で実践できるようになってきました.まずは,そこまで皮疹を改善させてから,ゆっくりステロイド外用薬を間欠投与しながらステップダウンしていきます.この方法がプロアクティブ療法です.喘息治療の発作ゼロの考え方と同様に,皮疹の再発がないように,良い状態を保ちながらステロイド外用薬の投与間隔を伸ばしていく方法です.

ステロイド忌避

ステロイド外用薬の適正使用の指導が不十分であったことから,副作用を経験したり,皮疹が十分改善しなかった,あるいは増悪したことを経験することでステロイド外用薬を否定する考えをもつ患者,医療者が少なからずいるという事実です.標準的な治療全体を否定することもあり,皮膚を清潔にして保湿することを否定していることさえあります.標準治療を受け入れてもらうには時間と努力が必要ですが,確固たる信念をもっている患者に対しては困難です.しかし,乳幼児で,皮疹が重症化して滲出性の皮疹のために脱水状態からショックに陥る患者が放置されていることが少なからずありますので注意が必要です.

チーム医療の必要性

アトピー性皮膚炎では,とくに患者への説明,指導,治療の維持を継続的に行うことが大切ですので,医師一人ではとてもできる医療ではないことを認識して,小児アレルギーエデュケーターなどのメディカルスタッフとのチーム医療で対応していく必要があります.

食物アレルギー

食物アレルギーは,喘息,アトピー性皮膚炎の有病率が近年横ばいあるいは減少傾向にあるなかで,増加してきている疾患です.しかし,この傾向を示す統計がほとんどないのがこの疾患です.文部科学省の学校保健統計調査では,2004年には全国の公立の幼稚園,小学校,中学校,高校,中等教育校の全数調査を実施し,保護者からの申し出と健康診断で見つかった食物アレルギーは2.6%,アナフィラキシーは0.14%,2013年には4.45%,0.48%と報告しています.2004年の調査と比較して,食物アレルギーは,1.7倍,アナフィラキーは,3.6倍に増加していることが示されました.

この四半世紀に,私たちは2件の学校での死亡事故を経験しました(❽).1988年12月8日に

❽ 食物アレルギーに対する社会的対応

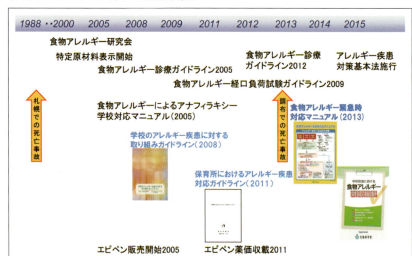

札幌市で起こった小学6年生が給食で提供されたソバを食べてしまい，帰宅途中に死亡した事故と，2012年12月20日に東京都調布市で起こった，小学5年生がチーズ入りのじゃがいものチヂミを誤食したことによるアナフィラキシーショックと考えられる死亡事故です．両者ともふだん行われているチェックと，症状出現時の対応が適切に行われていなかったために不幸な結果になりました．

札幌市での事故後，厚生労働省は2001年に特定原材料表示の法律を公布，2005年にはアドレナリン自己注射薬が認可され，日本小児アレルギー学会の診療ガイドラインが作成されました．文部科学省は2008年3月に「学校のアレルギー疾患に対する取り組みガイドライン」を作成して，全国の学校に配布しています．このガイドラインでは，まず学校でのアレルギー疾患に対する取り組みは「学校生活管理指導表（アレルギー疾患用）」に基づいて行われること，学校では，「（食物）アレルギー対応委員会」を設置して，個別対応プランを作成すること，喘息発作や食物アレルギー等で起こるアナフィラキシーのように緊急の対応を要する疾患では，教職員全員が情報を共有し，エピペン®の使用を含め常に準備をしておく必要があること，食物除去を行う場合は，原因食品を提供するか，提供しないかで行い，段階的除去は事

❾ 学校給食における食物アレルギー対応指針

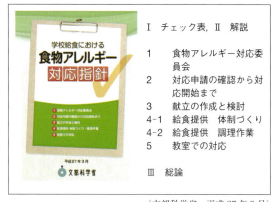

（文部科学省．平成27年3月）

故の原因になるので行わないことを指導しています．

厚生労働省は保育所を対象に，2011年3月に「保育所におけるアレルギー対応ガイドライン」を作成しました．学校のガイドラインと同様に，「生活管理指導表」に基づいて対応を行うことが指導されています．

調布市での事故後，文部科学省は食物アレルギー対応を推進するために，「学校給食における食物アレルギー対応指針」（❾）と研修用の動画を組み合わせたDVD（❿），エピペン®トレーナーを2015年3月に全国の学校に配布しています．文部科学省が2008年に作成したガイドラインをよ

❿ 学校におけるアレルギー疾患対応資料と DVD

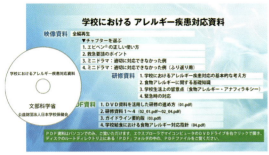

（文部科学省．平成 27 年 3 月）

⓫ 学校給食における食物アレルギー対応の大原則

1. 食物アレルギーを有する児童生徒にも，給食を提供する．そのためにも，安全性を最優先とする．
2. 食物アレルギー対応委員会等により組織的に行う．
3. 学校のアレルギー疾患に対する取り組みガイドラインに基づき，医師の診断による学校生活管理指導表の提出を必須とする．
4. 安全性確保のため，原因食品の完全除去対応（提供するかしないか）を原則とする．
5. 学校および調理場の施設設備，人員等を鑑み無理な（過度に複雑な）対応は行わない．
6. 教育委員会等は食物アレルギー対応について一定の方針を示すとともに，各学校の取組を支援する．

り現場でわかりやすい形で提供したものとなります．このなかで学校給食における食物アレルギー対応の大原則として，⓫ の 6 項目をあげています．

食物アレルギーの研究が進歩し，私たちが食物アレルギーの患者を診ていく時の臨床での大切なポイントは次のようになります．

① 正しい診断に基づく食べることをめざした必要最小限の除去を原則とし，不必要な除去をなくすこと
② アナフィラキシーの緊急時対応が誰でもできること
③ 正しい診断は，臨床症状を必須とし特異 IgE 抗体検査等を参考にして行う．必要に応じて食物経口負荷試験で確定診断することを原則とすること
④ 食物アレルゲンの経口免疫療法は，まだ研究段階であり標準的な治療ではないので，慎重に実施すること
⑤ 食物アレルギー，喘息の発症予防のための予防的食物除去は有効ではないこと
⑥ 食物アレルゲンへの感作は，皮膚からの感作が大きいことが考えられていること
⑦ 保育所，学校，児童施設において適切な給食対応ができるように関係職員への研修が必要

これからも変わるアレルギー医療

1966 年石坂公成・照子夫妻により IgE 抗体の発見が報告されました．このことにより即時型アレルギー反応，遅延型アレルギー反応によって説明できる，喘息，アレルギー性鼻結膜炎，食物アレルギー，アトピー性皮膚炎が結びつけられました．これらの疾患はお互い合併することが多いことから，アレルギーマーチ（allergy march, atopic march）という概念が，40 年ほど前に馬場により提唱されました．乳幼児期からの食物アレルギー，アトピー性皮膚炎に始まり，年齢とともに幼児期に小児喘息，その後，アレルギー性鼻炎を発症していく流れを，アレルギー疾患の行進と名づけたものです．乳幼児期に発症するアトピー性皮膚炎，食物アレルギーの関連性，その後に喘息発症が起こることから，発症前からの早期介入が発症予防，早期治療に役立つと考えられ，1980 年ごろからアトピー性皮膚炎の原因治療として食物除去が推奨されることがありました．さらに妊娠中・授乳中の母親の食物アレルゲンとなりやすい食品の除去，乳児期の食物制限がその後のアレルギー疾患の発症を予防できるかということが大きな話題になりました．しかし，これらのことは，その後の欧米の大規模出生コホート研究の結果が 2000 年以後発表されるようになり，妊娠中・授乳中の予防的食物アレルゲン除去はその後のアレルギー疾患発症には影響しないという結果が発表され，その仮説は否定されました．

このころ登場したのが衛生仮説です．それまでアレルギー反応を起こさないようにするためには，原因アレルゲンの徹底した除去が効果的だという理論に基づき環境や食物のアレルゲン除去が推奨されてきました．しかし，環境物質や食物がアレルゲンになるかどうかは，その人の免疫状態

によって異なってくるものでその免疫状態に影響を与えるのが，細菌やそれらの産生する物質などだろうという仮説です．この仮説を裏づける多くの疫学データや基礎研究が報告されています．そして登場してきたのが，皮膚からの食物アレルゲン感作と乳児期早期の経口免疫寛容誘導です．皮膚の免疫状態，おそらくその組織の免疫状態によって侵入してくる物質をアレルゲンとしてとらえるのかどうかが決まってくるのでしょう．そして，体の免疫状態の方向性が決まっていく前に，食物抗原と早期に接触させて食物アレルギーの発症を予防していこうというものです．これらの研究は，現在最先端の研究として注目され，今後のアレルギー発症予防に大きく関わってる内容です．5年後，10年後には現在推奨されている診断・治療内容が時代遅れの考え方になっている可能性が十分あるということです．

　先生方のアレルギー診療を常に最新のガイドラインにアップデートしていただき，患者に最適な医療を提供できることを願います．

文献

1) Baba M, Mitsukawa M. Clinical aspects of bronchial asthma in children in Tokyo incidence, seasonal influences and results of skin test. J Asthma Research 1966；4：103-4.
2) 平成27年度東京都の学校保健統計書. http://www.kyoiku.metro.tokyo.jp/buka/gakumu/kenkou/karada/27tghokentokei.html
3) 西間三馨ほか. 西日本小児児童におけるアレルギー疾患有症率調査—1992, 2002, 2012年の比較. 日小ア誌 2013；27：149-69.

参考文献

- Asher MI, et al. Worldwide time trends in the prevalence of symptoms of asthma, allergic rhinoconjunctivitis, and eczema in childhood：ISAAC Phases One and Three repeat multicountry cross-sectional surveys. Lancet 2006；368：733-43.
- アレルギー疾患に関する調査研究報告書. 文部科学省. アレルギー疾患に関する調査研究委員会. 2007年3月.
- 平成25年度学校生活における健康管理に関する調査事業報告書. 日本学校保健会. 2015.
- Castro-Rodriguez JA, et al. A clinical index to define risk of asthma in young children with recurrent wheezing. Am J Respir Crit Care Med 2000：162；1403-6.
- Guilbert TW, et al. Long-term inhaled corticosteroids in preschool children at high risk for asthma. N Engl J Med 2006；354：1985-97.
- Murray CS, et al. Secondary prevention of asthma by the use of inhaled fluticasone propionate in wheezy infants（IFWIN）：double-blind, randomised, controlled study. Lancet 2006：368：754-62.
- Bisgaard H, et al. Intermittent inhaled corticosteroids in infants with episodic wheezing. N Engl J Med 2006；354：1998-2005.

カンパニア ドルチェ　Compania Dolce

遠隔診療（Telemedicine and Telecare）

田原卓浩 | たはらクリニック

　遠隔診療は「医師と医師（Doctor to Doctor：D to D）あるいは医師と患者（Doctor to Patient：D to P）が距離を隔てた場所で通信手段を用いて診療を行う行為」と定義づけられています．医師と患者の診療については，医師法第20条で対面することを義務づけられており，離島などの限られた地域は例外として認められてきました．

　厚生労働省からの事務連絡「情報通信機器を用いた診療（いわゆる「遠隔診療」）について」（平成27年8月10日付け）では，近年の情報通信機器の開発・普及の状況をふまえて，患者側の要請に基づいて対面診療と適切に組み合わせて実施されることを容認することが提示されています．

　すでにスマートフォンで医師の診察を受けられる事業が展開されています．初診は対面診察を行う必要がありますが，2回目以降の再診はテレビ電話での受診が可能となり，保険診療が適応されます．このほかにも多様なサービスが企画・実施されており，これから注目を浴びる医療です．遠隔診療の先進国，米国では，スマートフォンのイヤホンジャックに小型聴診器を接続して得られたデータを応用して医師に相談することもできます．

　気管支喘息での聴診，アトピー性皮膚炎での皮膚所見などを情報通信機器を介在して共有することで，より効率の良い医療サービスをというニーズが医師・患者双方から高まると推測できます．

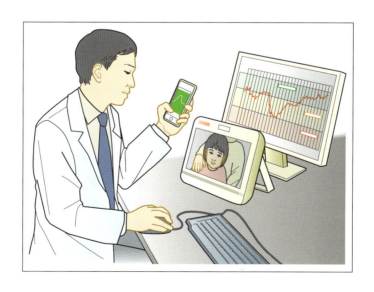

索引

配列は，頭語が，日本語・数字・ギリシア文字・アルファベットの順に並べた．

あ

アーモンドオイル	120
亜鉛華軟膏	101, 119, 159, 164
アクションプラン	133
悪性リンパ腫	138
アスピリン喘息	60, 81
アスピリン不耐症	227
あせも	101
アデノイド増殖症	16
アデノイド肥大	276
アドヒアランス	3, 133, 248
喘息	64, 70
アトピー型喘息	12, 76
アトピー性赤ら顔	98
アトピー性角結膜炎（AKC）	140
アトピー性眼瞼炎	140
アトピー性乾燥肌	98, 101, 122
アトピー性紅皮症	97, 99
アトピー性白内障	138, 141
アトピー性皮膚炎	85, 94
アレルギーマーチ	86
遺伝子	88
自然寛解	168
重症度評価	103
除去解除	223
食事制限	142
ステロイド外用薬	124
成長・発達の遅れ	138
専門医への紹介	163
ダニアレルゲン	267
治療3本柱	160
伝染性軟属腫	96, 134
伝染性膿痂疹	134
内服薬	150, 152
年齢による臨床像	97
眼の合併症	140
予後関連因子	169
予防	166
アトピー性皮膚炎患児のセルフケアシート	157
アトピー性皮膚炎重症度評価	
EASI	105
SCORAD	105
アトピー性皮膚炎重症度分類	
日本皮膚科学会	103, 104
アトピー性皮膚炎予防	166
卵白感作率	178
保湿剤定期塗布	178
アトピー性網膜剥離	138, 141
アトピー素因	87, 88, 90, 100, 168
アトピックドライスキン	98, 101, 122
アドレナリン	191, 228
アドレナリン筋肉注射	228, 231
アドレナリン自己注射薬（エピペン®）	200, 227, 245
アナフィラキシー	16, 191, 219, 228, 236
安静を保つ体位	232
園・学校の教職員への指導	239
初期治療	231
診断基準	229
プレホスピタルケア	256
臨床所見による重症度分類	230
アナフィラキシースコアリングあいち（ASCA）	205
アニサキスアレルギー	110, 215
アミノフィリン点滴静注	42, 58
アモキシシリン	277
アルテルナリア	68
アレグラ®	275
アレルギー機序	92
アレルギーキャンプ	158
アレルギー検査	24, 106
アレルギー性じんま疹	110, 112
アレルギー性接触皮膚炎	94, 101
アレルギー性鼻炎	63, 259, 272
合併症	276
抗原（アレルゲン）	270
細菌感染の併発例	265, 266
耳鼻咽喉科・アレルギー専門医への紹介	280
手術治療	279
小児科での診療	274, 282
診断基準	262
ダニアレルゲン	267
低年齢化	261
内視鏡所見	263, 269
免疫療法	272, 275
有症率	260
アレルギー表示	198, 199
アレルギーマーチ	86, 87, 163, 175
アレルゲン	68, 147
アレルゲン感作	270
アレルゲンコンポーネント	216
アレルゲン食品	209, 214
摂取	202
アレルゲン二重曝露仮説	146, 175, 176
アレルゲン免疫療法	272, 275
アレルゲン量	211
アンジオテンシン変換酵素阻害薬	63
安静を保つ体位	232, 238, 239

い

移行期医療	80, 81
食物アレルギー	252
医師	251
易刺激性	90
胃食道逆流症	16, 63, 73
イソプレナリン	55
イソプロテレノール	58
一酸化窒素（NO）	30
遺伝的バリア機能異常	168
イムノキャップ®	202
医療ネグレクト	161
咽喉頭逆流	16

う

ウィーククラス	122
うっ血性心不全	17
運動誘発喘息（EIA）	66

え

エアゾール製剤（pMDI）	46, 65
衛生仮説	148, 172
栄養ケア・ステーション	209
栄養士	255
エステラーゼ阻害因子	109
絵の具	147, 148
エピジェネティクス	88, 89, 174
エピペン®	228, 232, 235, 236, 256
使用方法	237, 257
練習用トレーナー	240

ロールプレイ	241	合併症	276	機能的治癒	76
遠隔診療	293	小児副鼻腔炎の合併	268	嗅覚障害	282, 283
塩化コバルト	147, 148	喘息	8	吸気性喘鳴	14
炎症性メディエーター	6	貨幣状湿疹	153	救急要請	240
塩素	144	カポジ水痘様発疹症	134, 160, 165	吸気流速の測定	44
		かゆさの表現	97	給食対応	243, 246

お

黄色ブドウ球菌	90, 117, 142, 265	かゆみ	106, 154, 163	丘疹	92, 93, 123, 129
往復性喘鳴	14	──のメディエーター	90, 91	急性期──	104
おしりのスキンケア	102	体の洗い方	114	急性湿疹	92-94
オボアルブミン	205	カルシニューリン阻害薬	130	急性じんま疹	112, 151
オボムコイド	271	カルボシステイン	276	治療手順	113
オマリズマブ	65	眼圧検査	141	急性喘鳴	14
小児難治性喘息	74	寛解	76	急性中耳炎	282, 283
おむつかぶれ	102	寛解維持療法	130, 132	鼓膜所見	283
おむつ皮膚炎	94	寛解導入期	154	急性鼻炎	
おむつ部カンジダ症	102	環境基準	83	内視鏡所見	263
		環境整備	38, 68, 69, 147	急性副腎不全	48
		看護師	251	急性副鼻腔炎	268, 276, 282
		感作	25	急性発作	54
		患者教育	248	急性抑制反応	273
		汗疹	101	急速補液	231

か

解除	204	汗疹性湿疹	101	牛乳	
潰瘍	94	乾性咳嗽	22	抗体保有率	271
外用薬（ステロイド・保湿剤）併用	159	乾癬	104, 129	蛋白質量	212
外来刺激物	92	完全解除	242, 246	プロバビリティカーブ	193
外来負荷試験	223	完全コントロール	32	牛乳アレルギー	60, 172, 174
カインミックス	148	完全除去	200, 242, 243, 246	ビオチン欠乏症	165
過角化	93	完全母乳栄養	176, 180	リカルデント®	201
過換気症候群	18, 19, 65	乾燥性湿疹	101	吸入液	46, 54
角質細胞間脂質	90	乾燥肌	101, 114, 119	吸入ステロイド薬（ICS）	36, 40, 44
角質層	177	管理栄養士	209, 251	間欠投与	50, 61
角質肥厚	93			ソル・メドロール®	60
学童期喘息	77			副作用	47
角膜傷害	140	### き		リモデリング	78
角膜びらん	140	キウイアレルギー	219, 220	吸入性抗原（アレルゲン）	271
角膜プラーク	140	気管・気管支軟化症	15	吸入補助器具（スペーサー）	44, 46
角膜ヘルペス	135	気管狭窄	15	吸入薬の選択	71
角膜輪部増殖	140	気管支炎	16	嫌がる乳幼児への対応	72
加工食品	198, 206, 211	気管支拡張薬	43, 232	教育委員会	243
解除シート	212	気管支喘息（⇨喘息）	18	教育入院	164
カシューナッツ	216	期限切れエピペン®	257	魚卵	215
加水分解小麦	146, 179	希釈	159	魚鱗癬様紅皮症	131
苛性カリ法	135	気息鏡	263	気流制限	18, 78
学校給食における食物アレルギー対応指針	242	喫煙	81	緊急時処方薬	245
学校生活管理指導表	243, 244, 253	気道異物	16	緊急時連絡先	246
記入例	245	気道炎症	5, 62, 63, 76	緊急性が高いアレルギー症状	238
カニ抗体保有率	271	気道可逆性	62, 63	緊急入院	160
痂皮	92, 98	気道過敏性	6, 7, 62, 63, 78		
痂皮型膿痂疹	134	スギ花粉	9	### く	
下鼻甲介手術	279	気道粘液修復薬	276, 277	空気汚染	68
下鼻甲介腫脹	269, 277	気道平滑筋（ASM）	78	くしゃみ	262
花粉症	268	気道リモデリング	6, 7, 78	果物・野菜アレルギー	219
		機能喪失変異	146, 166		

く

口呼吸	282
クリーム剤	118, 120, 159
クループ症候群	16
クルミ	216
クレヨン	148
クレンブテロール	56
クロム	147, 148
クロモグリク酸ナトリウム(DSCG)	36

け

ケアプラン	133
経口第2世代抗ヒスタミン薬	274
経口曝露	175
経口免疫寛容	176
──誘導	179
経口免疫療法(OIT)	224
軽症持続型喘息	51
軽度鎮静性抗ヒスタミン薬	150
経皮感作	86, 118, 120, 146, 163, 176, 179
経皮的水分蒸散量(TEWL)	177
経皮曝露	175
経母乳負荷	185
鶏卵	
蛋白質量	211
加工食品の解除レベル	223
鶏卵アレルギー	187, 188, 195
湿疹	179
けいれん重積	42
血圧低下	228-230
血液検査	24, 182
血液脳関門	273
結核性リンパ節炎	19
血管収縮薬	272, 273, 282
血管性浮腫	109
血管透過性亢進	229
血管輪	15
月経関連喘息	65
結晶レジボアシステム	43
血清TARC	103, 104, 107
基準値	105
血清特異的IgE抗体検査	106
結節・苔癬化	93, 104
ケラチンフィラメント	166
ゲル	119
原因アレルゲン	190, 219
厳格除去	224
減感作療法	149, 280
原発疹	92, 93

こ

抗IgE抗体製剤	65
抗アレルギー点眼薬	140
抗炎症薬	37
甲殻類	215
高感受性者	83
口腔アレルギー症候群(OAS)	219, 244, 246, 277
診断基準	278
口腔周囲症状	220
口腔内カンジダ症	48
抗原提示細胞	146
抗原量	200
黄砂	83
交差抗原性	234
交差反応	278
交差反応性糖鎖(CCD)	214
好酸球	265
紅色汗疹	101
光線療法	279
好中球	265
喉頭軟化症	15
行動療法	70
紅斑	92, 93, 101, 104, 108, 123, 146
後鼻神経切断術	279
抗ヒスタミン点眼薬	140
抗ヒスタミン薬	95, 108, 111, 113, 150, 152, 232, 245, 272
後鼻漏	277
後鼻漏症候群	16
抗ロイコトリエン薬	151
誤嚥	16, 17
呼気NO検査	30
呼気性喘鳴	14
呼吸器感染症	68
呼吸器症状	189, 229, 237
呼吸機能検査	26
呼吸不全	58
極薄フィルム	153
誤食事故	200
問診	188
コナヒョウヒダニ抗体保有率	271
コブレーション手術	279
個別対応プラン(アクションプラン)	35
ゴマ	214
鼓膜換気チューブ	276
小麦	
蛋白質量	213
プロバビリティカーブ	193
抗体保有率	271
小麦アレルギー	146, 179
コリン性じんま疹	110
混合処方	159
コントロール不良	33
コントロール良好	33, 39-41
コンポーネント	219

さ

細気管支炎	6, 11, 16
ロイコトリエン受容体拮抗薬	53
ザイザル®	275
魚アレルギー	
コラーゲン	215
ザジテン®	275
嗄声	48
痤瘡	98, 126
サルブタモール	55, 56
サルメテロールキシナホ酸塩・フルチカゾンプロピオン酸エステル配合剤(SFC)	37
酸化ストレス	6
酸素投与	229, 231

し

次亜塩素酸	117
シールド潰瘍	140
ジェノタイプ(遺伝子型)	169
紫外線	144
紫外線吸収剤無配合	145
耳管機能不全	276
色素沈着	92, 95, 126
色素斑	93
耳鏡	282
シクレソニド(CIC)	37, 45
シクロスポリン点眼薬	140
刺激性接触皮膚炎	94, 101
刺激誘発型じんま疹	108
思春期喘息	64, 81
コントロール不良	65
システイニル・ロイコトリエン(CysLT)	52
自然耐性	252
湿潤・痂皮	92, 104
湿疹	87, 90, 92, 153
新生児期	146
湿疹三角	92
湿疹ゼロレベル作戦	132
質問票	32
紫斑	93
弱アルカリ性	115
弱視	140

シャワー(浴)	115, 145		233	ステップ別負荷	191
修学旅行	235, 252	食物アレルギーサインプレート	201	ステロイド外用薬	95, 121, 132
習慣性掻破行動	155	食物アレルギー対応委員会	242	効き目減弱	137
酒皶様皮膚炎	129	食物アレルギーチェックシート	197	経皮吸収	122
受動喫煙	6, 21, 73, 147, 274	食物アレルゲン		タキフィラキシー	128
主婦(手)湿疹	94	侵入経路	234	副作用	126
循環器症状	229	食物依存性運動誘発アナフィラキシー		ランク	122
漿液性丘疹	93	(FDEIA)		剤形	121
消化器症状	189	110, 189, 226, 235, 244, 246		皮膚感染症	134
上眼瞼結膜増殖	140	食物経口負荷試験(OFC)		ステロイド過敏症	60
症状の再現性	189	143, 190, 192, 202, 204, 208, 251		ステロイド含有貼付剤	121
小水疱	92	摂取開始基準	207	ステロイド痤瘡	126
小児アレルギーエデュケーター		クリニック	190	ステロイド受容体	137
(PAE)	70, 247	食物除去	195	ステロイドフォビア	99, 136, 162, 164
認定資格の取得	249	食物除去試験	143	Grade 分類	162
小児気管支喘息の重症度分類と長期		食物の摂取歴・誘発歴	186	ステロイド薬全身投与	58, 59, 230
管理に用いる薬物プラン	37	シラカンバ花粉症	277	喘息発作	58
小児気管支喘息の長期管理に関する		心因性咳嗽	65	ステロイド薬内服	152
薬物療法プラン	40	心因性喘息	19, 65	ステロイド薬離脱	153
小児喘息		寝具の掃除機掛け	267	ステロイド緑内障	141
自然経過	80	滲出性中耳炎	276, 282, 283	ストロングクラス	122, 130
慢性閉塞性肺疾患	77	鼓膜所見	283	ストロンゲストクラス	122, 123
小児喘息コントロール質問票(ACQ)		浸潤	124, 129	砂かぶれ	147, 153
	8	新生児痤瘡	101	スペーサー	55
小児喘息コントロールテスト		じんま疹	106, 108		
(C-ACT)	3	抗ヒスタミン薬	150, 152	**せ**	
小児難治性喘息	73, 75	初期対応	111	生活指導	227
小発作	58	ステロイド薬内服	151	生活場面のアセスメント	156
少量負荷試験	224, 225	内服薬	150	声帯機能不全(VCD)	18, 19, 65
除去解除	222	病型分類	108	フローボリュームカーブ	28
食べようとしない子ども	254	診療情報提供書	253	成長障害	48, 164
除去指導	217			声門下狭窄	15
除去食	250	**す**		咳喘息	20, 22
食事指導	224	水晶様汗疹	101	簡易診断基準	23
口腔アレルギー症候群	221	水性鼻汁	282	舌下吐出法	285
食事制限	142	水中油型(O/W型)	119	舌下免疫療法	284
妊娠中・授乳中	180	水泡音	15	保険適用	285
母乳栄養児	142	睡眠障害	277, 282	石けん	114
食品中の蛋白質量	213	水様性鼻漏	262	泡の固さ	154
食品表示	201	スギ花粉症	260	接触性アレルギー	188
食品表示法	198, 199	抗体保有率	271	接触皮膚炎	94, 101, 147, 148
食物アレルギー	171, 182	スギ花粉感作	261	口周囲	153
遺伝要因	173	舌下免疫療法	284	ステロイド外用薬	128
環境要因	172	免疫療法	272, 275	セマフォリン3A	91
患児・保護者への指導	232	スキルミクス	250, 251	セラミド	90, 120
経母乳負荷	185	スキンケア	116, 154, 156	遷延性咳嗽	20
症状チェックシート	233	おしりの——	102	洗浄剤	154
成人期移行	252	外用薬	119	喘息	1
乳児湿疹	175	——教室	158	亜型	22
必要最小限の除去	200	動機づけ	158	悪化要因	63
問診	186	「少しずつ食べる」指導	208, 210, 225	運動	66
誘発事故	234	ステップダウン	40	学童期——	77
食物アレルギー緊急時対応マニュアル					

合併症	64	
寛解	76	
環境整備	68	
患者教育	24	
鑑別疾患	18	
月経関連──	65	
コントロール評価	32	
重症度	3, 80	
心因性──	19, 65	
増悪予測	30	
ダニアレルゲン	267	
難治性──	62, 65, 73	
発症予防	21	
発作コントロール不良	62	
有症率	2	
有症率とメダル獲得の割合	67	
臨床的表現型（フェノタイプ）	65	
喘息ガイドライン	4	
喘息死	57, 65, 70, 72	
喘息長期管理	81	
喘息日誌	34, 35	
先天性魚鱗癬	90	
先天性喘鳴	15	
喘鳴	14	
フェノタイプ分類	36	
専門医紹介		
アトピー性皮膚炎	163	

そ

総 IgE 正常値	106
搔痕	94
搔破行動	154
搔破痕	123, 129
瘙痒	97
増量負荷試験	206
即時型アレルギー反応	106, 182, 189
即時型食物アレルギー	244
続発疹	92, 94
そば	214
抗体保有率	271

た

第 2 世代抗ヒスタミン薬	275, 276
大豆	214
抗体保有率	271
大豆特異的 IgE 抗体	194
耐性	54
耐性獲得	190, 202, 224
苔癬化	92, 93, 95, 98, 121, 123, 164
タイトジャンクション	146
体部白癬	165

大発作	58
唾液	153
タキフィラキシー	128
タクロリムス点眼薬	140
タクロリムス軟膏(外用薬)	125, 126, 130, 132
発癌	131
多職種協働	250
脱感作	54, 224
脱ステロイド治療	137
ダニ	142, 147
ダニアレルゲン	25
対策指導	267
ダニ抗原	68
回避	176
タバコ	68
食べられる範囲	192
──の指導	211
卵アレルギー	187, 188, 195
多毛	126
段階的解除法	224, 225
短時間作用性吸入 β_2 刺激薬(SABA)	55
用量・用法	55
断続性ラ音	15
蛋白質量	211

ち

地域連携	71
チーム医療	250
窒素リッチ食物	31
遅発型アナフィラキシー	110
納豆菌	214
中発作	58
長期管理薬	4, 36, 42, 52
ステップダウン	39
コントロール状態	39
長時間作用性吸入 β_2 刺激薬(LABA)	55
用量・用法	56
腸内細菌	172
貼付剤	43, 55, 56
調味料・だし・添加物	243
チリダニ	69, 280
治療困難喘息	62, 63

つ

通院モチベーション	26
強い喘息発作のサイン	57
ツロブテロール貼付剤	43, 56

て

手荒れ	94
低アレルゲン化	202, 206, 211, 214
低蛋白血症	160
低ナトリウム血症	160
定量摂取	209, 211
テオフィリン製剤	42
デキサメタゾン	60
手湿疹	153
テルブタリン	56
点状表層角膜症	140
伝染性軟属腫	96, 134
伝染性膿痂疹	131, 134, 160
天然保湿因子	91, 166

と

特異的 IgE 抗体(s-IgE)	24, 25, 182, 184, 202
特定加工食品	198, 199
特定原材料	198, 218
特発性じんま疹	108
薬物療法	151
とびひ	134
ドライスキン	101, 114, 119
ドライパウダー製剤(DPI)	44, 46
牛乳アレルギー	48
トラマゾリン®	273
トリメトキノール	55, 56
トロポミオシン(TM)	215

な

内服剤	55
治りにくい湿疹	153
ナッツ類	
アレルゲンコンポーネント	217
交差抗原性	216
軟膏	118, 121
軟属腫小体	135
難治性喘息	62, 65, 73
難聴	283

に

二重抗原曝露仮説	146, 175, 176
二相性反応	230, 233
ニッケル	147, 148
日本小児気管支喘息治療・管理ガイドライン 2012	4
日本小児難治喘息・アレルギー疾患	

学会	247
乳アレルギー	187
入院治療	164
乳痂	100
乳酸菌	167
乳児アトピー性皮膚炎	97, 183
食物除去	176
緊急入院	160
乳児寄生菌性紅斑	102
乳児湿疹	
アトピー性皮膚炎との鑑別	100
食物アレルギー	175
乳児脂漏性皮膚炎	97, 100
乳幼児喘息	76
入浴	115
――嫌い	156
尿素含有製剤	154
尿素製剤	119

ぬ

ぬいぐるみ	69

ね

ネグレクト	71
ネコ抗原	68
ネコ飼育	166
ネザートン症候群	131, 153, 165
ネブライザー	44, 46, 54
粘土	147, 148
捻髪音	15
粘膜症状	229

の

膿痂疹	101
膿性鼻汁	277, 282
膿疱	92
糊	147
ノンケミカルフリー	145

は

バーベキュー	68
肺炎	16
バイオマーカー	30
肺機能日内変動亢進	22
肺動脈スリング	15
ハイリスク児	180, 183
ハウスダスト	21, 142, 147, 264
抗体保有率	271
白色皮膚描記症	98

白色ワセリン	119, 153
白癬菌症	131, 134, 135
白内障	138, 140
バセドウ病	64
発汗	142, 144
パッチテスト	101
鼻こすり	262
鼻づまり(⇒鼻閉)	
花火	68
鼻ポリープ	
内視鏡所見	263
鼻誘発テスト	262, 264
バリア機能障害	88
遺伝的――	168
パリビズマブ	12
パルブアルブミン(PA)	215
斑	93
瘢痕	94
ハンノキ花粉症	277
反復性喘鳴	12, 14, 17, 77

ひ

ピークフローモニタリング	34
ピーナッツ	
アレルゲンコンポーネント	217
抗体保有率	271
粗抗原抗体	193
ピーナッツアレルギー	174, 181, 216
湿疹	179
ピーナッツオイル	120
ビオチン欠乏症	165
鼻鏡検査	280, 282
鼻腔焼灼術	279
鼻腔通気度検査	263
鼻腔内洗浄用ネブライザー	281
皮脂腺	100
鼻汁好酸球検査	262, 264, 268, 282
鼻汁採取法	266
鼻汁細胞診	264, 265
鼻汁抑制手術	279
皮疹	98
重症度による外用薬の選択	123
――の3要素	103
皮疹ゼロかゆみゼロ	138
ピスタチオ	216
ヒスタミン	108
ヒスタミンH_1受容体拮抗薬	
(⇒抗ヒスタミン薬)	229
ヒストン脱アセチル化酵素2	
(HDAC2)	42
非即時型アレルギー	189
ビタミンD	172

左肺動脈右肺動脈起始症	15
ビテロジェニン	215
非特異的咳嗽	22
ヒドロコルチゾン	59
鼻内異物	283
皮内テスト	24, 183
鼻内ネブライザー療法	280
鼻内誘発試験	283
鼻粘膜所見	263
鼻粘膜の血管構築	272
皮膚萎縮	122, 126
皮膚萎縮線条	126
皮膚感染症	
ステロイド外用薬	135
鼻副鼻腔炎	265
皮膚症状	229
皮膚テスト	24
皮膚粘膜症状	189
皮膚バリア機能	119, 146
保湿剤	118
皮膚プリックテスト	24, 107, 182
鼻噴霧用ステロイド薬	272-275
鼻閉	262, 272, 277, 282, 283
アデノイド肥大	269
日焼け	144
日焼け止め	145
表示義務	218
表示推奨	218
漂白剤	117
表皮剥離	94
びらん	92, 94, 97

ふ

フィラグリン	91, 148, 166
フィラグリン(FLG)遺伝子	
	88, 90, 146, 176, 177
ネコ	147, 149
プール	144
フェイススケール(FS)	205
フェノタイプ(表現型)	169
フェノテロール	55, 56
負荷食品	191
副鼻腔炎	63, 268
内視鏡所見慢性	263
不全角化	93
ブタクサ抗体保有率	271
物理性じんま疹	110
ブデソニド(BUD)	37, 45
ブデソニド吸入懸濁液(BIS)	37
不登校	164
不飽和脂肪酸	173
浮遊粒子状物質(SPM)	83

プランルカスト	52	
ブリーチバス療法	117, 144	
プリックテスト(SPT)	182, 184	
フルチカゾン	45, 79	
フルチカゾンフランカルボン酸エステル(FF)	275	
フルチカゾンプロピオン酸エステル(FP)	37, 275	
プレドニゾロン	59	
プロアクティブ療法	118, 125, 132, 138, 153, 163	
フローボリュームカーブ	26	
フローリング	21, 69	
プロカテロール	55, 56	
プロバイオティクス	167, 176	
プロバビリティカーブ	107, 184, 192, 193	
プロフィリン	219	

へ

閉塞性睡眠時無呼吸症候群	277
閉塞パターン	26
フローボリュームカーブ	29
ペカンナッツ	216
ベクロメタゾン	45
ベクロメタゾンプロピオン酸エステル(BDP)	37
ベタメタゾン	60
ペット飼育	21, 147, 148, 166
ヘパリン類似物質製剤	119, 154
部屋の掃除	267
ベリーストロングクラス	122, 123, 164
弁当対応	243

ほ

膨疹	94, 108, 111, 182
防ダニ布団カバー	267
保護者への連絡	240
保湿剤	95, 114, 118, 146
定期塗布	177
ホスホジエステラーゼ(PDE)	42
発作コントロール不良	62
発作予防薬(コントローラー)	54
ホルムアルデヒド	148

ま

マイナー抗原	215
マイルドクラス	122
マウスピース	44, 46

マクロライド	268, 277, 280
マスク	44, 46, 274
マスト細胞	5, 108, 265
マラセチア	129
慢性咳嗽	20, 22
慢性期の丘疹	104
慢性湿疹	92-94
慢性じんま疹	112, 151
慢性皮疹	123
慢性副鼻腔炎	73, 268, 276, 280
内視鏡所見	269

み

水遊び	144
水いぼ	96
ミディアムクラス	122, 123
耳切れ	98

め

メイラード反応	216
メサコリン	7
メチルプレドニゾロン	59
目の下のクマ	262
免疫応答	218
免疫寛容	176
免疫療法	272, 275
口腔アレルギー症候群	221

も

毛細血管拡張	122, 126
網状基底膜(RBM)	6, 78
毛包炎	101
網膜剥離	138, 140
モメタゾンフランカルボン酸エステル(MF)	275
モルスクム小体	96
問診票	187
モンテルカスト	52

や

野外活動	235
夜間不眠	164
薬剤師	251
薬剤性鼻炎	272
ヤケヒョウヒダニ抗体保有率	271

ゆ

誘発試験	227

誘発事故	235
誘発症状	209, 255
油脂性膏薬	118
油中水型(W/O型)	119

よ

痒疹結節	121, 123

ら

ライノウイルス	5
落屑	92, 94, 97
ラテックス-フルーツ症候群	219, 220, 234, 278
卵白	
プロバビリティカーブ	193
抗体保有率	271
s-IgE	184

り

リアクティブ療法	132
リカルデント®	201
リドガインテープ	96
離乳食	181, 186, 208
リモデリング	5, 78
リン酸エステル製剤	60
臨床的治癒	76
鱗屑	94, 97, 123
リント布	153, 164
リンパ球浸潤	277

れ

練習用パッド	257
連続性ラ音	15

ろ

ロイコトリエン受容体拮抗薬(LTRA)	36, 52, 274
ローション	119, 120

わ

ワセリン	101, 102, 118, 154, 159

ギリシャ

βアドレナリン遮断薬	63
β_2刺激薬	54, 232
吸入	58

ω-3系多価不飽和脂肪酸 173	**E**	**J**
ω-5グリアジン 227	early supporting use 43	JADA(日本アンチ・ドーピング機構) 67
プロバビリティカーブ 193	EASI(Eczema Area and Severity Index) 103	JPAC(Japanese Pediatric Asthma Control program) 32
A	重症度分類 105	乳幼児版 33
ACQ(asthma control questionnaire) 8	ECRHS(European Community Respiratory Health Survey) 260	**L**
ACT(asthma control test) 32	eczema 176	
Act d 1 219, 220	effusion line 276	*Lactobacillus rhamnosus GG*(LGG) 167
airway smooth muscle(ASM) 78	eNO濃度 9	late onset wheeze 36
allergic salute 262	environmental Tobacco smoke(ETS) 88	LEAP Study 179, 181, 218
allergic shiner 262	exercise induced asthma(EIA) 66	lebrikizumab 75
AMP 7		long-acting beta-agonists(LABA) 55
Anaphylaxis Soring Aichi(ASCA) 204	**F**	LTP 219, 220
Ara h 2 216, 217	face scale(FS) 205	LTRA(leukotriene receptor antagonist) 36, 52, 274
特異的IgE抗体価 193	Fag e1〜3 214	
atopic dry skin 98	filaggrin(FLG)(⇨フィラグリン遺伝子) 88	**M**
atopic keratoconjunctivitis(AKC) 140	fine crackles 15	mAPI(Modified Asthma Predictive Index) 37, 38, 77
ATS-DLD(American Thoracic Society Division of Lung Disease) 2, 260	finger-tip unit(FTU) 115, 116, 163	MAPK(mitogen-activated protein kinase) 172
	food-dependent exercise-induced anaphylaxis(FDEIA)(⇨食物依存性運動誘発アナフィラキシー) 226	──シグナリング 174
B	FV(flow volume) 26	MAS(German Multicenter Atopy Study) 168
BADGER study 40		Melbourne Asthma Study 77
baked milk, baked egg 202	**G**	mepolizumab 75
Bet v 1 277	GCRβ(glucocorticoid receptor β) 137	MIST trial 50
biphasic reactions 230	GINA(Global Initiative for Asthma) 4	
	Gly m1〜8 214	**N**
C	GRP 219, 220	
C-ACT(Childhood Asthma Control Test) 3, 32, 33	**H**	National Asthma Educator Certification Board(NAECB) 248
CAMP study 40, 48	HealthNuts コホート試験 179	NCDS(National Child Development Study) 168
coarse crackles 15, 16		nerve growth factor(NGF) 91
COAST study 77	**I**	Netherton症候群 131, 153, 165
complementary feeding 181	ICS・LABA配合剤 45	nonspecific cough 22
CO_2レーザー下甲介粘膜焼灼 279	アドヒアランス 46	
CPP-ACP(casein phosphopeptide-amorphous calcium phosphate) 201	IL-13 13	**O**
cross-reactive carbohydrate determinant(CCD) 214	IL-31 91	Objective SCORAD 104
	IL-8 13	one airway, one disease 8
D	inhaled corticosteroid(ICS)(⇨吸入ステロイド薬) 36, 44	oral allergy syndrome(OAS) 219, 277
difficult-to-treat asthma 62	intermediate-onset wheeze 36	oral food challenge(OFC)(⇨食物経口負荷試験) 190
disodium cromoglycate(DSCG) 36	ISAAC(International Study of Asthma and Allergies in Childhood) 2, 169, 260	oral immunotherapy(OIT) 224
DNA methylation 174		O/W(oil in water) 119
DPI(dry powder inhaler) 45, 55		
牛乳アレルギー 48		
dual allergen exposure hypothesis 146, 175, 176		
dupilumab 75		
dying spell 15		

P

PA(protection grade of UV-A) 145
parvalbumin(PA) 214
PEAK study 40, 48
Pediatric Allergy Educator(PAE) 70, 247
peeling skin 症候群 153
PEF(peak expiratory flow) 34
persistent wheeze 36
PM2.5 83
pMDI(pressurized metered dose inhaler) 44, 46, 48, 54
pollen food allergy syndrome(PFS) 219
post-hoc 解析 177
PR-10 219
prick-to-prick 法 221
probability curve 107, 184, 192, 193
Psoriasis Area and Severity Index (PASI) 104

R

RBM(reticular basement membrane) 6, 78
refeeding syndrome 161
rhonci 15
RS ウイルス感染症 5
　喘息 11
　ロイコトリエン受容体拮抗薬 53

S

SACRA 質問票 9
sarcoplasmic calcium-binding protein (SCP) 215
SCORAD(Severity Scoring of Atopic Dermatitis) 103
　重症度分類 105
Sesi 1〜7 214
short-acting beta-agonists(SABA) 55
s-IgE 24, 25, 182, 184, 202
skin prick test(SPT) 182, 184
SMART 療法 44
SPF(sun protection factor) 145
suspended particulate matter(SPM) 83

T

tachyphylaxis 54, 128
teatment-resistant asthma 62
Therapeutic Use Exemption(TUE) 67
thymus and activation regulated chemokine(TARC) 103, 104, 107
tolerance 54
transepidermal water loss(TEWL) 177
transient early wheeze 36, 38
Treg(regulatory T cell) 172
TREXA study 50
tropomyosin(TM) 215

V

VCD(vocal cord dysfunction) 18, 19, 65

W

WADA(国際アンチ・ドーピング機構) 67
wheezes 15
W/O(water in oil) 119

中山書店の出版物に関する情報は，小社サポートページをご覧ください．
https://www.nakayamashoten.jp/support.html

総合小児医療カンパニア
専門医が答えるアレルギー疾患 Q&A

2016 年 9 月 23 日　初版第 1 刷発行 ©　　　〔検印省略〕

総編集 ─────	田原卓浩（たはらたかひろ）
編集協力 ────	宮田章子（みやたあきこ）
専門編集 ────	亀田　誠（かめだまこと）　　赤澤　晃（あかさわあきら）
	伊藤浩明（いとうこうめい）　　遠藤朝彦（えんどうともひこ）
発行者 ─────	平田　直
発行所 ─────	株式会社 中山書店
	〒112-0006　東京都文京区小日向 4-2-6
	TEL 03-3813-1100（代表）　振替 00130-5-196565
	http://www.nakayamashoten.co.jp/
装丁・本文デザイン ──	ビーコム
カバー装画 ───	冨長敦也
印刷・製本 ───	中央印刷株式会社

Published by Nakayama Shoten Co., Ltd.　　　　Printed in Japan
ISBN　978-4-521-73688-4
落丁・乱丁の場合はお取り替え致します

本書の複製権・上映権・譲渡権・公衆送信権（送信可能化権を含む）
は株式会社中山書店が保有します．

[JCOPY]〈(社)出版者著作権管理機構 委託出版物〉
本書の無断複写は著作権法上での例外を除き禁じられています．
複写される場合は，そのつど事前に，(社)出版者著作権管理機構
（電話 03-3513-6969，FAX 03-3513-6979，e-mail: info@jcopy.or.jp）の許諾
を得てください．

本書をスキャン・デジタルデータ化するなどの複製を無許諾で行う行為は，著作
権法上での限られた例外（「私的使用のための複製」など）を除き著作権法違反
となります．なお，大学・病院・企業などにおいて，内部的に業務上使用する目
的で上記の行為を行うことは，私的使用には該当せず違法です．また私的使用の
ためであっても，代行業者等の第三者に依頼して使用する本人以外の者が上記の
行為を行うことは違法です．

臨床の場で限りなく100％の確定診断へ近づくために

小児科外来の鑑別診断術
迷ったときの道しるべ

編集●宮田章子（さいわいこどもクリニック）
冨本和彦（とみもと小児科クリニック）

本書の特長
- ▶ 症状からまず診断を絞り込む1st line（問診・検査ポイント），2nd line（経過によって診断を修正）から成る構成
- ▶ 自分流の診療スタイルをつくる検査機器のそろえ方，1分で聞き出すプロの問診術
- ▶ 臨床の守備範囲を広げる小縫合の技，痛くないワクチン注射のコツ
- ▶ 専門的な用語は囲み記事でラクラク解説

B5判／並製／4色刷／304頁／定価（本体8,200円＋税）　ISBN978-4-521-74372-1

CONTENTS

自分流の診療スタイルをつくる
1分で聞きだすプロの問診
システマティックな身体診察に向けて—臨床の場で限りなく100％の確定診断へ近づくために
選りすぐりの機材をそろえる
目的のある検査
診断を絞り込んで経過を予測する—低コスト，短時間で最大の治療効果を上げるプライマリケア診療

病気のバリエーションをとらえる
●症状から診断を絞り込む
感染症アラカルト／季節ごとのかぜ症候群／おなかのかぜ／届出が必要な感染症—外来で遭遇する五類感染症／咳／鼻漏／耳漏／発熱／発熱を繰り返す／不機嫌—夜間救急，いつもと違う／乳児早期の体重増加不良／けいれん，失神，意識障害／腹痛，腹部膨満／頭痛／咽頭痛／嘔気・嘔吐／下痢，血便／排便障害／発疹／血尿，タンパク尿／白血球尿／不整脈／朝起きられない／喘鳴，呼吸困難／低身長／肥満／夜尿症／食物アレルギー／乳児湿疹／発達障害

●たまに遭遇する疾患
熱傷度分類に従った管理と予後／小児科医でも対応できる創傷—ステープラーを用いた小縫合とステリストリップ固定／肘内障

●保護者の身近な訴えに応える
夜泣き，たそがれ泣き／乳児の鼻閉／臍ヘルニア／あざ，母斑／小児の眼疾患，斜視，遠視／歯の心配—歯並びとかみ合わせ／鼠径ヘルニア，停留精巣，精索・精巣水瘤／栄養・哺乳障害

臨床の守備範囲を広げる
●子どもにやさしい外来診療技術
ワクチン接種時の痛みを軽減する—ワクチン疼痛に関わる因子と疼痛防御メカニズムを知る／処置前のプレパレーション／耳処置—耳垢とりのコツ，耳漏の耳洗浄

●疾患に遭遇する頻度
外来で出会うかもしれない疾患の頻度

●一般検査で診断がつかないとき必ず疑う
救急外来で先天代謝異常症を見逃さないための診療手順

中山書店　〒112-0006　東京都文京区小日向4-2-6　TEL 03-3813-1100　FAX 03-3816-1015
https://www.nakayamashoten.jp/

小児科診療のスタンダードブック, 登場!

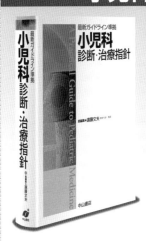

最新ガイドライン準拠
小児科 診断・治療指針

総編集●遠藤文夫（熊本大学教授）

B5判／並製／1152頁／定価（本体25,500円＋税） ISBN978-4-521-73536-8

Point
1. オールカラーで見やすいレイアウト
2. 豊富な写真, イラスト, フローチャートで読み込まなくても理解できるヴィジュアルな構成
3. 本文は簡潔な箇条書き. 読みやすく, わかりやすい
4. 診療TIPSをちりばめたコラム欄（Advice, Support Message）も充実

小児科診療のすべてを一冊に──外来診療の場に常備

日本医師会生涯教育シリーズ82

小児・思春期診療 最新マニュアル

監修●五十嵐隆（国立成育医療研究センター理事長）
編集●児玉浩子（帝京平成大学） 早乙女智子（神奈川県立汐見台病院）
平岩幹男（Rabbit Developmental Research） 松平隆光（松平小児科）

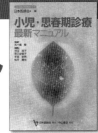

特色
- 小児の視診のポイントを, 症状ごとに口絵（カラー写真165点）で紹介
- 疾患の概要・診断・治療が要領よくまとめられ, 小児科以外の医師にとっても利用しやすい構成
- 随所にコラム「専門医に紹介するタイミング」が設けられ, プライマリーケア医の役割を具体的に指南

B5判／並製／384頁
定価（本体5,500円＋税）
ISBN978-4-521-73492-7

食物アレルギー治療が変わる!

経口免疫療法Q&A

編著●谷内昇一郎（関西医科大学） 監修●金子一成（関西医科大学）

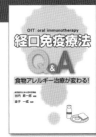

近年新しい食物アレルギー治療として話題の経口免疫療法（OIT）を, 200例以上の経験をもつ関西医科大学小児科がそのノウハウを公開する. アレルギー治療のパラダイムシフト.

A5判／並製／156頁／定価（本体4,000円＋税） ISBN978-4-521-73532-0

中山書店 〒112-0006 東京都文京区小日向4-2-6 TEL 03-3813-1100 FAX 03-3816-1015
https://www.nakayamashoten.jp/

小児科臨床ピクシス

日常臨床の守備範囲を広げるテーマを厳選！

シリーズ完結!!

総編集●五十嵐 隆（国立成育医療研究センター）

●B5判並製/各巻180〜340頁

⑤年代別アレルギー疾患への対応（全訂新版）
専門編集 海老澤元宏（国立病院機構相模原病院）
定価（本体8,000円+税） ISBN 978-4-521-74154-3

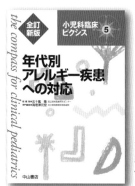

最新のアレルギー標準診療をプラクティカルに

⑦アトピー性皮膚炎と皮膚疾患
専門編集 大矢幸弘（国立成育医療センター）
　　　　 馬場直子（神奈川県立こども医療センター）
定価（本体7,800円+税） ISBN 978-4-521-73107-0

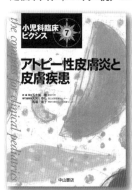

目に見える皮膚症状の苦しみから子どもを救う一手となる指南書

第Ⅰ期の構成
1. 小児救急医療　定価（本体7,800円+税）
2. 発達障害の理解と対応 改訂第2版　定価（本体7,000円+税）
3. 小児てんかんの最新医療 改訂第2版　定価（本体7,800円+税）
4. 予防接種 全訂版　定価（本体7,500円+税）
5. 年代別アレルギー疾患への対応 全訂新版　定価（本体8,000円+税）
6. 小児メタボリックシンドローム　定価（本体7,500円+税）
7. アトピー性皮膚炎と皮膚疾患　定価（本体7,800円+税）
8. 小児プライマリケア　定価（本体7,500円+税）
9. 川崎病のすべて 全訂新版　定価（本体8,000円+税）
10. 小児白血病診療　定価（本体9,000円+税）

第Ⅱ期の構成
11. 抗菌薬・抗ウイルス薬の使い方　定価（本体8,600円+税）
12. 小児の頭痛 診かた治しかた　定価（本体8,500円+税）
13. 起立性調節障害　定価（本体8,000円+税）
14. 睡眠関連病態　定価（本体8,500円+税）
15. 不登校・いじめ その背景とアドバイス　定価（本体7,500円+税）
16. 新生児医療　定価（本体8,800円+税）
17. 年代別子どもの皮膚疾患　定価（本体7,800円+税）
18. 下痢・便秘　定価（本体7,800円+税）
19. ここまでわかった小児の発達　定価（本体8,500円+税）
20. かぜ症候群と合併症　定価（本体8,200円+税）

第Ⅲ期の構成
21. 小児外来で役立つ外科的処置　定価（本体8,500円+税）
22. 小児のネフローゼと腎炎　定価（本体8,500円+税）
23. 見逃せない先天代謝異常　定価（本体8,600円+税）
24. 症状別 検査の選び方・進め方　定価（本体8,500円+税）
25. 小児感染症—最新カレンダー&マップ　定価（本体8,500円+税）
26. 小児慢性疾患のサポート　定価（本体8,500円+税）
27. 耳・鼻・のど・いびき　定価（本体8,300円+税）
28. 急性脳炎・急性脳症　定価（本体8,500円+税）
29. 発熱の診かたと対応　定価（本体8,500円+税）
30. 小児画像診断　定価（本体9,500円+税）

おトクなセット価格ございます！
（前金制、送料サービス）

第Ⅰ期（全10冊）セット価格	77,900円+税 →	70,000円+税	7,900円OFF!!
第Ⅱ期（全10冊）セット価格	82,200円+税 →	74,000円+税	8,200円OFF!!
第Ⅲ期（全10冊）セット価格	85,900円+税 →	75,000円+税	10,900円OFF!!

中山書店 〒112-0006 東京都文京区小日向4-2-6　TEL 03-3813-1100　FAX 03-3816-1015
https://www.nakayamashoten.jp/

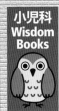

小児科 Wisdom Books

魅力ある乳幼児健診
クリニックだからできること

マークシート世代の親にとって不安がいっぱいの子育て．小児科医だからできるサポートを健診で実践！

編著●後藤洋一（後藤こどもクリニック・院長）

A5判／並製／104頁
定価2,940円
(本体2,800円+税)
ISBN978-4-521-73206-0

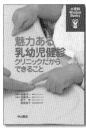

小児救急医が診る
思春期の子どもたち
ゲートキーパーのその先へ

小児救急に駆け込むことしかできない子どもたちと，小児科医はどう向き合えばよいのだろうか？

著●市川光太郎（北九州市立八幡病院・病院長）

A5判／並製／176頁
定価3,675円
(本体3,500円+税)
ISBN978-4-521-73262-6

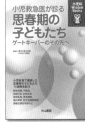

子どもの睡眠外来
キーワード6つと国際分類活用術

ヒトは眠りで明日をつくる．世界一眠らなくなった日本の子どもたちに日常診療で対応するための一書．

著●神山　潤（東京ベイ・浦安市川医療センター・センター長）

A5判／並製／152頁
定価3,675円
(本体3,500円+税)
ISBN978-4-521-73359-3

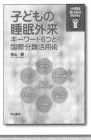

未解明な部分も多い染色体欠失による疾患についてわかりやすく解説

監修●大澤真木子（東京女子医科大学小児科）　編集●松岡瑠美子（東京女子医科大学国際統合医科学インスティテュート）
　　　中西敏雄（東京女子医科大学循環器小児科）　　　砂原眞理子（東京女子医科大学小児科）
　　　　　　　　　　　　　　　　　　　　　　　　　古谷道子（東京女子医科大学国際統合医科学インスティテュート）

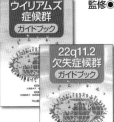

ウイリアムズ症候群ガイドブック
A5判／並製／188頁／定価1,890円（本体1,800円+税）　ISBN978-4-521-73203-9

22q11.2欠失症候群ガイドブック
A5判／並製／159頁／定価1,890円（本体1,800円+税）　ISBN978-4-521-73204-6

アトピー性皮膚炎治療の動向とエビデンスを知る最新データブック

アトピー性皮膚炎　第2版
よりよい治療のためのEBMデータ集

編集●古江増隆（九州大学皮膚科）

B5判／並製／292頁／定価5,250円（本体5,000円+税）　ISBN978-4-521-73358-6

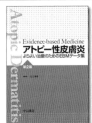

中山書店　〒113-8666　東京都文京区白山1-25-14　TEL 03-3813-1100　FAX 03-3816-1015
http://www.nakayamashoten.co.jp/

本邦初！実地医家による実地医家のための
他に類のない新シリーズ！堂々の創刊！

総合小児医療カンパニア 全10冊＋別巻

- ●総編集 田原卓浩（たはらクリニック）
- ●編集委員（50音順）藤岡雅司（ふじおか小児科）　宮田章子（さいわいこどもクリニック）　吉永陽一郎（吉永小児科医院）

目指すのは"これからの小児医療"
子どもと家族を守る．そのための環境を整備するために必要なテーマを厳選．知識や技能に裏付けられたアート，良医に必要なヒューマニティを両輪にさまざまな角度から小児医療をとらえ直す．

編集・執筆陣は最前線で活躍する実地医家を中心とする
疾病を診るだけでなく，複合的な問題（予防接種，子育て支援，心の問題など）にも常に対峙している，第一線で活躍する実地医家で編集・執筆陣を構成．

◆B5判／並製／各巻200～312頁

■全10冊＋別巻の構成と専門編集

● 初期診療を磨く―センスとサイエンス	宮田章子（さいわいこどもクリニック）	定価（本体7,800円＋税）
● 予防接種マネジメント	藤岡雅司（ふじおか小児科）	定価（本体7,800円＋税）
● 小児科医の役割と実践―ジェネラリストのプロになる	田原卓浩（たはらクリニック）	定価（本体7,800円＋税）
● プライマリ・ケアの感染症―身近な疑問に答えるQ&A	黒崎知道（くろさきこどもクリニック）	定価（本体7,800円＋税）
● 小児科コミュニケーションスキル―子どもと家族の心をつかむ対話術	秋山千枝子（あきやま子どもクリニック）	定価（本体7,800円＋税）
● 連携する小児医療―ネットワークケアを展開する	川上一恵（小児科 かずえキッズクリニック）	定価（本体7,800円＋税）
● 乳幼児を診る―根拠に基づく育児支援	吉永陽一郎（吉永小児科医院）	定価（本体7,800円＋税）
● 移行期医療―子どもから成人への架け橋を支える	石谷暢男（石谷小児科医院）	定価（本体7,800円＋税）
● 小児科クリニックの経営―外来診療の工夫と院内ルールのつくり方	関場慶博（せきばクリニック）	定価（本体7,800円＋税）
● 専門医が答えるアレルギー疾患Q&A	田原卓浩（たはらクリニック） 宮田章子（さいわいこどもクリニック） 亀田　誠（大阪府立呼吸器・アレルギー医療センター） 赤澤　晃（東京都立小児総合医療センター） 伊藤浩明（あいち小児保健医療組合センター） 遠藤朝彦（遠藤耳鼻咽喉科・アレルギークリニック）	定価（本体8,200円＋税）
○ 別巻　小児科クリニックの処方マニュアル	田原卓浩（たはらクリニック） 宮田章子（さいわいこどもクリニック）	本体予価7,800円

※タイトル，配本順は諸事情により変更する場合がございます．※●は既刊．

お得なセット価格のご案内
全10冊＋別巻予価合計　86,200円＋税　→　セット価格　80,000円＋税　**6,200円おトク!!**
※お支払は前金制です．※送料サービスです．

中山書店
〒112-0006　東京都文京区小日向4-2-6　TEL 03-3813-1100　FAX 03-3816-1015
https://www.nakayamashoten.jp/